JN458041

의과대학 학습목표에 기초한

# 대학 역학

맹광호 · 이원철 · 이강숙 · 임현우 · 김석일 · 박용문

# Epidemiology based on Learning Objectives

가톨릭대학교출판부

# *Epidemiology based on Learning Objectives*

Edition by Meng Kwang-ho, Lee Won Chul, Lee Kang-Sook,
Yim Hyeon Woo, Kim Sukil, Park Yong-Moon

Copyright ⓒ 2008 by Meng Kwang-ho, et al.
All Rights Reserved

Printed in
THE CATHOLIC UNIVERSITY OF KOREA PRESS

# 서 문

역학(疫學)은 의학을 전공하는 사람이면 누구나 반드시 그 기본 내용을 이해하고 숙지해야 하는 기초의학 학문이다.

그것은, 역학이 기본적으로 인구 집단 내에서 발생되는 질병의 빈도를 측정하고 그 발생 관련 요인을 찾아내는 학문으로서, 인구 집단 내 주민들의 질병 예방과 건강 증진을 위한 예방의학적 활동에는 물론, 환자를 진단하고 치료하는 임상 활동에도 꼭 필요한 질병 관련 정보를 제공해 주기 때문이다. 의과대학 예방의학 교육과정 중에 역학을 제일 먼저 교육하는 것이나, 임상의학 모든 과목에서 관련 분야 질병에 관한 내용을 강의할 때 해당 질병의 역학적 특성을 먼저 소개하는 것이 바로 이 때문이다.

이처럼 중요한 역학이 의과대학 교육과정에서는 환경보건이나 보건 의료 관리와 함께 예방의학의 한 세부 분야로 취급되고 있어서 대학 당국에서는 물론 학생들조차도 그 중요성을 과소평가하는 경향이 없지 않다.

게다가 최대 주당 2시간씩 한 학기 정도의 시간을 가지고 학생들에게 역학을 교육해야 하는 우리의 현실에서 그 교육효과를 높이기 위해서는 교육하는 내용과 방법에 각별한 배려와 노력이 필요한데, 우리의 역학 교육현실은 꼭 그렇지만도 않은 것이 사실이다. 그것은 학생교육에 사용되고 있는 국내외 대부분의 역학 교재들이 역학의 거의 모든 것을 기술하는 전문 서적 형태를 취하고 있기 때문이다.

따라서 적어도 교과서만 가지고 보면, 학생들은 그들 수준에서 무엇이 얼마나 중요한지를 판단하기가 어려운 것이 사실이고, 그래서 학생들은 그토록 중요한 역학에 대한 기본 지식과 기술을 체계적으로 학습하지 못하는 경우가 많다고 판단된다.

많은 분량의 의학 지식을 학생들이 좀 더 효과적으로 습득할 수 있도록 하는 교육방법의 하나가 학습목표(learning objectives)에 근거한 교육이다. 수업을 받는 학생들이 그 수업을 통해서 이해하고 숙지했으면 하는 최소한의 지식과 태도 그리고 실기 능력을 미리 제시하고 교수는 그런 내용을 중심으로 교육하고 평가하는 방법인 것이다.

이 책은 바로 이런 학습목표에 근거한 역학교육을 위해서 만든 국내 최초의 교과서이다. 물론 그동안에도 우리 대학에서는 1999년 대한예방의학회가 개발한 『예방의학 학습목표』에 포함된 역학 분야 학습목표에 따라 기존 역학 교재 내용들을 재구성해서 이를 강의 초록으로 만들어 교육을 해 왔다. 그러다가, 내년 2월에 본인이 정년을 맞는 것을 기념해서 그동안 본인과 함께 역학 강의에 참여해 왔던 몇몇 후배 교수들이 이번 기회에 학습목표를 바탕으로 한 역학 교재를 하나 만들기로 한 것이다.

기본적으로, 이 책은 의과대학생들을 위해 만든 것이지만, 역학을 기초 지식으로 습득해야 하는 보건 계열 기타 대학이나 대학원 학생들에게도 매우 유용한 책이 될 것으로 생각한다.

더운 여름방학 휴가도 희생해 가며 원고 집필을 위해 고생해 준, 공동저자 후배 교수들에게 진정으로 고마운 마음을 전한다. 아울러, 이번에 우리들의 책 출판 계획을 승인하고 이를 대학 교재로 출판해 주시기로 하신 우리 대학교 출판부 관계자 여러분께 깊은 감사를 드린다.

끝으로, 이 책에서 사용한 장(章) 또는 절(節)별 학습목표는, 2004년 한국의과대학장협의회가 발간한 통합교육용 『의과대학 학습목표』와, 2005년 대한예방의학회가 개정한 『예방의학 학습목표』의 역학 분야 학습목표를 근간으로 필자들이 수정, 보완한 것을 사용했다는 점을 밝혀 둔다.

2007년 가을 필자들을 대신해서<br>맹광호

# 차례

## 제6장. 한국인의 사망 및 상병 양상



## 제7장. 집단 검진(선별 검사)과 임상의학



## 제8장. 근거 중심 의학과 임상적 의사결정

## 제9장. 전염성 질환의 역학적 특성과 관리



## 제10장. 비감염성 만성질환의 역학적 특성과 관리

# 제1장
# 서 론

**학습목표**

1. 역학을 정의하고 설명할 수 있어야 한다.
2. 역학의 목적(또는 활용 범위)을 열거하고 설명할 수 있어야 한다.
3. 역학 발전에 공이 많은 다음 인물들에 관해 간단히 설명할 수 있어야 한다.
   1) Hippocrates 2) John Graunt 3) John Snow
   4) Goldberger 5) Richard Doll
4. 대표적인 역학 연구인 Snow의 콜레라 역학 조사와 Doll의 흡연과 폐암 발생 관련 연구의 내용을 간단히 설명할 수 있어야 한다.
5. 역학과 임상의학의 차이점을 비교 설명할 수 있어야 한다.

## 1 역학의 정의

'역학'이란 말은, 영어의 'epidemiology'를 일본에서 '疫學'으로 번역한 것을 그대로 우리말로 표기한 것인데, 여기서 '疫'은 '질병' 또는 '유행병'을 뜻한다. 따라서 글자 그대로만 해석하면 역학은 '질병 또는 유행병(流行病)에 관한 학문'이라고 말할 수가 있다. 실제로 중국에서는 역학을 '유행병학'(流行病學)이라고 부른다.

한편, 영어의 epidemiology를 어원적(語原的)으로 보면, 'epi'는 희랍어로 '무엇 무엇에 관하여'(upon)라는 말에 해당되고 'dem'은 '인구 집단'(the people), 그리고 'ology'는 '학문'(science)이라는 뜻에 해당되기 때문에 이를 합치면 역학은 '인구 집단에 관한 학문, 또는 인구 집단의 질병에 관한 학문'이라고 할 수 있다.

그러나 이 말들은 '역학'이라는 말의 다른 이름일 뿐, 현재 가장 많이 사용되고 있는 역학의 정의는, 이런 어원적 의미를 가지고 미국의 Mausner와 Bahn(1985)이 그들의 책, 『역학 — 입문서』(*Epidemiology — An Introductory Text*)에서 처음 사용한 것으로, 이 책에 의하면 역학은 "인구 집단의 질병 및 상해의 분포와 그 결정 요인을 탐구하는 학문"(The study of the distribution and determinants of diseases and injuries in human populations)이라고 정의할 수 있다.

이 정의에 따르면, 역학은 우선 개인이 아닌 '인구 집단'을 대상으로 하고, 질병 하나 하나를 관찰하는 것이 아니라 인구 집단 내 '질병 분포' 양상과 이들 '질병의 빈도'를 측정하며 이런 인구 집단 내 질병 분포에 영향을 미치는 '요인'들을 찾아내는 일과 관련된 학문이라고 할 수 있다. 예컨대, 고혈압에 관한 역학적 활동에는 일정한 인구 집단 내 고혈압 환자들이 얼마나 어떻게 분포되어 있는지를 조사하고 이들 고혈압 환자들의 성별이나 나이와 같은 인구학적 특성에 따른 분포와 함께 이들 환자의 식생활이나 흡연, 음주, 운동 여부 등 생활 습관, 그리고 가족 가운데 고혈압 환자가 있었는지 없었는지 등에 따라 그 분포를 비교 분석함으로써 고혈압이 어떤 특성을 가진 사람들에게 많이 발생하는 병인지를 알아보는 일이 포함된다.

물론, 이런 역학적 활동은 이렇게 해서 찾아낸 질병 발생 관련 요인들을 해당 질병 예방에 활용하기 위한 것이며, 그런 의미에서 역학은 예방의학의 기초 학문이라고 할 수 있다.

## 2 역학의 목적과 활용 범위

역학은 질병과 그 질병 발생 관련 요인들과의 관련성을 밝혀냄으로써 이를 인구 집단의 질병 예방과 건강 수준 향상에 활용하는 것을 궁극적인 목적으로 한다.

즉, 역학의 정의에서 보듯이, 역학은 인간 집단 내에서의 질병 발생 빈도와 분포 양상을 관찰해서 기술하고, 그 질병 발생 분포의 원인을 규명함으로써 그 질병을 예방하고 효과적으로 관리하는 데 필요한 기본 자료를 제공하는 것을 목적으로 하기 때문에, 예방의학과 공중보건학뿐 아니라 임상의학 및 다른 기초의학 발전에도 매우 유용한 학문이다.

이런 역학이 실제 활용되는 분야는 대체로 다음과 같이 크게 5가지로 구분할 수 있다.

### 1) 질병 발생의 원인 또는 그 발생을 결정하는 요인의 구명

감염성 질병의 경우는 그 질병을 일으키는 세균과 그 전파 방법을, 그리고 만성퇴행성 질병에 대해서는 관련 인구학적 특성과 생활 습관 등을 밝히기 위한 노력을 한다.

19세기 말엽에 Robert Koch가 병원 미생물을 발견하기 이전에는 그 당시를 놀라게 하던 수많은 전염병의 직접적인 병인은 아무도 모르고 있었다. 콜레라가 콜레라균에 의해서 전염된다는 사실은 모르고 있었지만 전술한 바와 같이 John Snow가 균이 발견되기 약 30년 전에 이미 콜레라는 환자나 또는 환자의 배설물에 접촉하거나, 이에 오염된 물을 마심으로 전염된다고 결론지음으로써 콜레라의 요인을 구명하고 그 예방을 가능하게 한 역학적 연구의 결실은 지금도 역학 본래의 목적을 달성한 빛나는 업적으로 자주 인용되고 있는 것이다. 이 외에도 1920년대 Joseph Goldberger가 pellagra의 요인을 발견해 낸 것이나 Doll 등이 1950년대 폐암의 발생이 흡연과 관계가 있다는 사실을 증명해 낸 것 등이 좋은 예다.

### 2) 지역사회 주민의 질병 측정과 유행 발생의 감시

한 지역사회의 질병 규모, 즉 발생률과 유병률, 그리고 사망률 등을 파악하는 것은 이들 질병을 관리하기 위한 보건 의료 인력과 시설 및 재원 규모를 파악할 때 없어서는 안 되는 정보를 제공하는 매우 중요한 일이다.

이것은 임상에서 환자의 질병 진단과 치료를 목적으로 여러 가지 필요한 문진과 검사를 하는 것과 같은 일이다. 예방의학 분야에서는 이것을 지역사회 진단(地域社會診斷, community diagnosis)이라고 부른다. 다만, 예방의학에서의 지역사회 진단은 개별 환자에 대한 질병 진단을 할 때와 달리 지역사회 많은 사람들로부터 정보를 얻어 이를 분석하는 과정을 거치기 때문에 지역사회 조사 연구와 자료 처리 및 해석 능력 등을 별도로 필요하게 마련이다.

한편, 역학은 지역사회 안에서 일정한 질병이 유행할 때 이를 시시각각으로 파악하고 그 대처 방안을 마련하기 위한 일도 하게 되는데 이를 위한 상시 정보 체계를 역학 관리 정보 체계(疫學管理 情報體系, surveillance system)라고 한다. 이와 같은 정보 체계의 필요성은 질병 관리를 위해서 질병의 양적 변동을 파악하는 일이 그만큼 중요하다는 것을 의미한다.

### 3) 질병의 자연사(自然史, Natural history of disease)의 연구

모든 질병은 그 질병을 일으키는 원인적 요인에 일정 기간 노출됨으로써 발병하게 되고, 이렇게 발병한 질병은 저절로 회복이 되거나 점차 진행해서 사망하게 되는데 이렇게 질병이 진행되는 과정을 질병의 자연사라고 한다. 이런 질병의 자연사는 그 기간이 짧은 것도 있고 긴 것도 있으며, 중증인 것도 있고 경증인 것도 있다. 따라서 질병의 자연사를 미리 알고 있어야 질병 시기와 증상 상태에 맞는 방법을 사용하여 질병을 관리할 수 있게 된다.

즉, 어떤 질병이든 그 질병을 완전히 이해하려면 그 질병의 발생 시초부터 끝까지의 자연사를 알아야 한다. 어떤 질병의 치료를 위해 임상적인 처치를 했을 때 그 처치가 효과가 있었는지 없었는지를 판단하는 것도 가령 그 질병을 치료하지 않고 방치했을 때 어떤 경과를 밟게 되는지에 대한 자연사를 알고 있지 않고는 판단할 수가 없는 것이다. 예컨대, 결핵에 대한 화학 요법제의 효과를 판단하고자 할 때 결핵의 발생률과 유병률, 그리고 평균 이환 기간 등에 대한 결핵의 자연사를 잘 알고, 또 과거의 치료제가 결핵 치료에 미쳤던 영향에 관한 자연사를 잘 알지 않고는 개인이나 지역사회에 기여한 화학 요법제의 효능을 비교 판단할 수 없는 것이다. 최근에는 집단 검진(集團檢診, screening test) 또는 조기 진단, 조기 치료가 실제로 질병 관리에 얼마만큼 도움이 되는지를 판단하는 일을 위해서도 질병의 자연사에 대한 연구가 활용되고 있다.

### 4) 보건 의료의 기획과 평가를 위한 자료 제공

최근 보건 의료 분야에서는 어떻게 하면 효과적으로 보건 의료 서비스를 모든 지역사회 주민에게 적절히 제공하느냐 하는 소위 효과적인 의료 전달 제도 수립 문제가 큰 관심사로 대두되고 있다. 이는 의료사회보장(의료보호, 의료보험)제도가 발전함에 따라 변천하는 질병 구조의 변화에 맞춰 효과적으로 보건 의료 서비스를 전달해야 하기 때문이다. 이에 따라 보건 기획 분야가 크게 발전하게 되었고 이런 보건 기획에 국민의 건강 수준과 보건 의료 수요를 측정하는 많은 자료가 필요하게 마련인데 이 자료의 대부분이 역학적 조사연구를 통해서 얻어지는 것이다.

### 5) 임상 연구에서의 활용

역학 연구를 통해서 얻어진 지식은 물론, 이런 지식을 얻는 데 사용되는 역학 연구 방법들은 임상 분야 연구에도 많은 기여를 하고 있으며 특히 각종 실험 연구를 설계하는 데도 크게 활용되고 있다. 또한 실제 환자를 대상으로 하는 치료제나 수술 방법의 효과를 측정하는 임상 시험(clinical trial)과 각종 진단 방법의 민감도 및 특이도의 측정, 각종 생물학적인 변이의 분포, 그리고 검사 성적을 가지고 정상인과 비정상인을 구분하는 일에도 유용하게 활용이 되고 있는데, 이러한 분야를 특히 임상 역학(clinical epidemiology)이라고 부른다.

# ③ 역학의 발전 역사

### 1) Hippocrates에서 William Farr까지

어떤 면에서, 역학은 의학만큼이나 그 역사가 깊다고도 할 수 있다. 그것은, 현대 의학의 아버지라고 불리는 Hippocrates가 이미 기원전 5세기경에 그의 저서 *On Airs, Waters, and Places*란 책에서 사람에게 발생되는 질병은 계절과 지역과 물 등 사람의 개인적 환경이나 외부 환경이 관련된다는 것을 처음 주장했기 때문이다. 즉, 그는 이 책에서 "의학을 정확하게 연구하고자 하는 사람들은 다음과 같은 절차를 밟아야 한다. 우선 계절을 고려하여야 하고 이들이 어떤 효과를 나타내는지를 분석하여야 한다. 그리고 그 지역에 더운 바람이 부는지, 찬바람이 부는지를 파악하여야 한다. 동일한 개념으로 새로운 지역에 처음 도착하게 되면 그 지역에 바람이 어떻게 부는지 해는 어디에서 뜨는지를 관찰하여야 하는데 왜냐하면 이들의 특성에 따라 건강에 주는 영향이 다르기 때문이다. 또한 주민들이 섭취하는 물에 관심을 가져야 하는데 물이 부드러운지 아니면 뻣뻣한지, 너무 짜서 음식 조리에 잘 맞지 않는지 등도 고려하여야 한다. 그리고 토양의 성질이 수분이 부족하고 헐벗었는지 아니면 수분이 충분하며 산림으로 가득 찼는지, 분지에 속하는지 아니면 높은 고도에 위치하는지를 파악하여야 한다. 그리고 주민들이 어떠한 행태를 보이는지를 파악하여야 하는데 과음과 과식을 즐기는지, 운동과 노동을 즐기는지 아니면 게으른지 등을 살펴야 한다"라고 씀으로써 질병 발생의 역학적 개념을 제기하고 있는 것이다.

Hippocrates 이후 약 2000년 동안 여러 사람이 여러 가지 질병 발생에 영향을 주는 요인들에 관해 언급을 해 오기는 했으나 이들의 영향을 계량적으로 측정하는 시도는 하지 않았다. 그러다가 1662년 John Graunt라는 영국의 상인이 *The Nature and Political Observations Made Upon the Bills of Mortality*이라는 책을 저술하였는데 그는 여기서 매주일 런던에서 발생되는 출생과 사망을 분석하였고, 처음으로 인구 집단에서의 질병 양상을 수량화하였다. 즉, 그는 이 책에서 남아 출생이 여아 출생보다 더 높다든지 남자의 사망이 여자보다 더 많다든지, 그리고 1세 미만의 아이들의 사망(영아 사망)이 높다는 것을 쓰고 있으며, 이미 Hippocrates에 의해 제기된 바 있는 계절에 따른 사망률의 변화도 보고하고 있다. Graunt는 말하자면 통상적으로 수집된 자료가 제공하는 질병에 관한 정보의 가치를 인식함으로써 근대 역학의 기초를 이루었던 것이다.

한편, 1700년대 초에는 질병 역학 연구에 있어서 비교 집단에 대한 개념이 출현하게 된다. 즉, 1747년 역시 영국의 James Lind가 괴혈병(scurvy)의 원인과 치료 방법을 찾는 연구를 시도하면서 처음으로 비교 집단의 개념을 적용하는 임상 시험을 실시했는데, 그는 이때 12명의 괴혈병 환자를 2명씩 6개의 집단으로 나누어 각기 다른 식사법을 처방한 뒤 그 결과 귤과 레몬을 처방한 집단이 쉽게 치료됨을 보고하였다. 이 결과로부터 Lind는 비타민 C가 풍부하게 들어 있는 과일이 괴혈병 치료 외에 예방에도 효과가 있을 것이라고 제안하였다.

이보다 약 100년 뒤에, 영국 통계청의 보건 통계 담당관인 William Farr는 1839년부터 약 40여 년간 매년 사망 원인과 사망자 수를 정리하여 보고함으로써 국민들의 보건 문제를 평가하는 데 있어서 생정 통계(vital statistics)를 이용하는 체계를 수립하였다. 그는 기혼자들과 미혼자들의 사망률을 비교해 보았으며, 각 직업군에 따른 사망률(예를 들어 광산 근로자와 도자기 공업 근로자)을 비교해 보았고, 거주 지역의 지형 높이와 콜레라로 인한 사망 간에 관계가 있음을 발견하는 등 Graunt와 마찬가지로 인구 집단으로부터 수집된 자료들을 질병 연구에 사용할 수 있다는 점을 보여 줌으로써 현대 역학적 방법론의 발전에 큰 공을 세웠다.

### 2) John Snow의 콜레라 유행 조사

인구 집단에서 수집된 질병 관련 자료를 이용해서 질병의 발생 빈도나 분포 등을 파악했던 William Farr의 영향을 받은 영국 의사 John Snow는 1854년 런던에 발생한 콜레라 유행의 원인을 밝히기 위한 가설 검정을 시도하였다. 그는 Farr처럼 기존 자료를 분석하여 콜레라가 오염된 물을 통하여 전파될 것이라는 가설을 수립하였다. 그는 런던에 발생한 콜레라 환자들의 거주 지역에 따라 점지도(spot map)를 작성한 결과, 템스 강의 심하게 오염된 지역에서 취수를 하는 수도회사인 Lambeth사와, Southwark and Vauxhall사의 수돗물을 마시는 지역에서 사망률이 높음을 발견하고 오염된 물이 콜레라를 전파한 것이라는 가설을 수립하였다.

<표 1-1>은 수도회사의 공급 지역별 콜레라 사망률을 비교한 표이다.

이 표에서 보는 바와 같이 Lambeth사의 수돗물을 사용하는 지역에서는 사망자가 없었으나 Southwark and Vauxhall사의 수돗물을 사용하는 지역에서는 사망률이 가장 높았으며 두 회사의 수도관이 모두 배관된 지역은 사망률이 중간 정도였다.

한편, <표 1-2>는 두 회사의 수돗물을 사용한 가구별로 사망자 수를 조사, 분석한 것이다. 이 표를 보면 Southwark and Vauxhall사의 수돗물을 사용한 가구의 사망률이 가장 높았고 Lambeth사의 수돗물을 사용한 가구가 가장 낮았으며 나머지 가구가 중간 정도임을 알 수 있다. 이 결과는 오염된 물이 콜레라를 전파한다는 Snow의 가설과 일치하는 것이다.

Snow는 이 결과를 *On the Mode of Communication of Cholera*란 책으로 발간하였다.

<표 1-1> 수도회사의 공급 지역별 콜레라 사망률, 1853~1854, 런던

| 수도회사 | 1851년의 인구 | 1853~1854년의 콜레라 사망자 수 | 100,000명당 사망자 수 |
|---|---|---|---|
| Southwark & Vauxhall | 167,654 | 192 | 114 |
| Lambeth | 301,149 | 182 | 60 |
| 런던의 다른 지역 | 14,632 | 0 | 0 |

자료원: Snow, J., *On the Mode of Communication of Cholera*, 2nd ed. Churchill, London, 1855.

<표 1-2> 수도회사의 공급 가구별 콜레라 사망률, 1853~1854, 런던

| 수도회사 | 공급 가구 수 | 1853~1854년의 콜레라 사망자 수 | 10,000가구당 사망자 수 |
|---|---|---|---|
| Southwark & Vauxhall | 40,046 | 1,263 | 315 |
| Lambeth | 26,107 | 98 | 37 |
| 런던의 다른 지역 | 256,423 | 1,422 | 59 |

자료원: Snow, J., *On the Mode of Communication of Cholera*, 2nd ed. Churchill, London, 1855.

이 연구는 인구 집단을 대상으로 질병의 빈도와 분포를 파악하고 이를 통해 그 관련 요인을 찾아낸 최초의 본격적인 역학 연구라고 할 수 있다. 이런 이유로 Snow는 지금도 '역학의 아버지'로 불리고 있으며, 그의 이런 연구 방법은 이후 전염병 발생 때마다 그 발생 과정과 전파 양식을 밝혀내는 데 자주 적용되었다.

역학이 비감염성 만성 질병에 적용되기 시작한 것은 비교적 근래의 일이다.

### 3) Goldberger의 펠라그라 실험 연구

펠라그라(pellagra)는 비타민 B 나이아신(nicotinic acid)의 결핍에 의한 질병이다. 그러나 1914년 미국의 공중보건 의사 Joseph Goldberger가 역학 조사를 통해서 이 사실을 발견하기 전까지는 전염성 질환으로 여겨져 왔었다. 당시 미국 남부에 펠라그라가 유행하자, Goldberger는 환자가 많은 고아원, 정신병원, 시설 수용자 등을 방문하여 자료를 수집하다가 같은 시설 내에 근무하는 의사나 간호원 중에는 펠라그라 환자가 한 명도 없다는 사실을 발견하고 펠라그라가 전염병이 아닐 것이라는 생각을 갖게 된다. 이를 바탕으로 Goldberger는 어쩌면 펠라그라가 동물성 단백질 섭취 부족으로 인해서 발생되는 질병일지도 모른다는 생각을 갖게 되고 이를 증명하기 위해 죄수들을 대상으로 동물성 단백질이 없는 식사를 제공하여 인위적으로 펠라그라를 발생시키는 데 성공한다. 그러나 이런 실험 결과만으로 동물성 단백질 결핍이 펠라그라의 직접적인 원인이라고 하기에는 부족했다. 왜냐하면 직접적인 원인은 미생물이고 단백질 결핍은 간접적인 요인일 수도 있기 때문이다.

그 뒤, 윤리적으로 문제가 있는 죄수 대상 연구 대신 지원자들을 대상으로 여러 가지 영양 요소를 제한하는 음식 실험을 계속한 결과 1926년에 펠라그라가 비타민 B 결핍에 의해 발생되는 질병이라는 사실을 발표한다. 그러나 펠라그라가 비타민 B 나이아신 결핍에 의한 질병이라는 사실이 확정적으로 밝혀진 것은 그가 죽고 난 뒤인 1937년의 일이다.

아무튼 Goldberger는 펠라그라 연구를 통해서 실험 역학을 발전시킨 대표적인 역학자로 역학 발전 역사에 기록되고 있다.

### 4) Richard Doll 등의 흡연과 폐암 간의 관련성 연구

흥미롭게도 Hippocrates와 Graunt 사이의 시간 간격은 약 2,000년에 해당하며 Graunt와 Farr 사이의 간격은 200년 그리고 Farr와 Snow 사이의 간격은 20년에 이른다. 이것은 곧 역학 연구의 발전 속도를 반영한다. 특히 제2차 세계대전 이후 여러 나라의 질병 양상이 전염성 질환에서 만성질환으로 변화되면서 역학 연구 원리와 방법에 대한 발전 속도가 그 이전과는 비교도 안 될 정도로 빠르고 체계적으로 이루어져 온 것을 알 수 있다. 이런 변화 중에 가장 두드러진 것이, 자료를 수집하고 분석하는 기법과 연구 설계에 관한 것이라고 할 수 있는데, 이로 인해 만성질환 발생 관련 위험 요인들을 찾아내는 일이 가능해진 것이다. 만성질환 발생 관련 요인을 찾아내는 발전된 역학 연구 방법 가운데 하나가 환자 대조군 연구(case control study)이다.

이런 역학적 연구 방법에 대해서는 다른 장(章)에서 자세하게 설명이 되겠지만, 이 방법은 질병이 발생하기까지 오랜 기간을 기다릴 필요 없이 질병에 걸린 환자들을 한 군(群)으로 하고, 질병에 이환되지 않은 건강한 사람들을 또 다른 한 군으로 정한 후 이들에게서 과거 질병력과 개인 건강 습관에 관한 정보를 얻어 비교하는 것이다. 이런 형태의 최초 대규모 역학 연구가 1950년 영국의 역학자 Richard Doll과 Bradford Hill이 수행한 흡연과 폐암 발생에 관한 환자-대조군 연구다. 이들은 700명의 남여 폐암 환자들로부터 흡연력과 기타 건강에 관련된 변수에 대한 정보를 얻었으며 또한 암이 아닌 이유로 병원에 입원한 환자들로부터 동일한 정보를 수집, 비교하여 폐암 환자의 흡연력이 다른 질병으로 입원한 환자들의 흡연력보다 유의하게 높은 것을 발견하고 흡연이 폐암의 원인이라는 가설을 검증했다.

환자 대조군 연구를 통해 흡연과 폐암 간의 관련성에 관한 가설을 검정한 이들은 1954년부터 영국 의사 4만 명을 추적 관찰하는 코호트 연구(cohort study)를 통해서 이 사실을 더욱 분명하게 확인한 바 있다. 이후로도, 다른 폐 질환이나 심장 질환, 그리고 백혈병 등 많은 만성 질병에 대한 역학 연구를 수행하고 2005년 92세 나이로 타계한 Doll은 20세기 최고의 역학자로 꼽히고 있다.

## 4 역학과 임상의학

### 1) 의학에서의 역학의 위치

인간의 건강과 질병 문제를 다루는 학문인 의학은 학문적 대상과 접근 방법에 따라 크게 세 분야로 구분된다. 즉, ① 기초의학 분야(생화학, 생리학, 병리학 등) ② 임상의학 분야(내과학, 외과학, 산부인과학, 비뇨기과학 등), 그리고 ③ 예방의학 또는 지역사회의학 분야(역학, 환경의학, 보건 의료 관리학 등)로 구분되며 이 세 분야는 서로 대조적이면서 상호 보완적인 관계를 유지하며 발전해 왔다.

기초의학은 말 그대로 인체의 구조와 기능에 관한 기초적인 의학 지식을 생산해 내는 분야이고, 임상의학은 기초의학과 예방의학을 통해서 얻어진 지식을 환자의 질병 진단과 치료에 활용하는 일을 하며, 예방의학은 기초와 임상의학은 물론 자체 연구 방법론을 이용하여 얻게 되는 건강과 질병 관련 지식들을 지역사회 주민들의 질병 예방과 건강 증진에 활용하는 의학의 한 분야이다. <표 1-3>은 이들 기초의학과 임상의학, 그리고 예방의학 상호 관계를 결핵이라는 질병을 예로 들어 설명한 것이다.

<표 1-3> 결핵에 대한 기초, 임상 및 역학적(예방의학적) 접근 및 상호 관계

| 기초의학 | 임상의학 | 역학적(예방의학적) 접근 |
|---|---|---|
| 결핵균 자체에 관한 여러 가지 미생물학적 측면에서의 고려(구조, 내성, 숙주에 따른 반응 정도 등) | 결핵 환자 개인 진단<br>질병의 활동성 및 진행 정도<br>치료 방법의 선택<br>환자 상태의 평가 및 추후 관리 | 지역사회 인구 집단<br>질병 빈도 측정<br>환자 발견 사업<br>사회·경제적 및 환경적, 문화적 요인의 고려<br>병상 수, 병·의원 방문 수 등과 같이 의료 요구에 관련된 지역사회 문제 |

이 표에서 보는 바와 같이, 결핵이라는 한 가지 질병에 대해서 임상의학과 예방의학, 그리고 기초의학이 하는 일이 각기 다르지만 서로가 보완적으로 협조 관계를 유지해 가

며 질병을 연구하고 관리해 가는 것을 알 수 있다. 즉, 결핵의 병원균은 기초의학인 미생물학에서, 결핵환자의 진단과 치료는 임상의학에서, 지역사회 내에서의 결핵 환자 발생 분포에 대한 정보는 역학, 즉 예방의학 분야에서 다루고 있다. 또한 기초의학은 실험실에서, 임상의학은 병원에서 그리고 예방의학은 지역사회 현지에서 각각 이루어지며, 이들 각 분야에서의 연구 자료 수집도, 임상의학의 경우는 병·의원을 방문하는 환자들의 기록을 통해서, 예방의학의 경우는 지역사회 내의 병·의원 자료와 더불어 그 지역 인구 전체에 대한 표본 조사 자료나 기타 보건 기관에 보고된 자료들을 수집, 참조하게 된다.

의학 전체에서 본 역학의 위치는, 이처럼 지역사회 내에서 질병이 발생되고 분포하는 과정에 관련한 요인들을 구명(究明)해 내고, 그 질병이 가지고 있는 특유의 자연사를 고려하여 각 시기에 알맞은 예방 및 관리 대책을 세워 이를 조직적으로 지역사회에 적용하는 기초 학문으로서의 역할을 수행하는 것이라고 할 수 있다.

### 2) 임상의학과 역학의 비교

임상의학이 주로 병·의원에 찾아오는 개별 환자를 대상으로 하여 그 개체의 생리적 현상에 어떤 변화가 있는지를 판단하여, 변화가 와 있는 경우 이것을 교정하고 치료하는 것이라면, 역학은 인구 집단을 대상으로 하여 역시 그 집단의 건강 수준이 어떤 상태인지를 판단하여 집단 구성원들의 건강 수준을 향상시키는 노력을 하는 것이기 때문에 두 분야가 모두 사람의 건강을 위해 존재한다는 측면에서 동일하다고 할 수 있다.

그러나 임상의학의 경우는 그 대상이 환자 개체이기 때문에 진단과 치료를 시행하는 과정에서 굳이 양적(量的) 고려가 필요하지 않지만, 역학의 경우는 대상이 집단이기 때문에 반드시 대상 인구 집단의 건강 상태 변화를 양적으로 고려하여야 할 필요가 있다. 예를 들어 연구 대상 인구 중 몇몇이 질병에 이환되었는지, 그중 몇 명이 사망했는지, 그리고 사망자는 전체 집단 인구 중 몇 %인지 등을 양적으로 관찰하고 표현해야 하는 것이다. 따라서 역학자들은 임상 의사들 질병이나 건강 상태와 관련된 문제를 계량적으로 분석하고 그 결과를 판단할 수 있는 통계학적 지식을 더 많이 갖추고 있어야 한다.

임상의학이 질병을 진단하고 치료하는 것을 목적으로 하지만 역학은 질병을 예방하고 건강을 증진하는 일을 목적으로 하는 것도 두 분야의 차이이다.

그러나 임상의학과 역학은 서로의 목적 달성을 위한 자료를 생산하고 제공한다는 측면에서 서로가 서로를 필요로 하며, 상호 보완적인 역할을 담당하고 있는 것이다. <표 1-4>는 임상의학과 역학이 그 대상과 장소, 관찰 방법, 그리고 학문이 지향하는 목적 면에서 어떻게 다른지를 비교해서 보여 주고 있다.

<표 1-4> 임상적 관찰과 역학적 관찰의 차이

| | 임상적 관찰 | 역학적 관찰 |
|---|---|---|
| 대 상 | 개인 환자 | 인구 집단 |
| 장 소 | 병 원 | 지역사회 |
| 관찰 방법 | 이화학적 이상 유무 검사 | 비율 측정 |
| 목 적 | 질병 진단 및 치료 | 질병 예방 및 건강 증진 |

## 5 참고문헌


김정순, 『역학원론』, 신광출판사, 서울, 1984.

대한예방의학회, 『예방의학』, 계축문화사, 서울, 2004.

박종구, 『현대역학』, 연세대학교출판부, 1999.

Lilienfeld, A.M., *Foundations of Epidemiology*, Oxford University Press, New York, 1980.

Mausner, J.S. & Kramer, S., *Epidemiology — An Introductory Text*, W.B.Saunders Company, N.Y., 1984.

Rothman K., Causal Inference, *Epidemiology Resources*, Inc, Chestnut Hill, 1988.

Snow J., *On the Mode of Communication of Cholera*, 2nd ed. Churchill, London, 1855.

제2장

# 질병 발생의 역학적 개념

**학습목표**

1. 질병 발생의 3요소를 열거하고 그 각각의 내용을 간단히 설명할 수 있어야 한다.
2. 질병 발생의 다요인(multiple causation) 개념을 다음의 모형으로 설명할 수 있어야 한다.
   1) 삼각 모형(triangle model)　　2) 거미줄 모형(web of causation)
   3) 수레바퀴 모형(wheel model)
3. 전염성 질환 발생에 관한 코호의 가설을 열거할 수 있어야 한다.
4. 질병의 자연사 단계를 열거하고 간단히 설명할 수 있어야 한다.
5. 질병의 자연사 단계에 따른 예방 수준 3단계를 설명할 수 있어야 한다.

## 1 질병 발생의 3요소

한 질병에 대한 자연사(natural history)는 보통 숙주(host), 병인(agent), 환경(environment)의 삼각관계로 표현된다. 그 예로 홍역(measle) 발생의 경우를 보면 이때 숙주는 홍역 감염에 감수성이 있는 사람이고, 병인은 사람에게 심각한 질병을 일으킬 수 있는 높은 감염성이 있는 바이러스이며, 환경은 감수성이 있는 사람에게 노출되는 것을 가능하게 하는 주위 환경을 의미한다.

### 1) 숙주 요인(Host factors)

병인(agent)에 의하여 만들어진 스트레스의 요인이 한 개인이 순응하는 정도에 따라 질병 발생 여부가 결정된다. 이때 숙주의 저항성(host resistance)은 한 개인의 유전자형(genotype), 연령, 성, 인종, 생리적 상황, 영양 상태, 면역 시스템과 사회적 행태 등에 의하여 영향을 받는다.

예로 홍역의 경우에 현대적인 의료 서비스가 없는 곳에서조차 홍역은 좋은 영양 상태하에 있는 어린이에게는 거의 치명적이지 않다. 그러나 반대로, 기아 상태(marasmus) 또는 카시워커병(Kwashiorkor), 즉 단백열량부족증에 걸린 어린이의 25% 이상에서 홍역 합병증으로 사망하게 된다.

### 2) 병인(Biologic agents)

병인은 질병 발생의 원인적 요소를 의미한다. 병인은 박테리아, 바이러스, 곰팡이, 병원 기생충, 기켓츠 등을 포함하는 전염 병원체와 방사선, 기계적 자극을 포함하는 물리적 요인, 일산화탄소, 화학 독성 물질 등을 포함하는 화학적 요인, 그리고 콜레스테롤, 비타민 부족 등의 영양적 요인으로 구분될 수 있다.

### 3) 환경(Environment)

환경에는 기후 등을 포함하는 물리적 환경, 인구 밀도, 전파 매개체 등의 생물학적 환경, 직업, 도시 · 농촌 거주, 경제 수준 등을 의미하는 사회적 환경으로 구분된다.

환경은 host와 agent 간의 접촉이 발생하는 상황에 영향을 준다. 예로 식당의 불량한 위생 설비는 고객이 살모넬라 감염에 노출될 가능성을 증가시킨다.

## ② 질병 발생의 다요인 개념(생태학적 모형)

### 1) 역학적 삼각형 모형(Epidemiologic triangle)

고전적인 질병 발생 모형으로, 병인, 숙주, 환경 3자 간의 균형이 깨어질 때 질병이 발생된다고 보는 견해이다. 주로 일정 병원균이 있는 전염성 질환의 발생 모형으로 설득력이 있다. 이 균형을 이해하는 것이 질병 관리의 원칙이다.

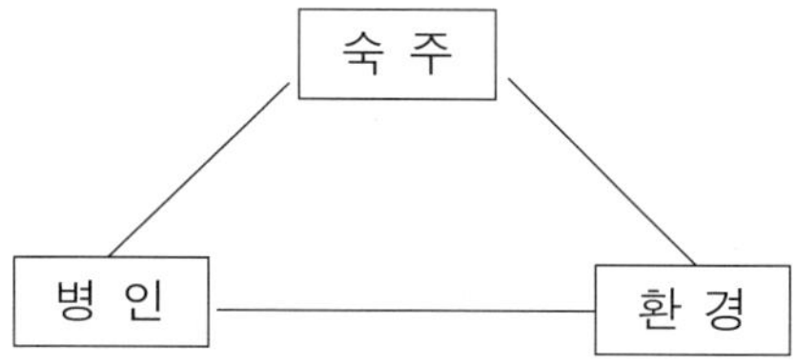


<그림 2-1> 숙주, 병인, 환경 3요소의 상호 관계

(자료원: Mausner & Bahn, *Epidemiology—An Introductory Text*, 2nd ed. 1985)

### 2) 거미줄 모형(The web of causation)

질병 발생에 관여할 것으로 보는 어떤 요인이 여러 가지 선행 요인들의 영향을 받아 질병과 연관을 맺는다는 이론으로서, 예를 들면, 매독 치료 결과 황달이 생겼다고 할 때, 이것은 단지 주사제 치료 과정에서의 간염 바이러스 감염 외에 간염 만연 정도, 면역 상태, 위생 상태, 그리고 사회경제적 상황 등 선행 여러 요인이 마치 거미줄처럼 얽혀 영향을 준다고 보며, 따라서 질병 관리도 이런 과정 여러 곳에서 이루어질 수가 있다고 본다.

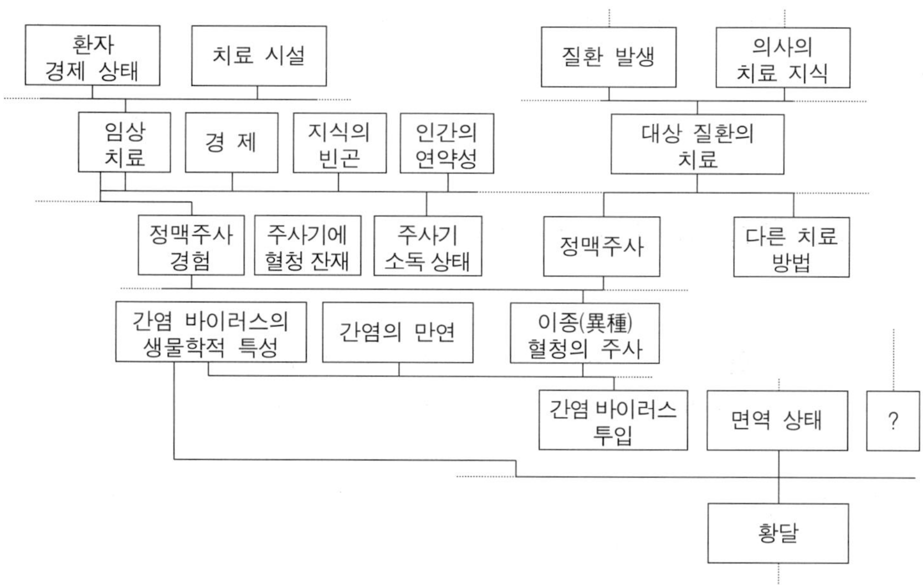


<그림 2-2> 매독 치료와 황달 발생과의 상호 관계 모형도

(자료원: MacMahon, B., et al., 1960)

### 3) 수레바퀴 모형(Wheel model)

질병 발생에 관여하는 요인들의 상호 관련성을 수레바퀴 모양으로 설명한 것으로서, 유전적 소인을 포함한 숙주 요인을 핵으로 하고 생물학적, 물리화학적, 그리고 사회적 환경을 바퀴 둘레로 표시한 모형이다. 질병에 따라 각 소인의 크기를 달리하게 되는 이 모형의 특징 또한 질병의 한 가지 병인보다 여러 가지 요인에 의해 발생된다는 것을 나타내 주고 있으며 숙주 요인과 환경 요인을 구분하는 것이 거미줄 모형과 다른 점이다.

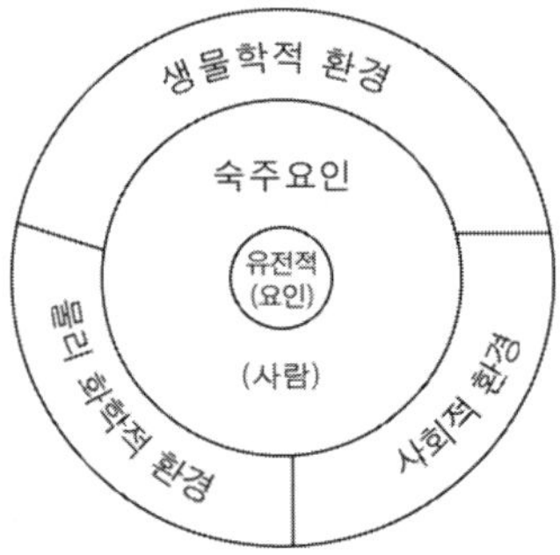


<그림 2-3> 사람과 환경 사이의 상호 작용에 관한 수레바퀴 모형

(자료원: Mausner & Bahn, *Epidemiology —An Introductory Text*, 2nd ed. 1985)

## ③ 코호의 가설(Koch's Postulate)

전염병과 특정 병원체와의 인과관계를 증명하기 위한 조건으로 1882년에 Koch가 발표한 가설이다. 특정 병원체가 전염병의 원인체가 되기 위해서는 다음의 4가지 조건을 만족해야 한다.

① 동일 전염병을 앓는 사람에게는 반드시 같은 미생물이 존재해야 하고, 건강한 사람에게서는 존재하지 않아야 한다.
② 병원체는 체외에서 순수 배양되어야 한다.
③ 병원체를 분리하여 감수성이 있는 실험동물에게 접종하였을 때 특정 질병을 일으킬 수 있어야 한다.
④ 질병이 발생한 동물로부터 병원체는 다시 분리되어야 하고, 실험실에서 재배양된 병원체는 원래 병원체와 동일해야 한다.

이 조건이 이론적으로는 단순하지만, 특정 전염병에서는 이 4가지 조건을 만족하지 않는 경우가 있고, 특히 바이러스 질병의 경우 이와 같은 조건을 만족하기 어렵다. 하지만 이 가설은 병원체와 전염병 간의 인과관계를 설명하여 의학 발전에 영향을 주었다.

## ❹ 질병의 자연사 단계

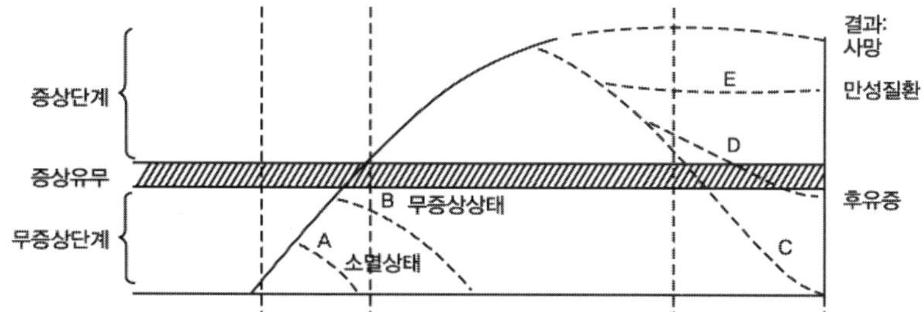


| 질병단계 | 감수성기 | 증상전기 | 증상기 | 불구/회복 |
|---|---|---|---|---|
| 조직학적 변화 | 병리전기 | ← | 병리기 → | 치유/후유증 |
| 예방수준 | 1차예방 | 2차예방 | ← 3차예방 → | |
| 관리방법 | 건강증긴<br>특이적방어 | 검진<br>조기진단<br>신속한치료 | ← 치료/재활 → | |

<그림 2-4> 질병의 자연사

(자료원: Mausner & Bahn, *Epidemiology —An Introductory Text*, 2nd ed. 1985)

사람이 태어나서 영아기, 유년기, 장년기, 노년기 등을 거치는 것과 마찬가지로 질병도 우리 몸속에서 태어난 후에(질병 발생이 이루어진 후에) 몇 가지 단계를 거치게 된다. 이를 질병의 자연사라고 부르며 통상 다음 4단계로 구분해서 설명하고 있다. 질병에 따라 각각의 단계가 길기도 하고 짧기도 한 것이다.

### 1) 감수성 단계(Stage of susceptability)

아직 질병이 시작된 것은 아니지만 질병을 일으키는 소위 위험 요인(risk factor)이 존재하는 단계로서 이 단계가 관리 없이 지속되면 질병이 발생된다고 보는 것이다.

예) 허혈성 심장질환이 발생하기 전에 높은 혈중 콜레스테롤이 유지되는 단계.

### 2) 증상전 단계(Stage of presymptomatic disease)

아직 증상은 없으나 질병을 일으키는 병리적 변화가 나타나기 시작하는 단계.

예) 허혈성 심장 질환이 발생하기 전에 혈관에 동맥경화성병변이 있는 단계.

### 3) 임상 증상 단계(Stage of clinical disease)

이미 병변이 충분이 발전해서 증상 및 소견이 나타나는 질병 단계. 이 단계는 다시 그 정도에 따라 암의 초기에서 말기까지의 단계와 같이 몇 단계로 구분하기도 하는데 이는 질병 관리에 매우 중요하다.

### 4) 후유증 단계(Stage of disability)

일정 질병의 경우 그것이 치유되더라도 크고 작은 장애나 후유증을 남기게 되는 단계. 특히 비전염성 질환의 경우 이 단계에 대한 고려는 질병 관리상 매우 중요하다.

질병의 자연사는 주로 비전염성 질환에 대한 이해와 그 관리에 필요한 내용으로 설명되고 있으며, 비교적 단기적인 질병 과정을 밟는 전염성 질환에서는 주로 원인적 세균의 특성에 따라 불현성 감염(inapparent infection), 경한 감염(mild infection), 중등도 감염(moderate infection), 중증 감염(severe infection), 그리고 치사(fetal) 상태로 구분되며 불현성 감염 상태가 긴 질병(예: 결핵), 경한 감염 상태가 긴 질병(예: 홍역), 그리고 치사 수준의 상태가 긴 질병(예: 광견병) 등 크게 3가지 유형으로 구분할 수가 있다. 역학적으로 불현성 감염 상태의 파악이 중요한 이유는 이때 미리 예방적 조치를 함으로써 질병으로 진행되어 전염성을 갖지 못하게 하는 일이다. 한편, 불현성 감염 상태는 통상 질병으로 파악되지 않기 때문에 이 기간이 긴 질병의 경우 질병 통계에서 누락되는 일이 많다.

## ⑤ 질병 예방 수준 3단계

이러한 질병의 자연사를 바탕으로 질병 관리의 단계를 아래와 같이 구분할 수 있다.

### 1) 일차 예방(Primary prevention)

대부분의 비감염성 질환들은 초기 단계를 갖고 있는 것으로 보이며 초기 단계 동안 그 유발 인자는 생리적인 이상을 야기하기 시작한다.

예를 들어, 죽상경화증의 경우 LDL과 VLDL이 혈액 내에 높은 농도로 존재할 것이나 질병 이전 단계(predisease stage) 동안에는 혈관 변화를 의미하는 죽종(atheroma)의 징후가 없다.

이 시기의 목표는 좋은 방향으로 위험 인자를 수정하는 것이다. 저지방 식이로 변경하는 것, 에어로빅 운동을 지속적으로 하는 것, 금연하는 것과 같은 생활 방식을 변화시키는 활동들이 일차 예방의 방법이다. 왜냐하면 일차 예방은 병리적 과정이 일어나는 것을 막는 데 목적을 두고 있기 때문이다.

일차 예방은 건강 증진과 특이적 방어로 구분된다.

#### (1) 건강 증진(Health Promotion)

건강 증진 활동들은 대개 건강하고 원기 왕성한 긍정적인 느낌을 증가시킬 뿐만 아니라 다양한 질병들을 예방하는 데 기여한다.

이에는 생활 방식, 영양, 환경과 같은 비의학적 요소들이 좋은 쪽으로 변화하는 것이 포함된다. 그러한 활동들은 대다수 사람들이 거기에 참여할 수 있도록 하기 위해 사회구조적 변화를 필요로 하게 된다. 사회구조적 변화란 건강에 좋은 선택을 더 쉽게 할 수 있도록 만들어 주는 사회의 변화를 포함한다. 예를 들어 다양한 저지방, 저염, 저당에 해당하는 음식을 상점에서 구할 수 없다면 식이 변화는 어려울 것이다.

건강 증진은 비감염성 질환과 감염성 질환 모두에 적용된다.

감염성 질환은 물이 깨끗하고, 액체와 고체 쓰레기가 위생적인 방식으로 처리되고, 질병을 일으키는 거미와 지네 같은 절지동물과 곤충들이 통제가 되는 곳에서 감소할 것이다. 군중이 많은 것은 감염성 질환이 잘 퍼지게 되는 반면, 적절한 주거환경과 일터의 환경은 질병의 전파를 최소화한다.

### (2) 특이적 방어(Specific Protection)

만일 환경, 영양, 행위에 있어서 건강을 증진시키는 변화들이 완전히 효과적이지 못하다면, 특이적 방어(specific protection)를 적용하는 것이 필요할 것이다.

이런 일차 예방의 형태는 특별한 질병이나 상해를 겨냥한 것이다.

예를 들어 소아마비(poliomyelitis)에 대한 예방접종, 표적장기(end organ) 손상을 제한하기 위한 고혈압의 약물 치료, 시끄러운 작업 환경에서 귀마개의 사용, 안전벨트, 에어백, 헬멧의 사용 등이 있다. 몇 가지 방법들은 건강 증진의 일반적인 목표에 또한 기여하면서 특이적 방어를 제공한다. 예를 들어, 물의 불소 첨가는 충치를 예방할 수 있다.

## 2) 2차 예방(Secondary prevention)

앞에서 예를 든 관상동맥 죽상경화증과 같은 질병 과정은 증상이 없는 상태에서 의학적 검사에 의해 충분히 발견될 만큼 발전하게 될 것이다. 이 단계는 질병의 잠복 상태로 표현할 수 있다(latent stage of disease). 이 시기의 목표는 선별 검사를 통하여 질병을 최대한 조기에 발견하는 것이다.

선별 검사 프로그램을 통한 증상 발현 전의 조기 진단(presymptomatic diagnosis)과 치료는 2차 예방으로 구분된다. 왜냐하면 이것은 질병에 대한 이차 방어선이기 때문이다. 비록 2차 예방이 질병 과정을 발생시키는 원인을 예방하지는 못하지만, 영구적인 합병증을 예방할 수 있다. 많은 감염성과 비감염성 질환들에서, 선별 검사들의 발전은 개개인들이 고위험군에 있는 것으로 간주되었던 잠복성 질환을 발견하는 것을 가능하게 만들었다.

## 3) 3차 예방(Tertiary prevention)

질병이 증상이 있게 되고, 의료의 도움이 필요해지는 단계로 질병이 발전됐다면 임상의사의 목표는 조기의 증상이 있는 질병(early symptomatic disease)을 가진 환자들을 위해 불구를 최대한 제한(disability limitation)하는 것이고, 후기의 증상이 있는 질병(late symptomatic disease)을 가진 환자들을 위해서는 재활(rehabilitation)의 형태로 3차 예방을 제공하는 것이다.

## ⑥ 참고문헌

Gordis, L., *Epidemiology*, 3rd ed. Elsevier Inc., Philadelphia, 2004.

예방의학편찬위원회, 『예방의학』, 3판 수정증보판, 계축문화사, 서울, 2007.

Mausner & Bahn, *Epidemiology — An Introductory Text*, 2nd. ed., W.B.Saunders Company, Philadelphia, 1985.

제3장

# 질병 및 사망의 측정

## 1절. 측정의 변이, 측정치의 타당도 및 신뢰도

**학습목표**

1. 역학에서 사용되는 측정 척도(scales of measurement)들을 정의하고 설명할 수 있어야 한다.
   1) 명목 척도(nominal scale) 2) 서열 척도(ordinal scale)
   3) 간격 척도(interval scale) 4) 비척도(ratio scale)
2. 측정과 관련하여 발생할 수 있는 오차(error) 또는 편의(bias)들을 열거하고 간단히 설명할 수 있어야 한다.
3. 측정의 타당도(validity)와 신뢰도(reliability)를 정의할 수 있어야 한다.
4. 질병 빈도를 측정할 때 사용되는 비(ratio), 율(rate) 및 비율(proportion)을 정의하고 그 차이점을 설명할 수 있어야 한다.

### ❶ 측정 척도(Scales of Measurement)

역학은 인구 집단에서 질병의 분포와 결정 인자를 밝히고자 하는 분야이다. 이러한 목적을 달성하기 위하여 우선 필요한 것은 질병과 사망 같은 현상의 빈도를 측정하는 것이고, 더불어 연구 인자의 노출과 교란 인자에 대하여 측정하는 것이다. 측정(measurement)이란 일정한 규칙에 따라 대상과 사건(event)에 숫자를 할당하는 것이다.

측정 척도는 범주형(categorical) 척도와 메트릭(metric) 척도로 구분된다(<표 3-1>). 범주형 척도는 명목 척도와 서열 척도(혹은 순위 척도)로 구분되고, 메트릭 척도는 간격 척도와 비척도로 구분된다.

### 1) 명목 척도(Nominal scale)

개체나 사람 등의 대상을 분류하기 위해 사용되는 척도로 예를 들어 남자는 1, 여자는 2로 코딩하는 것이다. 이때에 숫자는 일반적인 수치라기보다는 기호에 불과하다. 예를 들면 결혼 상태, 혈액형, 인종, 실험군(대조군, 치료군), 치료 결과(호전, 재발, 사망) 등과 같이 특정 상태를 지칭해 주는 기능밖에는 아무런 의미를 가지지 못하는 것으로 숫자가 가지는 특성인 순서의 개념이나 간격의 개념이 없다.

### 2) 서열 척도(Ordinal scale)

측정 대상의 특성을 상대적 크기에 따라, 순서로서 구분할 수 있는 척도이다. 이 척도는 크고 작은 순서나, 많고 적은 순서에 따라 등급이 매겨진다. 예를 들면 교육 연한(0, 1~6, 7~9, 10~12, 13 이상), 질병의 심각도(경함, 보통, 중함), 병리 조직학적 소견(−, ±, +, ++, +++), 치료의 정도(반응, 중간 반응, 무반응) 등과 같이 특정 상태를 지칭해 주는 명칭 척도로서의 기능뿐만 아니라 각 범주 간의 대소 관계, 즉 서열성에 관한 정보를 내포하고 있는 변수를 말한다.

### 3) 간격 척도(Interval scale)

특정 상태의 지칭이나 대소 관계 개념 외에도 측정치 간의 간격에 의미를 부여할 수 있는 경우이다. 순위 척도로 분류되는 병리 소견의 경우는 "+와 ++ 사이의 간격이 ++와 +++ 사이의 간격과 같다고 인정할 수 없지만, 온도의 경우와 같이 온도 22℃와 26℃의 차이와 32℃와 36℃의 차이는 같다. 이것이 간격 척도이다. 그러나 20℃가 10℃보다 2배 뜨겁다는 것을 의미하지는 않는다. 온도 0℃는 물이 얼거나 녹는 온도를 0℃로 임의로 정한 기준이지 온도가 없다는 뜻은 아니기 때문이다.

### 4) 비척도(Ratio scale)

척도를 나타내는 숫자가 등간일 뿐만 아니라 의미 있는 0점을 가지고 있어 크기를 배수로 나타낼 수 있는 경우이다. 수입이 500만 원인 사람은 250만 원인 사람에 비해서 두 배로 많음을 의미한다. 비척도의 예로서는 체중, 키, 연령, 혈압 등이다.

<표 3-1> 측정 척도의 종류 및 특징

| | | 특 징 | 예 제 |
|---|---|---|---|
| 범주형 척도 | ① 명목척도 | 숫자가 가지는 특성인 순서의 개념이나, 간격의 개념이 없다. 단지 기호이다. | 결혼 상태, 혈액형, 인종, 실험군(대조군, 치료군), 치료 결과(호전, 재발, 사망) |
| | ② 서열척도 | 각 범주 간의 대소 관계, 즉 서열성에 관한 정보만을 내포하고 있다. | 교육 연한(0, 1~6, 7~9, 10~12, 13 이상), 질병의 심각도(경함, 보통, 중함), 병리 조직학적 소견(−, ±, +, ++, +++), 치료의 정도(반응, 중간 반응, 무반응) |
| 메트릭 척도 | ① 간격척도 | 특정 상태의 지칭이나 대소 관계 개념 외에도 측정치 간의 간격에 의미를 부여할 수 있는 경우이나 절대 영점이 없다. | 온도(℃) |
| | ② 비척도 | 가감승제가 가능한 척도이다. | 체중, 키, 연령, 혈압 |

## ② 오차(Error) 또는 편의(Bias)

오차는 실제값과 측정값의 차이로 정의되며 모든 측정 과정에서 오차가 발생된다. 이러한 오차는 일정한 패턴이 없는 무작위 오차(random error)와 일정한 패턴을 가지는 계통오차(systematic error)로 나누어진다.

### 1) 무작위 오차(Random error)

무작위 오차는 참값과의 차이 중 우연에 따라 변하는 경우를 말하며, 측정 오차(measurement error), 생물학적 변이(biological variation)가 있다.

측정 오차는 측정 과정에서 발생할 수 있는 오차로 관찰자나 측정기기에 의하여 생기는 오차를 말한다. 관찰자에 의한 오차는 한 측정자가 여러 번 독립적으로 같은 측정을 반복할 때 나타나는 관찰자내 변이(intraobserver variation)와 둘 또는 그 이상의 측정자 사이에서 발생하는 관찰자 간 변이(interobserver variation)가 있다.

생물학적 변이(biological variation)는 정상 범위에 있는 사람들이라고 하더라도 생물학적 측정치(예; 혈당, 혈압, 혈색소, 신장, 체중 등)가 각각 다르게 나타나는 것을 말한다. 이것은 각 사람의 생물학적 특성에 따라 생기는 것으로 측정 오차를 제거하더라도 계속 존재한다. 생물학적 변이는 다시 개인 간 변이(interindividual variation)와 개체 변이(intraindividual variation)로 나눌 수 있다. 개체 변이는 같은 사람에서도 측정 시간, 위치, 기분 상태 및 환경에 따라 혈압, 맥박 등의 측정치가 달라지는 것을 말한다.

무작위 오차는 연구 결과에 많은 영향을 주므로 오차를 최대한 줄이기 위해 노력해야 하지만 완전히 제거될 수는 없다. 왜냐하면 역학적 연구를 할 때 개체의 변이는 언제나 일어나고, 모든 측정이 완벽할 수 없기 때문이다. 만약 자료가 단지 무작위 오차만을 가지고 있다고 하면, 일부 관측치는 너무 높게, 일부 관측치는 너무 낮게 측정될 것이고 이는 편의된 결과를 가져올 것이다. 그러나 충분한 수의 관찰이 이루어진다면 무작위 오차만을 가진 자료는 평균에 대한 정확한 추정치를 산출하게 된다. 즉, 무작위 오차를 줄임으로써 연구의 신뢰성을 높일 수 있다.

### 2) 계통 오차(Systemic error) 혹은 편의(Bias)

계통 오차는 편의(bias)라고도 하며, 참값(true value)과 연구자가 연구를 통하여 추정하여 낸 추정치 사이에 차이가 나는 것을 말한다(<그림 3-1>).

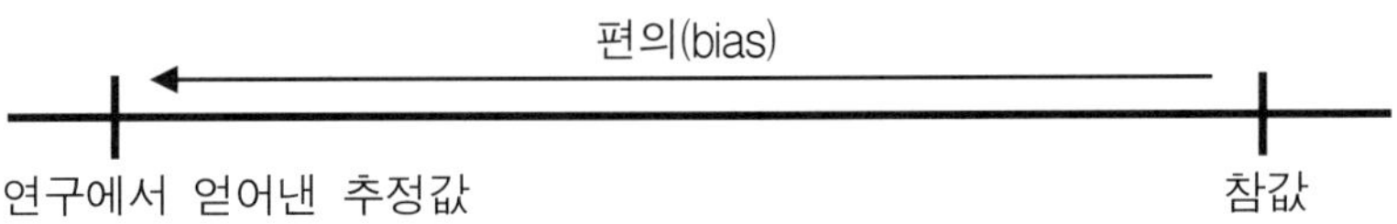


<그림 3-1> 편의(bias)의 정의

편의를 분석할 때는 편의의 방향과 크기를 해석해야 한다. 우리가 흔히 사용하는 교차비(odds ratio)를 사용하여 이에 대하여 설명하기로 하자. 여기서 교차비 = 1은 연구 대상이 된 두 변수가 전혀 관련성이 없다는 의미이다. 이를 영어로 null(zero) association으로 표현하기도 한다.

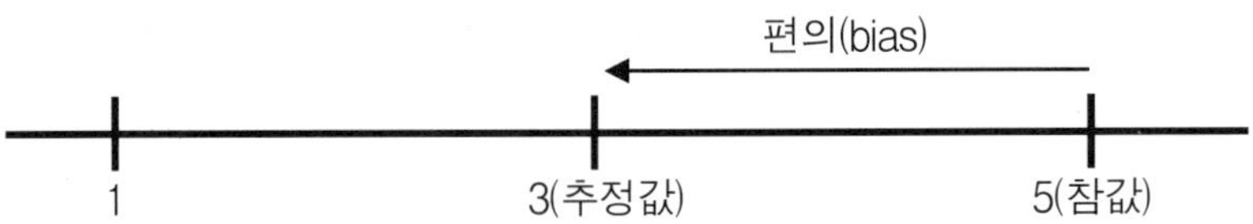


<그림 3-2> 편의의 방향이 영점을 향하는 경우

<그림 3-2>를 보면 참값은 5였으나 우리가 추정하여 낸 교차비는 3이었다. 즉 참값보다 적게 추정(underestimation)한 셈이다. 이것은 참값을 기준으로 영점(null, odds ratio= 1) 방향으로 치우쳤기 때문에 "toward the null"이라고 표현한다. 이와 반대되는 상황을 고려하여 보자.

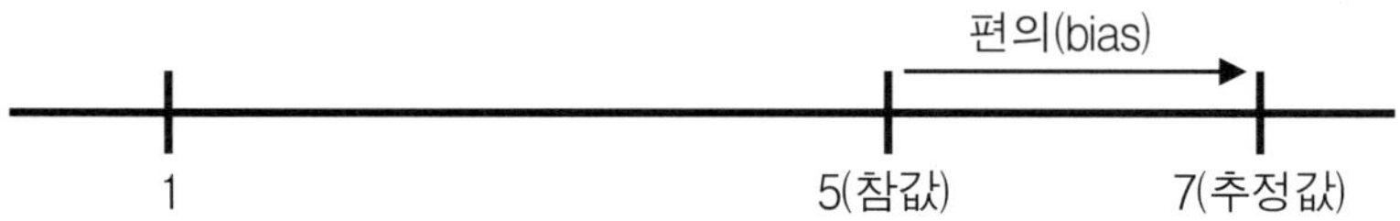


<그림 3-3> 편의의 방향이 영점에서 멀어지는 경우

<그림 3-3>을 보면 참값은 5였으나 우리가 추정하여 낸 교차비는 7이었다. 즉 참값보다 크게 추정(overestimation)한 셈이다. 이것은 영점(null, odds ratio = 1) 방향이 아닌 반대 방향으로 치우쳤기 때문에 "away from the null"이라고 표현한다.

<그림 3-2>와 <그림 3-3>에서 참값과 추정값 사이의 거리(distance)가 편의의 크기를 나타내고 있다.

위의 예에서는 참값을 기준으로 편의의 방향과 크기를 개념적으로 살펴보았으나 실제 역학 연구에서는 참값이 어디에 분포하는지 모르는 상태에서 단지 우리가 추정한 추정값만을 알고 있게 된다. 따라서 역학 연구 결과를 해석할 때는 연구 설계, 수행, 분석을 정밀히 검토함으로써 어떤 편의가 발생 가능한지 발생 가능한 편의의 종류를 파악하고 파악된 편의에 따라 참값이 추정값의 어느 방향 쪽에 위치하는지와 편의의 크기를 추정하여 연구 결과를 해석하게 된다.

### 3) 편의(Bias)의 종류

편의는 일반적으로 3가지로 구분된다. 즉, 선택 편의(selection bias), 측정 또는 정보 편의(measurement or information bias), 혼란 편의(confounding bias)이다.

선택 편의는 모집단으로부터 연구에 포함된 사람들의 특성이 연구에 포함되지 못한 사람들의 특성과 차이가 날 때 발생한다. 위험 인자에 노출되어, 질병이 발생된 사람은 위험 인자에 노출되지 않은 상태에서 질병이 발생된 사람보다 연구 참여율이 높기 때문에 선택 편의가 발생된다. 선택 편의의 한 형태가 비참여자로 인하여 발생되는데 Ronmark(1999)의 연구 보고에 의하면 비참여자는 참여자에 비하여 흡연율도 높고, 육체 노동자가 많았으며, 각종 질병의 유병률이 높았다. 또 다른 선택 편의의 예로서 심하게 아프거나 장애가 있는 근로자는 현장에서 선택적으로 제외됨으로써 발생하는 건강 근로자 효과(healthy worker effect)라는 선택 편의가 잘 알려져 있다. 그 외에도 연구 대상을 특정 병원에만 한정하여 선정하는 경우 연구 대상자들의 특성에 따라 입원율이 다름으로 인해 발생하는 벅슨 편의(Berkson's bias), 장기간의 추적 연구에서 연구 대상자의 일부가 탈락할 때 발생하는 편의 등이 선택 편의의 예이다. 선택 편의는 분석 단계에서 조정되는 것이 거의 불가능하기 때문에 연구의 계획 단계에서 미리 예견하여 최소화시켜야 한다.

측정 편의는 조사 대상군과 비교군에서 각각 얻게 되는 정보의 질에 차이가 있을 때 발생한다. 환자 대조군 연구에서 이러한 측정 편의가 가장 크게 문제될 가능성이 있다. 왜냐하면 환자 대조군 연구에서 정보를 얻는 방법은 직접 측정을 하는 것이 아니고 대부분 기억에 의하여 정보를 얻기 때문이다. 환자 대조군 연구에서 환자군은 질병에 걸려 있는 상태이기 때문에 질병이 없는 대조군에 비하여 노출 여부를 더 잘 기억하고 보다 명확한 정보를 제공하기 때문에 측정 편의가 나타난다.

예를 들면 임신 초기 약제 복용과 출생아의 선천성 기형과의 연관성에 대한 환자 대조군 연구에서 기형아를 낳은 산모는 기형아를 낳았다는 죄책감 때문에 임신 초기 복용한 약제에 대하여 꼼꼼히 생각하여 더 정확히 언급하지만 정상아를 낳은 산모는 임신 초기 약제 복용에 대해 별 관심이 없기 때문에 두 군에 측정 편의가 발생되며, 이러한 측정 오차는 두 군에서 차별적(differential)으로 발생된다. 측정 오차가 차별적이면 관련성의 정도에 대한 편의의 방향은 양쪽 방향으로 해석될 수 있다. 즉 없는 관련성을 있게 할 수도, 실제의 관련성을 크게 할 수도 또는 작게 할 수도 있다. 심지어는 질병의 위험 인자를 예방 인자로 예방 인자를 위험 인자로 보이게 할 수도 있다. 이러한 편의가 나오는 경우에는 결과를 무용지물로 만들기 때문에 연구 계획 단계에서 조정해야 한다.

측정 편의가 발생하는 또 다른 예는 면접 기술과 관련이 있다. 환자군과 대조군을 인터뷰하면서 각각 다른 방법으로 질문하는 것이다. 이런 형태의 비대칭성은 관찰자 편의(observer bias)로 표현한다. 또 다른 측정 편의는 고의로 과장하거나 고의로 잘못된 정보를 입수할 때 발생한다. 이해 갈등 등의 이유로 실제보다 과장되거나 몇몇 환자들은 거짓으로 정보를 제공하게 되는 경우이다. 그러나 일반적으로 사람들은 그들이 가졌던 직업력 또는 규칙적인 생활 습관들 즉, 흡연, 술의 사용과 같은 요인들을 기억하는 경우에는 기억의 정도가 두 군에서 대칭적일 수 있다. 술의 소비량을 조사하는 경우에 실제 소비량보다 적게 보고하는 것으로 알려져 있으나 환자군과 대조군 사이에서 소비량이 다르게 보고될 이유가 없다. 이러한 측정 오차는 비차별적(nondifferential)이다. 이때 편의는 항상 그 연관성의 정도를 작게 하는 방향(toward the null)으로 작용하게 된다.

혼란 편의는 연구 인자의 노출과 연구 질병 사이의 연관성 연구에서 제3의 요인에 의해 마치 원인적 연관성이 있는 것처럼 나타나는 것이다. 제3의 요인이 혼란 인자가 되기 위해서는 대상 질병에 대하여 원인적인 위험 요인이고, 동시에 노출 요인과 통계적으로 연관성을 지녀야 한다. 노출 요인과 제3의 요인이 통계적으로 연관성을 지닌다는 의미는 노출군과 대조군에서 제3의 요인이 비대칭적으로 분포하는 것을 의미한다. 예를 들어 어떤 연구자가 커피 음용이 심장병의 위험 인자인지를 규명하는 연구를 한다고 하자. 이때 커피 음용은 흡연과 연관이 있다. 즉 커피를 마시는 사람은 안 마시는 사람보다 흡연을 더 하는 경향이 있다는 것이 알려져 있다. 따라서 커피를 마시는 군에는 흡연자의 비율이 커피를 안 마시는 군에 비하여 높을 것이므로 커피 복용 유무에 따라 흡연율이 다르게 분포하게 될 것이다. 또한 흡연은 심장병의 위험 인자임이 잘 알려져 있다. 따라서 실제의 연관성과 관계없이 이런 관계만으로 커피 음용과 심장병이 연관성이 있는 것으로 나타날 수 있다. 이때 흡연이라는 요인을 혼란 변수(confounder)라고 하고 이 때문에 초래된 연관성의 왜곡을 혼란 편의라고 한다. 혼란 편의는 분석 단계에서 층화 분석, 혹은 보정에 의해 통제될 수 있다는 점에서 앞의 두 편의와는 다르나, 분석 단계에서 조정되기 위해서는 연구 설계시에 조사가 계획되어 연구 수행 중에 조사되어야만 한다.

## ③ 측정의 타당도(Validity)와 신뢰도(Reliability)

타당도란 계통 오차(systemic error) 즉 편의(bias)가 없는 것을 의미하며 정확도(accuracy)라고도 한다. 계통 오차란 연구를 가상적으로 반복할 때 동일하게 잘못된 조건으로 인하여 동일하게 잘못된 결과를 가져옴으로써 연구의 결과를 왜곡하는 오류로 이로 인하여 잘못된 결론에 이르게 되는 것이다. 타당도에는 내적 타당도(internal validity)와 외적 타당도(external validity)가 있다. 내적 타당도는 그 연구 자체에 있어서 연구 결과가 얼마나 '참값'(true value)을 나타내는지를 말하는 것이고, 외적 타당도는 연구 결과를 일반화할 수 있는지를 말하는 것이다.

타당도와 함께 문제가 되는 것은 신뢰도(reliability)이다. 신뢰도는 정밀도(precision), 반복성(repeatability), 또는 재현성(reproducibility)이라고도 하며, 참값과는 무관하게 측정 간에 일치하는 정도를 말한다. 신뢰도는 무작위 오차가 클수록 떨어진다.

타당도(validity)와 신뢰도(reliability)의 관계를 살펴보겠다. <그림 3-4>와 같이 4종류의 총으로 사격을 하였다고 가정하자.

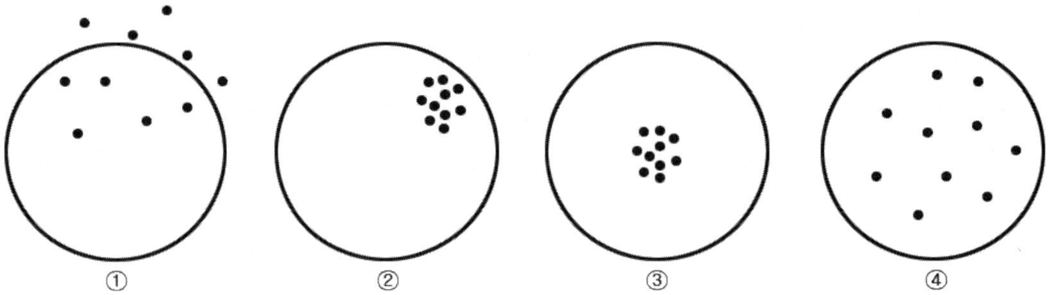


<그림 3-4> 타당도와 신뢰도의 관계.

① 신뢰도 나쁨. ② 신뢰도 좋음, 타당도 나쁨. ③ 신뢰도 좋음, 타당도 좋음. ④ 신뢰도 나쁨.

②, ③번 총은 일정한 목표를 반복하여 맞추었으나 ①, ④번 총은 한 과녁을 맞히지 못하고 매우 흩어진 결과를 나타내었다. 이때 ②, ③번은 신뢰도(reliability)가 좋다고 하고 ①, ④번은 신뢰도가 나쁘다고 한다.

②, ③번 총에서는 ②번은 일정한 과녁을 맞히기는 하였으나 정확한 과녁을 맞히지 못하였고 ③번은 일정한 목표를 맞추면서 동시에 정확한 목표도 맞추었다. 이때 ②는 신뢰도(reliability)는 좋으나 타당도(validity)가 나쁘다고 하고 ③은 신뢰도(reliability)도 좋고 타당도(validity)도 좋다고 표현한다.

②번에서와 같이 타당도가 떨어질 때 계통 오차(systematic error)가 있다고 표현하며 ①, ④와 같이 신뢰도가 떨어질 때 정밀하지 못하다고 표현한다.

계통 오차 또는 편의는 연구를 계속 반복하여도 계속 동일한 착오를 범함으로써 연구를 왜곡시키며, 잘못된 결론에 이르게 한다. 이러한 편의는 연구 대상자 수와는 아무 상관이 없다. 즉 연구의 크기를 늘린다고 하여도 이러한 오류를 줄이거나 없애지는 못한다. 이러한 편의를 제거하려면 다른 방법을 동원하여야 한다. 측정의 타당도를 높이는 전략으로는 측정 기구를 보정하고, 맹검법을 적용하고, 측정 대상자가 측정하는지 모르게 측정하여 의식적인 편의 개재 가능성을 제거하는 것이다.

생물학적 변이나 측정 과정에서 발생하는 관찰자 또는 측정기기에 의한 무작위 오차를 줄이고, 신뢰도를 높이는 전략은 측정 방법을 표준화하고, 관찰자(observer, 조사원)를 훈련시키고, 측정 방법의 일관성을 향상시키고, 측정기기를 더 정교하게 만들고, 자동기구를 사용하거나, 반복하여 측정하는 것이다.

## ④ 질병 빈도 측정의 종류

질병 빈도 또는 건강에 관련된 사건들을 측정함에 있어서 분자와 분모의 관계를 나타내는 지수들 중에서 가장 흔히 쓰이는 것은 비, 구성비, 비율이다. 의학 문헌에서 보면 흔히 비, 구성비, 비율의 구분 없이 모두 비율(rate)로 표시하는 경향이 있다. 따라서 문헌에서 사용된 지수가 실제로 어떠한 과정을 통하여 산출하고 어떠한 의미를 지니는지를 정확히 파악하는 것은 중요하다.

### 1) 비(Ratio, 比)

한 측정값을 다른 측정값으로 나눈 A/B 또는 A : B의 형태로 나타내는 지수이다. 성비(sex ratio)와 사산비(fetal death ratio, 사산아 수/출생아 수)가 좋은 예이다. 예를 들어 어떤 지역의 1993년도 남아와 여아의 출생 성비는 105 : 100 또는 여아를 1로 했을 때 1.05로 표현된다. 이와 같은 비는 한 값을 다른 값으로 나눈 것이다. 위 식에서 볼 수 있듯이 비(ratio)에서는 분자가 분모에 포함되지 않기 때문에, 분자가 분모에 포함되는 구성비(proportion)와 구별된다.

### 2) 구성비(Proportion)

구성비는 분자가 분모에 포함되는 형태를 나타내는 백분율(%, percent)로 표현한다. 앞서 표현했던 성비는 비의 형태를 나타내나 이를 아래식과 같이 변형시키면 구성비로 된다.

남아 출생 수/(남아 + 여아 출생 수) = 100/(105 + 100) = 51.2 %

51.2%는 전체 출생아 중에서 남아가 차지하는 구성비를 나타낸다. 이와 같이 구성비는 A/(A + B)의 형태를 띠며 그 값은 0과 1 사이에 위치한다. 구성비의 예로서는 사망자 총수 중 악성 종양에 의한 사망자 수를 백분율로 나타낸 것이라든가, 입원 암환자 중에서 50대 이하 연령에 속하는 환자의 수를 나타내는 백분율 등을 들 수 있다.

### 3) 비율(Rate)

비율은 구성비(proportion)의 분모에 시간의 개념이 포함된 특수한 형태로 볼 수 있다.

따라서 비율은 $\{A/(A + B) \times$ 시간$\}$으로 표현된다. 1달간 1,000명이 경험한 감기 환자의 수, 일정한 기간 동안 100,000명의 여성에서 발생한 유방암의 수 등이 비율의 예이다. 비율에 시간의 개념이 포함되었다는 것은 비율이 변화의 속도와 관련이 있다는 것을 의미한다. 예를 들어 단위 시간당 출생의 속도가 어떻게 변화하고 있으며 단위 시간당 사망의 속도가 어떻게 변화하고 있는지를 비율로써 표현할 수 있다. 비율은 시간의 단위(dimension)를 가지며 그 값은 0에서 무한대의 범위를 지닌다. 비율은 질병 빈도의 측정지표 중에서 발생률이나 사망률의 산출에 이용된다.

## 2절. 역학 연구를 위한 질병 및 사망 자료의 출처

**학습목표**

1. 역학 연구에 사용되는 자료원(sources of information)을 열거하고 각각의 장단점을 설명할 수 있어야 한다.
2. 생정 통계 자료의 종류를 열거할 수 있어야 한다.
3. 우리나라 생정 통계 자료 수집의 문제점을 설명할 수 있어야 한다.
4. 보건 관련 통계 자료를 수집하는 국내, 국제기구를 열거할 수 있어야 한다.
5. 역학 연구에 사용되는 국제 질병 분류와 이 기준에 의한 질병명을 사용해야 하는 이유를 설명할 수 있어야 한다.
6. 역학 연구 대상 인구 자료의 주요 인구 특성별(연령, 결혼 상태, 직업, 학력 등) 분류 방식을 설명할 수 있어야 한다.
7. 사망 자료를 위한 의사의 사망진단서 작성 의무를 설명할 수 있어야 한다.
8. 최근 사망한 가족이나 친지의 사망진단서를 작성할 수 있어야 한다.
9. 사망진단서상 사망 원인의 종류를 열거하고 이 중 사망 자료에 사용되는 사인이 무엇인지 말할 수 있어야 한다.
10. 역학 자료의 출처와 관련된 website를 검색하고 필요한 정보를 얻을 수 있어야 한다.

## ❶ 역학 연구에 사용되는 자료원(Sources of Information)과 문제점

역학 자료를 수집하는 가장 기본적인 목적은 대상 인구 집단의 질병에 관한 각종 빈도와 분포를 파악하는 것이다. 역학 연구를 위하여 사용할 수 있는 자료들은 수집 방법에 따라 분류할 수 있다.

연구자가 직접 특정 인구 집단을 대상으로 설문 조사, 인체 계측, 생체 시료 검사 등을 시행하여 수집한 자료를 1차 자료(primary data)라고 한다. 이때는 연구자의 노력이 자료의 질을 유지하는 가장 중요한 역할을 한다.

본래 다른 목적에 따라 수집하거나 보고받은 자료 중 역학 연구에 사용할 수 있는 자료를 2차 자료(secondary data)라고 한다. 2차 자료는 연구자가 조사하고자 하는 질병의 특성에 따라서 자료의 가치가 달라지므로, 자료를 이용하거나 결과를 해석할 때 대상 인구 집단에 대한 특성과 정보의 질적 수준을 항상 고려하여야 한다.

최근에는 1차 자료와 2차 자료, 혹은 다양한 2차 자료를 상호 연결하여 역학 연구를 수행하는 경우도 흔하게 볼 수 있다.

### 1) 사망 자료(Mortality data)

사망 자료는 강제적인 법 규정에 의해 전 국민을 대상으로 시행되는 제도에 의해 생산되므로, 다른 2차 자료보다 정확하다는 큰 장점이 있다. 따라서 사망 자료를 이용하여 산출한 사망 관련 통계치는 국가의 가장 중요한 보건 의료 관련 지표 중 하나이며, 국가 간 혹은 지역 간 보건 의료 수준을 비교하기 위한 지표로도 많이 사용된다. 또한, 사망 자료는 지속적인 수집이 가능하므로 질병에 따른 사망률 추이를 파악하는 데에도 매우 유용하게 이용된다. 사망의 양적 특성을 나타내는 통계치로는 일반 사망률, 연령별 특수 사망률, 영아 사망률 등이 있으며, 질적 특성을 나타내는 통계치로는 질병별 특수 사망률 등이 있다.

### 2) 이환 자료(Morbidity data)

사망 자료는 병에 걸려 사망에 이르는 질병과 관련된 역학 연구에 매우 유용하지만, 치명률이 낮은 질병과 관련된 역학 연구에는 적절한 자료원이 아니다. 이러한 질병과 관련된 역학 연구를 위하여 사용할 수 있는 2차 자료에는 건강보험 자료, 직장 자료, 병원 자료, 등록 자료 등이 있다.

이러한 자료들을 역학 연구에 이용하기 위해서는 자료 자체가 연구를 위하여 적절하기도 하여야 하지만, 동시에 자료에 대한 접근이 가능해야 한다. 경우에 따라서는 의무 기록에 관한 비밀 보장의 문제나 개인 신상 정보 유출과 관련되어 자료에 대한 접근 자체가 불가능할 수도 있다. 또한 이러한 자료들은 그 자료원들이 가진 일반적인 특징과 함께 각 국가가 가진 의료 체계나 기타 요인에 따라 그 중요성이나 문제점 등이 다를 수 있다.

### (1) 건강보험 자료

건강보험 자료는 해당 국가의 보험 제도에 따라서 그 유용성에 많은 차이가 있는데, 우리나라는 이미 전 국민 건강보험을 시행하고 있기 때문에, 유용성이 가장 좋은 나라 중의 하나이다. 그러나 건강보험 자료는 주로 행정적이나 재정적인 관리를 위하여 수집하는 자료이기 때문에 역학 연구에 부적절한 경우가 많다.

일반적으로 보험 자료에 기재되는 질병의 진단명은 그 환자를 진료한 의사가 기재하기 때문에 정확도가 높은 것으로 예상되나, 행위별 수가제에서는 의사들이 기재한 진단명에 따라 검사와 진료 내용에 대한 심사를 하여 부적절하거나 과도한 검사나 치료를 했다고 판단될 경우, 이에 대한 비용을 지불하지 않도록 하고 있다.

따라서 의사들은 여러 가지 검사 후 진단된 최종 질병명을 보험 자료에 기재하는 것이 아니라 자신들이 시행한 검사 및 치료 내용에 적절한 진단명을 보험 자료에 추가로 기재하는 경향이 있다. 이것은 역학 자료로서 보험 자료의 질을 낮추게 되는 주요 요인이다.

### (2) 직장 자료

사업장, 학교, 군대 등에서 시행하는 정기적인 신체검사나 특수 질병 조사 또는 의무실이나 양호실 등의 결근이나 결석 기록 등이 역학 연구에 사용될 수도 있다. 이 경우 특정 집단에 속한 대상자들의 결과를 일반 인구 집단으로 일반화하기에는 어렵다는 단점이 있다. 그러나 직업병과 같이, 질병에 따라서는 이러한 자료가 절대적으로 필요한 경우도 있으며, 일반 인구 집단에 비하여 코호트 연구를 시행하기 쉽다는 장점도 있다.

### (3) 병원 자료

병원 자료는 일반적으로 의무 기록 자료를 의미하며, 다른 자료원에 비하여 질병의 진단명이 정확하고, 질병과 관련된 다양한 임상 정보를 얻을 수 있다는 장점이 있다. 병원 자료를 이용하여 역학 연구를 하고자 할 때 고려해 보아야 할 문제점들은 다음과 같다.

첫째, 특정 병원을 방문한 환자들이 어느 특정 지역에서 발생하는 모든 환자를 담당하는 것이 아니기 때문에 어느 인구 집단의 질병 상황을 대변하는 자료인지 알 수 없다.

둘째, 지역사회에서 발생한 질병의 임상 양상을 보면, 동일한 질병 내에서도 다양한 임상 스펙트럼을 갖고 있는데, 경한 임상 증상을 가진 환자나 증상이 없는 환자들은 병원을 방문하지 않고, 중한 임상 증상을 가진 환자들일수록 병원을 방문하는 경향이 있다.

셋째, 동일한 질병을 가지고 있더라도 개인의 사회 경제적인 여건에 따라서 병원을 방문하는 기회에 차이가 있으며, 병원의 선택에도 영향을 미칠 수 있다.

넷째, 입원 자료의 경우, 병원에서 가지고 있는 입원과 관련된 정책이나, 담당 의사의 관심에 따라 입원 유무가 결정될 수 있다.

다섯째, 병원 자료는 처음부터 연구를 위하여 계획하여 기록된 것이 아니므로 역학 연구를 위하여 반드시 필요한 정보가 누락되어 있거나, 부정확하게 기재되어 있는 경우가 흔하다.

여섯째, 역학 연구 중에서도 분석 역학 연구를 시행하기 위해서는 대조군이 반드시 필요한데, 병원 자료의 경우 적절한 대조군을 찾기가 쉽지 않다.

### (4) 신고 자료

많은 나라에서는 법적 근거에 의해 전염성 질환을 신고하도록 의무화하고 있다. 우리나라에서는 의사가 법정전염병이 의심되는 환자를 진료하였을 때, 전염병 예방법에 따라 반드시 해당 보건소장에게 신고하도록 되어 있다. 전염병을 국가에 신고하도록 하는 가장 큰 이유는 질병의 유행을 조기에 감지하여 질병 확산을 방지하기 위한 적절한 대책을 세우기 위해서이다. 전염병 질환을 신고하기 위해서는 먼저 환자가 의료 기관을 찾아야 하며, 또한 정확한 진단을 내림과 동시에 보건 당국이 확인을 해야 하는 복잡한 과정 때문에 많은 환자들을 놓칠 수 있다.

일반적으로 발생 자체가 드물면서 심각한 전염병의 신고율은 높지만, 흔하고 질병 자체가 경미한 경과를 거치는 전염병은 신고율이 낮은 편이다. 그러나 신고율이 비록 낮다 하더라도 신고율 자체가 크게 변하지 않는다면, 질병의 유행을 조기에 감지하는 목적으로는 신고 자료가 유용하게 사용될 수 있다.

교통이 발달하고 인구 이동이 빈번해짐에 따라 한 나라에서 발생한 전염성 질환이 쉽게 다른 나라로 전파될 수 있기 때문에 공중보건학적으로 중요한 주요 전염성 질환에 대해서는 세계보건기구가 그 정보를 취합하여 *weekly epidemiological record*로 전 세계에 공표하고 있다.

(5) 등록 자료

전염병 질환과 같이 국가에 신고를 요하는 질병들은 질병의 유행을 방지하기 위한 대책을 수립하여야 하므로, 신속한 신고와 즉각적인 대책을 필요로 하는 한편, 보다 장기적인 관점에서 발생 양상의 관찰과 환자들에 대한 추적 조사가 필요한 질병들은 국가에 등록을 하도록 하고 있다.

그 대표적인 예가 암 등록 사업으로, 일정한 지역의 범위 내에 거주하는 사람들에게서 발생한 모든 암환자를 등록하게 된다. 이러한 암 등록 자료는 암의 위험 인자와 관련된 연구뿐만 아니라, 암환자의 생존율과 관련된 연구에도 광범위하게 사용될 수 있다.

우리나라의 경우 전국의 수련 병원에 암환자가 입원하여 진단 혹은 진료를 받았을 경우, 해당 병원의 의무 기록실에서 국립암센터에서 운영하고 있는 중앙암등록본부에 등록을 하도록 하고 있으며, 서울, 부산, 대구, 인천, 광주, 울산 등을 중심으로 해당 지역에서 발생하는 암환자들을 모두 등록하고자 하는 지역 암 등록 사업이 시행되고 있다.

(6) 국민 건강 조사 자료

많은 국가에서 전체 인구 집단을 이환율에 대한 보다 포괄적인 정보를 얻기 위하여, 전체 국민을 대표할 수 있는 표본을 추출하여 면접 조사, 신체검사, 집단 검진 등을 시행하고 있다. 우리나라에서는 국민건강증진법에 의하여 매 3년마다 질병 관리 본부에서 표본 인구를 대상으로 건강 면접 조사, 보건 의식 행태 조사, 검진 조사, 영양 조사 등이 시행되고 있다.

## 2 생정 통계 자료의 종류

### 1) 출생 통계

출생 통계는 인구 규모 및 구조의 변동 요인인 출생 현황을 파악하여 정책 수립의 기초 자료로 활용하기 위해 제공하고 있다. 우리나라 국민은 통계법과 호적법에 따라 전국의 읍・면・동사무소 및 시・구청(재외 국민은 재외공관)에 출생신고를 하도록 하고 있다. 출생신고서의 인구동태 항목을 수집하여 집계한 결과가 우리나라 출생 통계이다. 조출생률은 1년간 발생한 총 출생아 수를 당해 연도의 연앙 인구로 나눈 수치를 1,000분율로 나타낸 것이다. 2006년 우리나라의 출생률은 인구 천 명당 9.2명이며, 2005년까지 지속적인 감소 추세를 보이고 있다.

<표 3-2> 우리나라 출생아 수 및 조출생률

| | | 1996 | 1997 | 1998 | 1999 | 2000 | 2001 | 2002 | 2003 | 2004 | 2005 | 2006 |
|---|---|---|---|---|---|---|---|---|---|---|---|---|
| 출생아 수(천 명) | | 695.8 | 678.4 | 643.0 | 616.3 | 636.8 | 557.2 | 494.6 | 493.5 | 476.1 | 438.1 | 451.5 |
| | 증감(천 명) | -25.3 | -17.4 | -35.4 | -26.7 | 20.5 | -79.6 | -62.6 | -1.2 | -17.4 | -38.0 | 13.5 |
| | 증감률(%) | -3.5 | -2.5 | -5.2 | -4.2 | 3.3 | -12.5 | -11.2 | -0.2 | -3.5 | -8.0 | 3.1 |
| 1일 평균(명) | | 1,901 | 1,859 | 1,762 | 1,689 | 1,740 | 1,527 | 1,355 | 1,352 | 1,301 | 1,200 | 1,237 |
| 조출생률 (인구 1천 명당 명) | | 15.3 | 14.8 | 13.8 | 13.2 | 13.4 | 11.6 | 10.3 | 10.2 | 9.8 | 9.0 | 9.2 |

### 2) 사망 통계

사망 원인 통계는 호적법 및 통계법에 따라 매년 1월 1일부터 12월 31일까지 국민이 제출한 사망신고서를 기초로 한국표준질병 사인분류 체계에 의해 집계한 것이다. 다만, 지연 신고를 감안하여 다음 해 4월 신고분까지 집계하고 있다.

사망률 계산시 분모는 주민등록 연앙 인구를 사용한다. 사망 원인 순위는 사인 순위 선정을 위한 56항목 사망률에 의해 순위를 부여한다.

### 3) 혼인 및 이혼 통계

혼인 및 이혼 통계는 우리나라 국민이 통계법과 호적법에 따라 매년 1월 1일부터 12월 31일까지 전국의 읍・면사무소 및 시・구청(재외 국민은 재외공관)에 신고한 혼인신고서와 이혼신고서의 인구동태 항목을 집계한 결과이다.

조혼인율은 1년간 신고된 총 혼인 건수를 당해 연도의 연앙 인구로 나누어 1,000분율로 나타낸 것이고, 일반 혼인율은 1년간 신고된 총 혼인 건수를 당해 연도의 15세 이상 남자 또는 여자의 연앙 인구로 나누어 1,000분율로 나타낸 것이다. 2005년 우리나라의 혼인율은 인구 천 명당 6.5건이다(<표 3-3>).

조이혼율은 1년간 신고된 총 이혼 건수를 당해 연도의 연앙 인구로 나눈 수치를 1,000분율로 나타낸 것이고, 유배우 이혼율은 1년간 신고된 총 이혼 건수를 당해 연도의 유배우 연앙(年央) 인구로 나누어 1,000분율로 나타낸 것이다. 2005년 우리나라의 이혼율은 인구 천 명당 2.6건이다(<표 3-4>).

<표 3-3> 우리나라 혼인 건수 및 조혼인율

| | | 1995 | 1996 | 1997 | 1998 | 1999 | 2000 | 2001 | 2002 | 2003 | 2004 | 2005 |
|---|---|---|---|---|---|---|---|---|---|---|---|---|
| 혼인 건수(천 건) | | 398.5 | 434.9 | 388.6 | 375.6 | 362.7 | 334.0 | 320.1 | 306.6 | 304.9 | 310.9 | 316.4 |
| | 증 감(천 건) | 5.4 | 36.4 | -46.3 | -13.0 | -12.9 | -28.6 | -14.0 | -13.5 | -1.6 | 6.0 | 5.4 |
| | 증감률(%) | 1.4 | 9.1 | -10.7 | -3.3 | -3.4 | -7.9 | -4.2 | -4.2 | -0.5 | 2.0 | 1.7 |
| 조 혼 인 율* | | 8.7 | 9.4 | 8.4 | 8.0 | 7.7 | 7.0 | 6.7 | 6.4 | 6.3 | 6.4 | 6.5 |

* 인구 1천 명당 건, 자료원: 통계청 2006

<표 3-4> 우리나라 이혼 건수 및 조이혼율

| | | 1995 | 1996 | 1997 | 1998 | 1999 | 2000 | 2001 | 2002 | 2003 | 2004 | 2005 |
|---|---|---|---|---|---|---|---|---|---|---|---|---|
| 총 이혼 건수(천 건) | | 68.3 | 79.9 | 91.2 | 116.7 | 118.0 | 120.0 | 135.0 | 145.3 | 167.1 | 139.4 | 128.5 |
| | 증 감(천 건) | 3.3 | 11.6 | 11.3 | 25.6 | 1.3 | 2.0 | 15.0 | 10.3 | 21.8 | -27.7 | -10.9 |
| | 증감률(%) | 5.0 | 17.0 | 14.1 | 28.0 | 1.1 | 1.7 | 12.5 | 7.6 | 15.0 | -16.6 | -7.8 |
| 조 이 혼 율* | | 1.5 | 1.7 | 2.0 | 2.5 | 2.5 | 2.5 | 2.8 | 3.0 | 3.5 | 2.9 | 2.6 |

* 인구 1천 명당 건, 자료원: 통계청 2006

## ③ 우리나라 생정 통계 자료 수집의 문제점

우리나라에서 출생신고는 생후 1개월 이내에 하도록 되어 있다. 하지만, 영아 사망은 출생 및 사망신고가 동시에 누락되는 경향이 있어, 영·유아 화장 신고 자료와 모자보건법에 의한 신생아 사망신고 자료를 수집하여 보완하고 있다.

우리나라 사망 원인 통계 작성의 가장 큰 문제점은 사망신고인과 사망진단을 담당한 의사 측 모두가 신고의 정확성에 대하여 인식이 부족하다는 점이다. 현행과 같이 국민이 직접 사망신고를 하는 제도하에서는 의사, 관련 공무원, 국민 모두가 사망 원인 통계의 중요성에 대하여 올바로 인식할 때 정확한 사망 원인 통계의 생산이 가능해질 수 있다.

한편, 사망신고서에 기재되는 사망 원인이 부정확할 수 있다는 단점이 있다. 일반적으로 여러 가지 질병을 복합적으로 가지고 있다든가 고령으로 자연사한 경우, 사망 원인의 정확도는 낮아지게 되며, 질병 원인별로 그 정확도에 차이가 있다. 우리나라도 최근 그 질이 높아지고 있다고는 하나 아직 사망 원인의 정확도가 낮은 나라 중 하나로 알려져 있는데, 이에는 여러 가지 원인들이 있다.

첫째, 사망 원인을 가장 정확하게 아는 방법은 사망자의 사체를 부검하는 것이지만, 우리나라에서는 법적인 문제가 있는 경우를 제외하고는 사체를 부검하지 않는다. 선진국에서는, 나라마다 차이는 있으나, 사체 부검률이 약 50%정도로 추정되고 있다.

둘째, 사망 원인은 반드시 의사가 기재하도록 되어 있는 선진국과는 달리, 우리나라에서는 법적으로 의사가 아닌 사람들도 사망 원인을 기재할 수 있도록 허용하고 있다. 2000년 통계청에 의하면 의사에 의한 사망진단율은 전국 평균 69.0%이다. 서울특별시는 96.1%, 전라남도는 29.0%로 지역 간 차이도 나타나고 있다.

셋째, 의사가 기재하더라도 우리나라 의과대학 교육과정이나 수련 과정 중에 사망 원인을 기재하는 방법에 대한 체계적인 교육이 부족하여 정확도가 낮다.

넷째, 의사가 기재하더라도 그 사망자가 평소 가지고 있던 질환들에 대한 정보가 부족한 의사가 작성하면, 정확도가 낮아진다. 사망 원인으로 신고된 것 중 12.8%가 달리 분류되지 않은 증상·증후와 임상 및 검사의 이상 소견이 차지하여 아직도 정확성은 낮은 수준이라 할 수 있다.

## 4 보건 관련 통계 자료를 수집하는 국내·국제기구

### 1) 국내기구

국내기구 중 보건 관련 통계를 생성하는 곳으로는 질병관리본부, 국립암센터, 국민건강보험공단, 건강보험심사평가원 등이 있다.

질병관리본부에서는 전염병 관련 자료, 만성질환 관련 역학 자료, 국민 건강·영양 조사 등을 수집하여 공표하고 있다. 국립암센터에서도 암 등록 사업을 수행하기 위해 기본적인 암 등록 자료를 수집한다. 국민건강보험공단과 건강보험심사평가원에서는 주로 건강보험 청구 명세서를 통한 자료를 수집하므로 자체 자료의 신뢰성에는 문제를 삼을 수 있지만, 다른 역학 연구를 진행하기에 앞서, 큰 윤곽을 제공해 줄 수 있다는 점에서 활용도가 높다.

한편, 생정 통계는 기본 자료를 행정자치부의 읍·면·동사무소, 시·군·구청 및 시도에서 수집하고, 수집된 자료를 통계청에서 발표하고 있다.

### 2) 국제기구

통계 부분에 있어 국제기구의 주된 역할은 국가 간에 비교 가능한 통계를 만드는 것이다. 보건 관련 통계 자료를 수집하는 대표적인 기구는 세계보건기구(WHO, http://www.who.int)와 경제협력개발기구(OECD: Organization for Economic Cooperation and Development, http://www.oecd.org)가 있다. WHO는 ICD10을 통하여 사망 통계의 표준화를 유도하고 있다. 표준에 관한 정의, 사망 원인에 대한 규정, 사망진단서의 작성 방법, 원사인의 선택 방법, 국제 사망 통계 작성 등을 표준화함으로써 국제 간 비교 및 국제 보건 향상에 기여하고 있다.

OECD(경제협력개발기구: Organization for Economic Cooperation and Development)는 각 회원국에게 여러 가지 통계를 요구하고 있는데, 보건 통계는 그중 일부이다. 우리나라는 회원국으로 가입한 1996년 12월 이후 보건 통계의 제출을 요구받고 있다. OECD에서 요구하는 보건 통계는 회원국으로서의 의무 이행을 위해서뿐만 아니라 각국의 보건 정책의 수립 및 평가에 필요로 하는 통계를 우선하여 요구하고 있기 때문에 우리나라의 보건 정책에 매우 중요한 통계로 활용될 수 있다. 이러한 OECD 요구 보건 통계 항목은 OECD 회원국 및 시대적 변화에 따라 매년 변화하고 있지만(<표 3-5>), 주요 항목은 건강 상태, 보건 의료 자원, 보건 의료 이용, 보건 비용, 재정 및 보수, 사회보장, 의약품 시장, 보건의 비의료 결정 요인 등으로 구성되어 있다.

<표 3-5> OECD 보건 부문 통계의 부문별 제출 요구 항목 수 변화

| 분 류 | 연 도 | | | |
|---|---|---|---|---|
| | 2001 | 2002 | 2003 | 2004 |
| 계 | 715 | 701 | 532 | 436 |
| 건강 상태 | 76 | 71 | 73 | 65 |
| 보건 의료 자원 | 20 | 20 | 21 | 21 |
| 보건 의료 이용 | 331 | 333 | 146 | 139 |
| 보건 비용 | 192 | 190 | 222 | 146 |
| 재정 및 보수 | 27 | 20 | 7 | - |
| 사회보장 | 8 | 8 | 8 | 8 |
| 의약품 시장 | 52 | 50 | 40 | 42 |
| 보건의 비의료 결정 요인 | 9 | 9 | 15 | 15 |

## ⑤ 국제 질병 분류

사망(mortality)과 질병(morbidity) 관련 통계를 산출하여 보건 정책을 수립하기 위해서는 적절한 분류 체계가 필요하다. 특히 국가 간 비교에 있어서는 모든 국가가 같은 분류 체계를 사용하는 것이 바람직하다. 세계보건기구의 WHO-FIC(WHO-family of international classification)에서 관리하고 있는 『국제 질병 분류』 제10차 개정판(*International Classification of Diseases*: ICD)이 세계적으로 가장 많이 쓰이고 있다. 우리나라에서는 이를 번역하고 우리나라 실정에 맞도록 질병을 추가 및 자세히 분류한 『한국표준질병 사인분류 KCD-4』(*Korean Classification of Diseases* 4판)를 사용 중이며, 2008년부터는 이를 수정 보완한 KCD-5를 사용한다.

『국제 질병 분류』의 개정 작업 등을 위해 WHO에서는 WHO-FIC Network 모임의 이름으로 1년에 한 번 정기적인 회의를 개최하고 있으며, 2006년부터는 WHO-FIC Asian Network이 발족하여 세계 총회 전에 모임을 갖고 있다.

우리나라는 사망진단서의 법제화, 각 병원의 의무 기록 관리 및 건강보험 청구 등의 영향을 받아, 세계적으로도 ICD를 잘 사용하는 나라로 알려져 있다. 특히 아시아권에서는 ICD를 가장 잘 활용하고 있어, 일본을 비롯하여 많은 아시아 국가들의 부러움의 대상이 되고 있다.

## ❻ 인구 자료의 주요 인구 특성별 분류 방식

역학 연구 대상 인구 자료의 주요 인구 특성별 분류 방식에서 연령은 질병력, 사망력에 가장 큰 영향력을 행사하는 변수이다. 보통 연령을 조사할 때는 만 나이를 측정한 후 대상 집단의 연령 분포 성상을 파악하여 성상이 비슷한 군으로 묶어 비교하거나 5세 단위(0~4세, 5~9세, 10~14세 등) 혹은 10세 단위(0~9세, 10~19세, 20~29세 등)로 세분하여 분석한다.

결혼 상태는 가족의 형성과 해체, 가족의 구성 형태에 관련되는 원인 행위(결혼, 이혼, 사별 등)에 관한 자료로 호적 또는 주민등록과 관계없이 사실상의 배우 관계 기준을 조사한다. 보통 조사시에는 미혼, 기혼, 별거, 이혼, 사별, 동거 등으로 구분하여 조사한다. 직업은 사회경제적 지표를 구성하는 주요한 요인 중의 하나이다.

직업의 사전적 정의는 생계를 위해서 개인이 일상적으로 하는 일이라고 할 수 있으나 구체적인 직업 분류를 위한 직업은 한 사람에 의하여 수행되었거나 수행되도록 설정된 일련의 직무로 정의된다(통계청, 1992). 우리나라에서는 1960년 내무부 통계국에서 직업 분류를 작성한 이후에 2000년 제5차 한국 표준 직업 분류가 개정 발표되어 역학 연구에서 사용되고 있다. 현대에 와서 직업은 상당히 다양해져 가고 있을 뿐 아니라 직업 구조의 변천으로 개인뿐 아니라 국가의 사회경제적인 발전의 정도를 파악할 수 있어야 하기 때문에 직업을 표준화해야 하는 필요성이 시간이 지남에 따라 더욱 절실하게 요구되고 있다. 현재 통계청에서 펴낸 『표준 직업 분류』는 효과적으로 활용이 잘 되고 있지 않은데, 그 이유는 첫째, 분류하려는 집단의 직능 수준과 기술 여부, 교육 수준 등의 사전 지식이 없이는 불가능하기 때문에 간단한 설문의 형식으로 적용하기에는 어렵다는 점과 둘째, 표준 직업 분류는 단순히 직능별로 세분화한 것이기 때문에 이 직업 분류를 통해서는 사회경제적 지표를 완전히 파악하기란 불가능하다.

교육 수준을 필요로 하는 보건 통계 조사에 사용할 수 있는 가장 단순한 방법은 학제에 따라 구분하는 것이다. 학제 개편과 졸업이나 중퇴 등의 자세한 정보를 알 수는 없으나 간단한 방법으로 교육의 수준을 측정할 수 있는 장점이 있다. 교육수준을 측정하는 표준화된 방법은 교육의 연수(years of education)를 이용한 측정 방법이다. 정규 학제와 비정규 학제인 방송통신고등학교, 방송통신대학, 개방대학, 검정고시를 포함시키어 다양한 학제의 변화와 교육 연한의 변화에도 대처할 수 있다. 교육의 질적인 면을 예측 가능토록 하고 있으며, 실질적인 교육의 기간을 나타낼 수 있는 장점을 가지고 있다.

## 7 사망 자료를 위한 의사의 사망진단서 작성 의무

2007년 7월 27일 개정한 의료법 제17조(진단서 등) ①항에서는 의사의 (사망)진단서 작성 권리와 의무를 모두 규정하고 있다. 사망진단서를 작성할 수 있는 사람은 직접 진찰하거나 검안(檢案)한 의사, 치과의사, 한의사로 규정하고 있다. 또, 진료 중이던 환자가 최종 진료 시부터 48시간 이내에 사망한 경우에는 다시 진료하지 아니하더라도 진단서나 증명서를 내줄 수 있다. 환자 또는 사망자를 직접 진찰하거나 검안한 의사·치과의사 또는 한의사가 부득이한 사유로 진단서·검안서 또는 증명서를 내줄 수 없으면 같은 의료 기관에 종사하는 다른 의사·치과의사 또는 한의사가 환자의 진료기록부 등에 따라 내줄 수 있다. 또 이 법 ③항에서는 의사의 사망진단서 작성의무를 '의사·치과의사 또는 한의사는 자신이 진찰하거나 검안한 자에 대한 진단서·검안서 또는 증명서 교부를 요구받은 때에는 정당한 사유 없이 거부하지 못한다'고 규정하고 있다.

## 8 사망진단서 작성 방법

세계보건기구는 각국에 세계보건기구가 권고하는 사망진단서를 사용할 것을 권고하고 있고, 사망진단서를 작성하는 모든 의사는 사망진단서에 직접 사망에 이르게 한 질병을 명시하고, 그러한 원인을 야기시킨 모든 선행 사인을 기재하도록 하고 있다. 우리나라에서도 1990년 제43차 세계보건총회의 권고안을 따라, 2000년 10월 21일에 개정된 의료법 시행 규칙에서 지정한 별지 서식 제7호 사망진단서를 사용하고 있다(<그림 3-5>).

사망진단서, 시체검안서는 같은 서식을 사용하므로 해당되지 않는 부분은 두 줄로 지우고 날인한다[예: 사망진단서(시체검안서), 진단(검안)함]. 성명, 성별, 주민등록번호, 실제 생년월일, 직업, 본적, 주소는 주민등록증 등의 증명서와 가족의 확인을 거친 후 기재한다.

발병 일시는 가장 앞선 사망 원인 발병 시기를 구체적으로 적는다. 정확한 일시를 모를 경우에는 "0년 0월 0일(추정)"으로 기입하고, 사망 일시는 가족이나 목격자의 진술에 의한 경우에는 사후 변화와 모순되는 점이 없는가를 확인하고 진술 내용과 진술자를 함께 적는다.

사망 종류는 선행 사인에 의거하여 한 가지만 선택하며, 질병의 원인으로 손상이 생긴 경우는 '병사', 외상의 합병증으로 인한 질병 사망의 경우는 '외인사'에 표시한다. 이

때, 외인사인 경우에는 '외인사의 추가 사항'에 사망 상황에 대한 내용을 기입한다.

사망 원인은 사망에 이르게 한 질병, 손상 사고를 기입하는 난으로 통계청에서 사인을 판단할 수 있도록 사망 원인 기입 원칙에 따라 기재한다. 발병부터 사망까지의 기간은 연, 월, 일, 시, 분을 알 수 있는 대로 기재하거나 즉시, 00시간, 00개월 등으로 기재하며 누락되지 않도록 주의해야 한다.

(가) 내지 (다)와 관계없는 기타의 신체 상황의 경우 사인과 직접 관계는 없으나 사인에 영향을 미친 상병명을 기재한다. 영아 사망의 경우에는 영아 사망에 영향을 준 어머니의 신체 상황(질병명)을 기재한다.

수술의 주요 소견, 해부의 주요 소견을 기재시, 사인과 관련된 수술을 하였거나 부검을 한 경우에 해당 내용을 기재하고 그렇지 않은 경우는 사선을 긋고 날인한다. 외인사의 추가 사항 부분은 외인사를 일으킨 사고 내용을 기재하며 다른 사람의 설명에 의한 것이면 'OO 설명'이라고 덧붙인다. 마지막으로 날짜와 의료 기관명, 면허 번호, 성명을 적고 날인한다.

# 사 망 진 단 서

(사체검안서)

| | | | | | | |
|---|---|---|---|---|---|---|
| 1 | 성 명 | | 2 성별 | 남·여 | 3 생년월일 및 만연령 | 년 월 일생<br>만 년 개월 일 |
| 4 | 직 업 | 가. 본인의 직업 | | 나. 가구주의 직업 | | |
| 5 | 본 적 | 번지 호 | | | | |
| 6 | 주 소 | 번지 호 | | | | |
| 7 | 발병연월일 | 년 월 일 | | | | |
| 8 | 사망연월일<br>시 분 | 년 월 일 오전/오후 시 분 | | | | |
| 9 | 사망장소 | 번지 호<br>1. 자 가 3. 의 원<br>2. 병 원 4. 산 원<br>5.기타의료기관 { 2~5의 명칭 } 6. 기 타 | | | | |
| 10 | 사망의종류 | 1. 병 사<br>2. 외인사 { 가.불려의 중독 다.자살 마.기타및 불상<br>나.기타의 재해사 라.타살 } 3. 기타및 불상 | | | | |
| 11 | 사망의원인<br>※(나다)에는 (가) 와 의 직접의학적 인과관계가 명확 한 것 만 을 기입한다. | 1 | (가)직접사인 | | 발병부터 사망까지의 기간 | |
| | | | (나)중간선행 사 인 | | | |
| | | | (다)선행사인 | | | |
| | | 2 | 1과관계없는 기타의 신체 상황 | | | |
| | | 수술에 주요소견 | | | 수 술 년 월 일 | 년 월 일 |
| | | 해부의 주요소견 | | | | |
| 12 | 외인사의 추가사항 | 상해발생 년월일시분 | 년 월 일 오전/오후 시 분 | | | |
| | | 수 단 및 상 황 | | | | |
| | | 상해발상의 장소 | 시 읍<br>동 면 | | 1. 종사중<br>2. 비종사중 | |
| | | | 신체적 상해장소명 | | | |

위와 같이 진단(검안)함.

년 월 일

주 소

명 칭

자 격

면허번호 제 호 성 명 (인)

<그림 3-5> 사망진단서

## ⑨ 사망진단서상 사망 원인의 종류

사망신고서에는 의사가 발급한 사망진단서 혹은 사체검안서를 기초로 사망 원인을 기재하는 난이 있다. 사망 원인은 직접적으로 사망에 이르게 한 일련의 사건을 야기한 질병, 상해 또는 치명적인 상해를 일으킨 우발적 사고나 폭력을 의미하는 것으로 직접 사인, 중간 선행 사인, 선행 사인으로 구분하여 적도록 하고 있다.

직접 사인이란 직접 사망에 이르게 한 원인을 말하며, 중간 선행 사인이란 직접 사인을 야기시킨 사인으로 선행 사인에 의해 야기된 사인을 말하고, 선행 사인이란 직접 사인을 야기시킨 최초의 사인을 말한다. 선행 사인은 ① 직접 사망에 이르게 한 일련의 병적 상태를 일으킨 질병과 손상, ② 치명적 손상을 일으킨 사고나 폭력 상황으로 정의한다. 사망 원인에는 질병이나 손상의 명칭 외에 사고나 폭력의 상황을 기재할 수 있다.

사망진단서에 사망 원인란에는 네 칸이 있다. 세 칸은 '주 사망 원인'(primary cause of death)으로 I-(가), (나), (다)에 기재하도록 되어 있고, 나머지 한 칸은 II에 기재한다. 주 사망 원인은 위에서부터 마지막 사망의 원인을 쓰고, 그 원인의 원인(due to or as a consequence of)을 그 다음 칸에 차례로 적는다. I과 관계없는 기타의 신체 상황은 '간접 사인'이라고도 할 수 있는데, '주 사망 원인'을 직접 일으키거나 관련되지는 않았지만 사망에 나쁜 영향을 준 상황을 말한다.

통계청에서는 사망 원인란의 내용을 검토한 후 한국표준질병 사인분류에 의거하여 사망자의 사망 원인을 분류하는 데, 통상적으로 선행 사인이 사망자의 사망 원인으로 기록된다.

## ⑩ 역학 자료의 출처와 관련된 웹사이트

역학 자료와 관련된 자료는 국내에서는 보건복지부 및 그 산하 기관, 통계청 등에서, 국외에서는 세계보건기구 및 그 산하 기관에서 찾아볼 수 있다. 최근 인터넷의 발달로 해당 기관 및 자료를 찾는 것이 어려운 일은 아니기만, 주요 사이트를 열거하면 다음과 같다.

보건복지부: http://www.mohw.go.kr
질병관리본부: http://dis.cdc.go.kr/statistics/statistics_Info.asp
국립암센터 국가암정보센터: http://www.cancer.go.kr
국민건강보험공단: http://www.nhic.or.kr/
건강보험심사평가원: http://www.hira.or.kr/
통계청: http://www.nso.go.kr
세계보건기구: http://www.who.int/

## 11 참고문헌


예방의학편찬위원회, 『예방의학』 3판 수정증보판, 계축문화사, 서울, 2007.

대한예방의학회, 『건강통계자료 수집 및 측정의 표준화』, 계축문화사, 서울, 2000.

WHO-FIC, Available at http://www.who.org

법제처, Available at http://www.moleg.go.kr

보건복지부, Available at http://www.mohw.go.kr

질병관리본부, Available at http://dis.cdc.go.kr

통계청, Available at http://www.nso.go.kr

장영식 · 고경환 · 도세록 · 이내연 · 서순원, 「2004년 OECD 보건통계 생산에 관한 연구」, 보건사회연구원, 2005.

장영식 · 고경환 · 도세록 · 서진숙 · 서순원 · 부유경, 「OECD 요구 보건통계 생산방식에 대한 연구」, 보건사회연구원, 2002.

## 3절. 주요 질병 및 사망 지표 종류와 계산 방법

**학습목표**

1. 질병의 빈도를 측정할 수 있어야 한다.
2. 사망에 관한 지표를 설명할 수 있어야 한다.
3. 사산비, 비례 사망 지수, 생명표에 대해 설명할 수 있어야 한다.
4. 발생률과 유병률을 설명할 수 있어야 한다.
5. 만성질환에서 발생률과 유병률의 상호 관계를 알아야 한다.
6. 발생률과 유병률의 용도를 설명할 수 있어야 한다.
7. 재해 관련 통계 지표인 도수율, 강도율 및 건수율을 알아야 한다.
8. 질병이나 사망 관련 율의 표준화를 설명할 수 있어야 한다.
9. 율을 표준화하는 데 있어서 직접 및 간접 방법을 설명할 수 있어야 한다.
10. 질병 및 사망률 계산과 인-년을 알아야 한다.

### 1 질병 빈도의 측정

질병 발생을 수량화하는 능력은 역학 연구의 필수 요소이다. 질병 빈도의 측정에서 제일 기본적인 과정은 '현재 15명이 결핵에 걸렸다'라는 표현과 같이 질병에 걸린 사람들의 숫자를 단순히 세는 것이라고 할 수 있다. 이러한 정보는 공중보건 사업을 기획하는 데에 있어서나 어떤 특정한 지역사회에서 의료 자원의 배분을 결정하기를 원하는 보건 행정가들에게는 가장 중요한 것이다. 역학 연구에서 환자 수를 세는 것은 환자들이 발생하게 된 분모 인구의 크기를 아는 것이 질병의 분포와 결정 인자를 측정하는 면에서는 필요하며 이러한 자료가 어느 기간 동안 수집되었는지 아는 것도 중요하다. 이러한 지수를 통해서 두 군의 질병 빈도를 비교하는 것이 가능하다.

<표 3-6> 2개 도시에서 발생한 간염 환자 수에 대한 가상 자료

| 지 역 | 간염 신환자 수 | 보고 기간 | 인 구 |
|---|---|---|---|
| A 시 | 58 | 1985 | 25,000 |
| B 시 | 35 | 1984~1985 | 7,000 |

간염 발생의 연간 발생률
A시: 58/25,000/1년 = 232/105/년
B시: 35/7,000/2년 = 17.5/7,000/1년
= 250/105/년

질병 빈도의 측정에 있어서 질병에 걸린 사람 수뿐만이 아니고 발생한 분모 인구 집단의 크기를 감안하는 것이 중요하다. 이는 <표 3-6>을 통하여 설명할 수 있다.

<표 3-6>은 2개의 도시에서 발생한 간염의 환자 수를 나타내는 표이다. A시에서는 1985년에 58명의 새로운 감염 환자가 발생했고, B시에서 1984년과 1985년 2년 동안에 35명이 발생했다. 이러한 정보는 질병에 걸린 사람들을 치료하기에 필요한 인력과 장비를 기획하는 데에 필요한 정보이다. 그러나 이러한 자료만으로는 B도시에서보다 A도시에서 간염이 더 흔하게 발생한다는 잘못된 생각을 줄 수 있다. 왜냐하면 A도시의 발생 건수가 B도시의 2년에 나타난 건수보다 더 크기 때문이다.

위와 같은 상황에서는 두 지역의 간염의 빈도를 비교하려면 두 지역의 인구 크기와 환자 수가 보고된 기간을 고려하는 것이 필요하다. A지역의 연간 간염 발생률은 25,000명당 58이고, B지역은 2년에 걸쳐 7,000명당 35명이기 때문에 1년으로 환산하면 7,000명당 17.5명이 된다.

두 지역을 비교하기 위하여서는 같은 단위의 인구 집단을 분모에 사용하는 것이 좋다. 이것은 주로 10의 배수로 표현되어진다. 100, 1,000, 10,000, 100,000, 1,000,000이 분모의 인구로 표현되어진다. 보통 분자가 자연수로 남게 한다.

<표 3-6>에서는 A지역과 B지역에서 각각 10만 명당 232명과 250명의 발생률로 나타낼 수 있다. B지역은 2년간 실제 환자 수는 적지만 간염의 발생률은 A지역보다도 약간 많았음을 알 수 있다. 그러므로 동일 시간대와 인구 단위를 통해서 두 지역의 직접적인 질병 발생의 비교가 가능하다.

## ② 사망에 관한 지표

### 1) 분모가 총인구인 지표

분모가 총인구인 지표로는 보통 사망률, 보통 출생률, 사인별 사망률이 있고, 이와 비슷한 지표로 특성별 사망률은 인구 특성별로 해당 인구를 분모로 사용하는 지표이다.

보통 사망률은 특정 인구 집단의 사망 수준을 나타내는 지표로서 인구 1,000명당 1년 동안 발생한 사망 수를 의미하고, 조사망률이라고도 한다. 예를 들어 보통 사망률이 10이라면 이는 인구 1,000명당 1년 동안 10명꼴이 사망한다는 뜻이 된다. 인구는 출생, 사망과 같은 자연적인 증감과 전입, 전출과 같은 사회적인 증감으로 인하여 항상 변하는 지표이기 때문에 보통 사망률의 분모로는 어떤 연도의 평균 인구수를 이용해야 하지만, 일반적으로 그 해의 중앙 인구인 연앙 인구(7월 1일의 인구)를 사용한다. 보통 사망률은 인구 집단의 건강 수준과 연령 분포 등 다양한 요인에 의해서 영향을 받게 되므로 지표를 해석할 때 이런 점들을 고려해야 한다.

$$\text{보통 사망률} = \frac{\text{그 연도의 사망 수}}{\text{어떤 연도의 평균(또는 중앙) 인구}} \times 1000$$

특성별 사망률은 특정 집단의 특성으로 구한 사망률을 의미한다. 이 지표는 성, 연령, 직업 등에 따라서 특정 집단의 사망률을 비교하여 차이가 있다면 그 원인을 밝히기 위한 연구에 이용될 수 있고, 특정 집단의 의료 정책 수립에도 유용한 자료가 될 수 있다.

$$\text{특성별 사망률} = \frac{\text{그 연도의 그 집단의 사망 수}}{\text{어떤 연도의 해당 특정 집단의 평균(또는 중앙) 인구}} \times 1000$$

사인별 사망률은 인구 100,000명당 1년 동안 특정 원인으로 인한 사망 수를 의미한다. 특성별 사망률을 분자에 속하는 집단의 특성에 따라서 특성화한 것이 사인별 사망률이다. 사인별로 사망률을 비교하여 연구 및 정책 수립에 자료가 되는 지표로 이용될 수 있다.

$$\text{사인별 사망률} = \frac{\text{그 연도의 특정 원인으로 인한 사망 수}}{\text{어떤 연도의 평균(또는 중앙) 인구}} \times 1000$$

### 2) 분모가 정상 출생 수인 지표

영아 사망률은 어떤 연도 중 출생한 정상 출생 수 1,000명에 대하여 그 연도 중 발생한 1세 미만의 사망 수이다. 특히 개발도상 국가에서는 건강 수준을 가장 잘 반영해 주는 지표로서 널리 이용되고 있는데, 그 이유는 영아 사망률이 감염증, 영양 문제, 산전 및 산후 관리 등 외인성 요인들이 어느 정도로 관리되고 있는가에 따라 좌우되기 때문이다.

신생아 사망률은 어떤 연도에 출생한 정상 출생 수 1,000명에 대하여 그 연도 중 발생한 28일 미만의 사망 수이다.

초생아 사망률은 어떤 연도의 정상 출생 수 1,000명에 대하여 생후 7일 이내의 사망 수를 의미한다. 영아기를 생후 28일 미만까지의 신생아기(neonatal period)와 생후 28일에서 1년 미만까지의 영아 후기(post neonatal period)로 나누어 관찰하며 때로는 생후 1주일 미만까지의 초생아기(early neonatal period, hebdomadal period)로 세분하여 영아 사망의 내용을 구체적으로 파악하기도 한다. 하지만 생후 28일 미만의 사망 수는 선진국의 경우에만 파악이 가능하기도 하여 국가별 비교시에는 이러한 점에 유의하여야 한다.

신생아기의 사망 원인은 산모 체내에서의 이상이나 유전적 이상 등이 대부분으로 의학적으로 해결할 수 없는 선천적인 이상이 원인으로 이 시기의 사망을 어느 정도 이하로 감소시키기는 곤란하다. 그래서 이러한 근거로 영아 사망 수와 신생아 사망 수의 비를 α index라 하여 그 인구 집단의 건강 수준 판단에 이용하기도 한다. 그러므로 영아기의 사망의 대부분이 이와 같은 피할 수 없는 원인에 의한 것이라면 그 지역사회의 건강 수준은 높다고 할 수 있다.

### 3) 분모가 정상 출생아와 사산인 지표

주산기 사망률은 어떤 연도의 정상 출생 수와 사산 수를 합한 분만 수 1,000에 대한 같은 연도의 사산 수와 정상 출생 후 7일 이내의 사망 수이다. 임신 28주 이후의 태아 사망을 의미하는 사산과 생후 7일 미만까지의 초생아기 사망은 그 사망 원인이 비슷한 것으로 간주되어 이 두 가지를 주의하여 관찰할 필요가 있다. 주산기 사망률에 대한 계산시에는 분모는 출생아 수와 사산 수를 합한 출산 수가 되어야 하지만 때로는 출생 수를 사용하기도 한다.

사산율(stillbirth rate)은 특정 연도 중 정상 출생 수와 사산 수를 합한 분만 수 1,000에 대한 동일 연도 중의 사산 수이다.

사산비(stillbirth ratio)는 특정 연도 중의 사산 수와 정상 출생 수와의 비이다.

사산율과 사산비는 태아 손모율(fetal wastage)을 나타내는 지표로, 태아 사망 수는 출생아 수보다 파악하기 힘들기 때문에 사산비가 더 많이 사용된다.

모성 사망률은 어떤 연도의 정상 출생 수 10,000명 또는 100,000명에 대한 임신, 분만, 산욕의 합병증에 의한 사망 수이다. 모성 사망률 계산시에는 분모는 특정 연도의 임신한 모든 여성의 수가 되어야 하지만, 그 수를 정확히 파악하기가 현실적으로 어렵기 때문에 출생 수로 대체하기도 한다.

#### 4) 사망자 수만으로 이루어진 지표

비례 사망 지수는 어떤 연도의 사망자 수 중 50세 이상의 사망자 수의 비율을 의미한다. 비례 사망 지수는 연령별 사망 수만 알면 산출할 수 있는 지표로 보건 통계가 미비한 국가에서도 쉽게 산출할 수 있고, 보통 사망률, 평균 수명과 함께 국가 간 건강 수준을 비교하는 데 이용되는 대표적인 지표이다.

이미 설명한 바와 같이 역학은 인구 집단에서의 질병의 분포와 결정 인자를 밝히고자 하는 분야이다. 이러한 목적을 달성하기 위하여 우선 필요한 것은 질병의 빈도를 측정하는 것이다. 이러한 측정값들은 가설 설정의 기본적인 도구로써 사용된다. 그리고 또한 다른 집단 간의 질병의 빈도와 비교하는 것을 가능하게 함으로써, 또는 특정한 물질에 노출된 집단과 노출되지 않은 집단 간의 질병의 분포를 비교함으로써 가설의 검정을 가능하게 하여 준다.

## ③ 사산비(Stillbirth ratio)

사산비(stillbirth ratio)는 어떤 연도 중의 사산 수와 정상 출생 수와의 비이다.

사산율과 사산비는 태아 손모율(fetal wastage)을 나타내는 지표로서, 일반적으로 태아 사망 수는 출생아 수보다 파악하기 힘들기 때문에 사산비가 더 많이 이용된다.

## ④ 비례 사망 지수(Proportional mortality indicator, PMI)

비례 사망 지수는 어떤 연도의 사망자 수 중 50세 이상의 사망자 수의 비율을 의미한다. 비례 사망 지수는 연령별 사망 수만 파악되면 산출할 수 있는 지표로 보건 통계가 미비한 국가에서도 쉽게 얻을 수 있고, 보통 사망률, 평균 수명과 함께 국가 간 건강 수준을 비교하는 데 이용되는 대표적인 지표라 할 수 있다.

$$\text{PMI} = \frac{\text{50세 이상의 사망자 수}}{\text{전체 사망자 수}} \times 100$$

## 5 생명표(Life table)

생명표는 각 연령별 사망률을 토대로 한 인구의 사망 실태를 효과적으로 표현하는 종합표이다. 즉 생명표를 보면 각 연령에서의 사망 확률(사망률과 다른 개념임)은 물론 그 해의 사망자 수, 생존자 수, 그리고 각 연령에서의 평균 여명(life expectancy)을 알 수가 있다. 특히 0세에서의 평균 여명을 그 인구의 평균 수명이라고 부른다. 단, 생명표는 그것이 작성되는 해의 연령별 사망률이 계속된다는 전제하에 만들어지는 것이다. 생명표에서 나타나는 변수들을 생명표 함수라고 부르며 이들은 다음과 같다.

- X: 연령을 표시하는 변수로서 0세부터 표시하며, 순간 연령과 기간 연령의 두 내용을 생명표 변수에 따로 표시한다.
- q: 순간 연령 X세부터 순간 연령 X+1세까지의 기간 동안에 사망할 확률을 표시하는 변수이다. 이에 반해, 연령별 사망률은 연평균 그 연령 인구 가운데 1년 사이의 평균적인 사망자 수를 말한다.
- p: 순간 연령 X세에 도달한 사람이 순간 연령 X+1세까지 살 확률을 표시하는 변수이다.
- l: 순간 연령 X세가 되는 때에 생존한 사람 수를 표시하는 변수이다.
- d: 순간 연령 X세부터 순간 연령 X+1세까지의 사이에 사망한 사람 수를 표시하는 변수이다.
- e: 순간 연령 X세에 도달한 사람이 앞으로 평균 몇 년을 더 살 수 있는가를 표시하는 변수이다. 이 변수를 여생명이라 부른다.

생명표의 작성은 한 인구의 실제 경험한 연령별 사망률로부터 계산한다. 이 연령별 사망률을 m이라 표시하면, X세의 사망 확률은,

$$q = \frac{2m}{2+m}$$

사망 수 d의 계산은 l.q = d이고, l의 계산은 l-d = l이며, p는 1-q = p이다. 또 정지인구 L은,

$$Lx = \frac{l + l}{2} \text{로 계산하고, } e = \frac{(Lx + Lx+1 + ...+L)}{l}$$

따라서 q만 계산하면 생명표를 작성할 수 있다.

## ❻ 질병 발생 관련 지표

### 1) 발생률 및 유병률(Incidence and Prevalence)

역학이란 질병의 발생에 대하여 연구하는 분야이기 때문에 건강한 상태에서 불건강한 상태로의 이행이 관심의 초점이 된다. 이러한 변화가 한 인구군에서 일어날 때 그것을 어떤 질환의 발생률이라고 한다. 그러므로 발생률(incidence rate)이란 일정한 기간에 어떤 인구군에서 생기는 새로운 환자(new cases)에 대한 값이다. 반면 유병률(prevalence rate)이란 어떤 한 시점에서 어떤 인구군 중에 있는 모든 환자(all existing cases)에 대한 값이다.

발생률은 다음과 같이 나타낼 수 있다.

$$\text{발생률} = \frac{\text{일정한 기간 중에 발생하는 새로운 환자의 수}}{\text{같은 기간 중 인구의 평균 크기}}$$

마찬가지로 유병률은 질병에 이환된 환자의 비율을 보는 것이므로 다음처럼 나타낼 수 있다.

$$\text{유병률} = \frac{\text{이환된 환자의 수}}{\text{인구의 크기}}$$

발생률은 다시 두 가지 방법으로 표현될 수 있다. 첫 번째 방식은 가장 흔히 나타내는 방식인 발생 밀도(incidence density)인데 이것은 앞에서 설명한 대로 일정 기간 중에 어떤 인구군(인구의 크기)에서 생기는 새로운 환자의 수를 측정하는 것이다. 그러나 이러한 인구의 크기는 시간이 지남에 따라 변하는 경우가 대부분이다. 예를 들어 철 주물 공장

근로자의 폐암 발생률에 대하여 보자. 추적 기간은 1950년부터이고 그 당시에 이 공장에서는 1,000명의 근로자가 일하였다고 하자. 1957년에 주물 공장은 규모가 커져서 500명의 근로자를 더 고용하였다. 또한 정상적으로 발생하는 이직에 의하여 1950년부터 1970년까지 500명의 새로운 근로자가 불규칙하게 고용되었다. 이러한 상황은 실제로 흔히 일어날 수 있는데 이 때문에 평균 인구를 정하기가 어렵게 되고 자연히 일정 기간 중의 어떤 인구군의 크기를 정하기가 어렵게 된다. 그러나 모든 근로자에게 연구 기간 중 근무했던 기간을 나타내는 값을 부여하면 이런 문제는 해결될 수 있다. 만일 이 연구가 1951년부터 1976년에 걸친 기간을 대상으로 한다면 1951년 연구를 시작할 당시에 고용되었던 근로자는 25점(1951년부터 1976년까지 25년간 연구 대상이 되었으므로)을 주고 1961년에 고용되었던 근로자는 15점(1961년부터 1976년까지 15년간 연구 대상이 되었으므로)을 주는 것이다. 이러한 점수를 인-년(person-year)이라고 한다. 모든 근로자에 대한 인-년을 더하여 그 값으로 연구 기간 중의 인구의 평균 크기를 대신한다. 결국, 발생률은 다음처럼 표시될 수 있다.

$$\text{발생률} = \frac{\text{새로운 환자의 수}}{\text{총 인-년 (person-year)}}$$

이러한 발생률은 분모가 다르다는 점 외에는 앞에서 규정한 발생 밀도와 개념적으로 유사한 것이다. 발생 밀도는 추상적인 값으로 때때로 그 의미를 개념화하기 어려운 단점이 있다.

두 번째 방식으로서 발생 밀도의 개념보다 쉽게 이해될 수 있는 발생률의 값인 누적 발생률(cumulative incidence)이 있다. 누적 발생률이란 일정한 기간 동안 어떤 인구 중에서의 새롭게 발생한 환자의 수를 비율로 나타낸 것이다. 그래서 대개 누적 발생률은 백분율(%)로 표시한다. 예를 들어, 20년의 기간 중 1,000명의 인구에서 70명의 환자가 생겼다면 누적 발생률(CIR20)은 7%이다.

### 2) 발병률(Attack rate)

발병률은 어떤 집단이 한정된 기간에 한해서만 어떤 질병에 걸릴 위험에 놓여 있을 때 전체 기간 중 주어진 집단 내에 새로 발병한 총수의 비율을 의미한다. 예를 들면 500명의 감수성이 있는 아이들을 가진 초등학교에서 수두가 발생되어 유행 전 기간에 100명이 걸렸다면 발병률은 100명당 20명이 된다. 이때 발생률과 다른 것은, 발생률은 1주 혹은 1개월간 등 일정 기간에 단위 인구당 몇 명이 걸렸느냐를 표시하는 점에서 그 개념이 다르다.

즉, 이 수두의 유행이 5주에 걸쳐서 발생했는데, 첫 주에 10명, 둘째 주에 20명, 셋째 주에 45명, 넷째 주에 20명, 다섯째 주에 5명이 발생하였다면 발생률은 각 주마다 감수성 아동 100명당 2명, 4명, 10명, 5명, 1명이 된다. 이때 주 별 발생률을 산출할 때 분모는 이미 수두에 걸린 아동과 걸렸던 아동을 제외해야 하므로 주마다 달라진다. 이 경우에 만약 1년 기간을 고려한다면 발생률과 발병률은 같아진다. 발병률의 개념에서 유도된 2차 발병률(secondary attack rate)은 역학에서 빈번히 유용하게 쓰이는 아주 중요한 측정의 하나이다. 2차 발병률이란 진단 환자(index case)를 가진 가구(household)의 감수성 있는 가구원 중에서 이 병원체의 최장 잠복 기간에 발병하는 환자의 비율이다.

## 7 만성질환에서 발생률과 유병률의 상호 관계

어떤 특정한 시점에서 질병에 이환되어 있는 사람의 구성비(유병률)와 일정한 기간 동안에 새롭게 질병에 걸리는 질병 발생률은 서로 밀접하게 관련이 있다. 유병률은 질병의 시작 시점에서 종결 시점까지를 나타내는 이환 기간과 발생률의 영향을 받는다. 발생률(I)과 이환 기간(D)에 대한 유병률(P)의 관계는 P ~ I × D로 표현한다.

만약 질병 발생률이 오랜 기간 동안 일정하고 유병 기간이 "안정된 상태"이며, 그 지역사회에서 해당 질병의 유병률이 낮을 경우(0.1 이하)에는 위 식은 P = I × D로 표현된다. 이러한 상황하에서는 두 가지를 잘 알고 있으면 나머지 한 부분을 추정하는 것이 가능하다.

예를 들어 어떤 지역사회의 뇌혈관 질환을 조사한 결과를 보자. 1년 동안의 유병률이 인구 10만당 272명이었고 같은 기간의 발생률이 210명이었다. 그러면 뇌혈관 질환의 평균 이환 기간은 D = 272/210 = 1.3년 즉 16개월간이 된다.

## 8 발생률과 유병률의 용도

발생률과 유병률은 서로 그 용도가 조금씩 다르다.

특히 만성질환의 경우에, 유병률은 질병 관리에 필요한 인력 및 자원 소요 추정에 유용한 도구로서 이용된다. 유병률을 대상자들의 특성에 따라 몇 가지 군으로 구분하여 나타내면 어떠한 특성을 가진 소집단이 특히 많은 부담을 주고 있는지를 알 수 있다.

유병률은 발생률과 또한 이환 기간에도 영향을 받기 때문에 어떠한 질병 퇴치 프로그램이 제대로 수행되고 있는지를 평가하는 데 유용하게 이용된다. 시점 유병률(point prevalence)을 정기적으로 추정하면 시간 경과에 따른 질병 양상이 어떻게 변화하는지를 알 수 있다.

발생률은 질병의 원인을 찾는 연구에서 급성질환이나 만성질환에 상관없이 가장 기본적인 도구로 사용한다. 발생률은 어떠한 집단에서 질병이 발생하는 정도를 그대로 나타내기 때문에 질병 발생의 확률을 표현하는 기초가 된다. 즉 그러한 요인이 질병 발생에 영향을 주는지를 검정하기 위해서는 어떤 특정한 요인을 지니는 집단에서의 발생률과 요인을 지니지 않는 집단에서의 발생률을 비교하면 된다.

발생률은 질병 발생의 확률을 직접적으로 나타내 주는 지표이다. 그러나 유병률이 높다고 해서 그 집단의 질병 발생의 확률이 높다고는 할 수 없다. 단순히 질병의 독성이 약해졌거나 치료 기술의 발달로 인하여 생존 기간이 길어지면 유병률도 높아지기 때문이다. 그 반대로 유병률이 낮아졌다는 것은 발생률이 낮아졌거나, 혹은 질병이 발생하자마자 사망하거나 회복된 경우를 말한다. 유병률은 몇 가지 제한점을 지니며 이는 유병률만으로 질병의 양상을 파악하고자 할 때는 성급한 판단을 내리면 안 됨을 말해 준다.

첫 번째 제한점으로는 이환 기간이 짧은 환자보다는 이환 기간이 긴 환자가 유병률 조사에 해당될 가능성이 높다. 둘째는 유병 환자(prevalent case)와 발생 환자(incident case) 간의 차이 때문에 결과의 해석이 달라질 수 있다는 점이다. 이러한 차이는 집단 검진(screening) 프로그램을 이해함에 있어서 반드시 고려해야 한다. 특정 집단에 첫 번째로 집단 검진을 행하여 얻은 유병률에서 양성으로 나타나는 사람들은 유병 환자와 발생환 자 모두가 포함되나, 두 번째로 시행하는 집단검사의 유병률 조사에서는 새롭게 발생한 환자(즉, 첫 번째 집단 검진과 두 번째 집단 검진 사이에 새로이 발생한 환자)만이 포함되는 차이를 나타낸다.

Framingham 연구에서 나타난 다음과 같은 자료들은 유병 환자와 발병 환자 간의 차이를 분명하게 나타내어 주고 있다. 이 연구의 첫 단계에서는 연구 대상 집단에서의 관상동맥 질환의 유병률을 추정하고자 하였다. 그리고 동일한 집단에서 2년간의 관찰 기간 동안 새롭게 발생한 율을 추정하기 위하여 2년 후에 발생률 조사를 시행하였다.

발생률 조사에서는 유병률 조사 당시에 관상동맥 질환으로 진단받은 사람들을 분모에서 제외하였다.

<표 3-7> 4,469명을 대상으로 행한 관상동맥 질환의 유병률 조사 결과, Framingham study

| 연 령 (세) | 남 자 | | | 여 자 | | | |
|---|---|---|---|---|---|---|---|
| | 조사 대상자 수 | 질환자 수 (CHD) | 100명당 유병률 | 조사 대상자 수 | 질환자 수 (CHD) | 100명당 유병률 | 유병률의 남/여 성비 |
| 30 ~ 44 | 1,083 | 5 | 5 | 1,317 | 7 | 5 | 1.0 |
| 45 ~ 62 | 941 | 43 | 46 | 1,128 | 21 | 19 | 2.4 |
| 합 계 | 2,024 | 48 | | 2,445 | 28 | | |

<표 3-8> 4,995명을 대상으로 행한 관상동맥 질환의 발생률 조사 결과, Framingham study

| 연 령 (세) | 남 자 | | | 여 자 | | | |
|---|---|---|---|---|---|---|---|
| | 조사 대상자 수 | 질환자 수 (CHD) | 100명당 유병률 | 조사 대상자 수 | 질환자 수 (CHD) | 100명당 유병률 | 유병률의 남/여 성비 |
| 30 ~ 39 | 825 | 20 | 24.2 | 1036 | 1 | 1.0 | 24.2 |
| 40 ~ 49 | 770 | 51 | 66.3 | 955 | 19 | 19.9 | 3.3 |
| 50 ~ 59 | 617 | 81 | 131.3 | 792 | 53 | 66.9 | 2.0 |
| 합 계 | 2,212 | 152 | | 2,783 | 73 | | |

<표 3-7>과 <표 3-8>을 비교하여 보면 성별에 따라 유병률과 발생률에 큰 차이를 보이고 있다. 유병률 <표 3-7>을 보면 젊은 연령층에서 남성과 여성에서 모두 5의 발생률을 보여 차이를 나타내지 않은 반면에 발생률의 경우에는 남성이 여성에 비하여 24배나 큰 발생률을 보이고 있는 것이다.

이러한 차이가 나타나는 이유는 젊은 남성과 여성에서 질병의 경과가 다르기 때문이다. 즉 남성에서는 관상동맥 질환이 대부분 심근경색으로 발현되기 때문에 곧 사망하게 되나, 여성에서는 대부분 협심증 수준(anginal attack)으로 나타나 생명에는 큰 지장을 주지 않기 때문이다. <표 3-8>에서 연령이 증가함에 따라 남녀의 성비가 현저하게 감소하는 것도 주의할 만한 점이다.

이러한 단점에도 불구하고 유병률은 질병의 규모와 관련된 사항들 즉 침상 수, 예상 병원 방문 회수, 의료 인력 등에 관한 합리적인 계획 수립에 매우 유용하게 사용된다.

## ⑨ 재해 관련 통계 지표인 도수율, 강도율 및 건수율

재해 도수율은 1,000,000 근로 시간당 재해 발생 건수를 의미한다. 연 근로 시간 수는 매월 노동 통계 조사 보고서상의 월평균 근로 시간 수로 산정(연 근로 시간 수= 월평균 근로 시간 수 × 총근로자 수 × 12개월)한다.

$$\text{○ 재해 도수율} = \frac{\text{재해 건수}}{\text{재적 근로자 총근로 시간 수}} \times 1{,}000{,}000$$

재해 강도율은 근로 시간 합계 1,000시간당 재해로 인한 근로 손실 일수를 의미한다. 강도율이 높을수록 위험률이 높다는 것을 뜻하고, 총근로 손실 일수는 유형별로 사망자, 신체 장애자, 부상자 및 업무상 질병자 등으로 구분하여 산정한다. 사망 또는 영구 완전 노동 불능의 경우에는 작업 손실 일수를 7,500일로 계산한다.

$$\text{○ 재해 강도율} = \frac{\text{재해로 인한 작업 손실 일수}}{\text{재적 근로자 총근로 시간 수}} \times 1{,}000$$

재해 발생률을 건수율 또는 천인율이라고도 하며, 특정 기간 중 근로자 1,000인당 발생하는 재해 건수를 말한다. 산업 재해의 발생 상황을 전체적으로 파악하는 데는 적합하나 작업 시간이 고려되지 않아서 다른 지표들을 같이 고려하여 재해 발생 상황을 추정해야 한다.

$$\text{○ 재해 발생률} = \frac{\text{특정 기간 내의 재해 발생 건수}}{\text{같은 기간 내의 평균 근로자 수}} \times 1{,}000$$

## ⑩ 병이나 사망 관련 율의 표준화

### 1) 조율, 특수율, 보정률(Crude, Specific and Adjusted rates)

율은 전체 인구를 대상으로 표현할 수도 있고(조율), 연령, 성, 직업 등 특정한 요인에 의하여 구분되는 소집단을 대상으로 표현(특수율)할 수도 있다.

#### (1) 조율

조율은 종합적인 지수(summary measure)로서 일정한 기간 동안에 대상 인구 집단에서 나타난 전체 환자 수를 전체 인구로 나누어 계산한다. <표 3-9>에서 A군의 조사망률을 인구 10,000명에서 발생한 총 사망자 수가 201명이었으므로 조사망률은 20.1/1000/년이 되고 C군의 조사망률은 18.3/1000/년이 된다.

(2) 특수율

조율과는 다르게 특수율은 연령과 같은 특정 요인에 의하여 소집단으로 구분한 후 각 소집단이 경험하는 율을 표시한 것이다. <표 3-9>에서 A군에서 0~14세의 경우에 4,000명(제4항)에서 60명(제6항)의 사망자를 가지고 있으므로 1,000명당 15명(제2항)의 연령별 특수 사망률을 보였고, 15~29세의 경우에는 같은 방법으로 계산하여 1,000명당 10명(제2항)의 연령별 특수 사망률을 산출한 것이다. 질병의 역학적 특성을 제대로 이해하려면 연령과 같은 특정 요인에 의하여 구분되는 소집단들이 각각 나타내는 특수율을 자세하게 파악하는 것이 필요하다. 잘 알고 있는 바와 같이 연령에 따른 사망률이 J모양을 보이는 것은 연령에 따른 소집단 간의 사망률이 크게 다르다는 것을 보여 주는 좋은 예이다.

(3) 보정률

두 군의 조사망률을 비교할 때, 이러한 조사망률에 영향을 미치는 연령, 성별 등과 같은 요인들의 구성이 다른 경우에는 문제가 된다. <표 3-9>의 제6항, 제7항에서 보는 바와 같이 A군의 조사망률은 20.1을 나타내고 B군은 18.3을 나타내어 A군이 더 사망률이 높게 나타났으나 제2항과 제3항의 연령 사망률을 비교하여 보면 A군을 연령에서 C군이 A보다 사망률이 높음을 나타낸다. 이러한 불일치는 연령별 특수 사망률이 높을 수밖에 없는 고연령군의 인구 구성이 A군에서 많았기 때문에 산출된 것이다. 이와 같이 조율(조사망률)을 보면 조사망률의 크기는 두 요인에 의하여 결정된다. 즉, 각 개인이 사망할 확률과 해당 인구 집단의 연령 분포이다. 사망 확률에 영향을 주는 가장 중요한 요인 중의 하나로 연령은 인구 집단에 노령 인구가 많으면 많을수록 조사망률은 커진다.

조율은 인구 집단 전체를 대상으로 하는 인구 집단 내의 소집단들이 매우 다른 사망률을 나타내고 있다 하여도 이를 나타내어 주지는 못한다.

즉, <표 3-9>에서 볼 수 있듯이 두 집단의 사망률을 비교시 조율의 한계점을 극복하면서도 전체 집단을 한 값으로 나타낼 수 있는 지표가 필요하다. 이러한 율을 보정률(adjusted rate) 또는 표준화율(standardized rate)이라고 한다. 보정률은 전체 인구 집단을 한 개의 종합적인 값으로 나타내어 주는 면에서는 조율과 같으나, 비교 대상 집단들의 특성의 분포가 다르기 때문에 오는 영향들을 제거하기 위하여 통계적인 기법을 적용한 후 산출된 값이라는 점에서 다르다.

연령은 사망률과 질병 발생률에 가장 큰 영향을 주는 요인으로서 생각할 수 있기 때문에 '연령'이 가장 흔하게 보정되는 변수이다. 따라서 앞으로 설명할 내용에서도 연령을 예로 들겠으나 경우에 따라서는 연령 이외의 변수 즉 성별, 흡연 여부 등에 대하여도 보정이 필요하다는 것을 생각해야 한다.

## ⑪ 율의 표준화(Standardization)

보정을 하는 방법에는 두 가지가 있다. 직접법(direct method)은 '표준 인구'를 선택하여 이 표준 인구가 나타내는 연령의 분포를 비교하고자 하는 군들의 연령별 특수 사망률에 적용시키는 방법이다. 간접법(indirect method)은 두 군을 비교할 때 그중 한 군의 연령별 특수 사망률을 알지 못하거나 또는 알고 있다고 하더라도 아주 적은 인구에서 산출하였기 때문에 안정하지 못하여 믿기가 어려운 경우에 사용된다. 따라서 큰 인구군에서 산출한 안정된 연령별 특수 사망률을 적은 인구군에 사용함으로써, 인구가 적은 집단이 인구가 큰 집단의 연령별 특수 사망률을 경험한다고 가정할 때 예상되는 사망 수를 계산할 수 있다. 이를 인구가 적은 집단에서 실제로 경험한 사망 수와 비교한 것이며 표준화 사망률(standardized mortality ratio, SMR)이다.

### 1) 직접법(Direct Adjustment of Rates)

<표 3-9> 연령 보정 사망률 산출 예

| 연령군 | 1000명당 사망률 | | 연령별 인구수 | | 연령별 사망자 수 및 조사망률 | |
|---|---|---|---|---|---|---|
| | A | C | A | C | A | C |
| (1) | (2) | (3) | (4) | (5) | (6) | (7) |
| 0 ~ 14 | 15 | 17 | 4,000 | 3,000 | 60 | 51 |
| 15 ~ 29 | 10 | 12 | 2,000 | 3,500 | 20 | 42 |
| 30 ~ 44 | 14 | 16 | 1,500 | 2,500 | 21 | 40 |
| 45+ | 40 | 50 | 2,500 | 1,000 | 100 | 50 |
| | | | 10,000 | 10,000 | 20.1 | 18.3 |

| | | | 표준 인구 | | 연령·보정 사망률 | |
|---|---|---|---|---|---|---|
| | | | | (8) | (9) | (10) |
| | | | | 7,000 | 105 | 119 |
| | | | | 5,500 | 55 | 66 |
| | | | | 4,000 | 56 | 64 |
| | | | | 3,500 | 140 | 175 |
| | | | | | 356<br>17.8 | 424<br>21.2 |

<표 3-9>는 두 집단을 공평하게 비교하기 위하여 어떠한 방법으로 연령(또는 다른 종류의 가중치)에 의한 차이를 없앨 것인가를 나타내 주고 있다. 여기서 A군과 C군의 조사망률은 20.1(제6항)과 18.3(제7항)으로 나타나 A군의 사망률이 큼을 알 수 있다. 그러나 앞서 설명한 바와 같이 인구 구성이 다르므로 이를 표준화할 필요가 있다. 직접법을 사용하여 계산하여 보자.

이 방법은 표준 인구(standard population)를 선택해야 하는데, 왜냐하면 각 집단의 연령별 특수 사망률(제2항과 제3항)을 이 표준 인구에 적용시켜야 하기 때문이다.

이 예에서는 A군과 C군의 합을 임의로 표준 인구로 정하였다(제8항). A군과 C군에서 각각 표준 인구에 연령별 특수 사망률을 곱하면 A와 C군의 예상 사망 수가 9항과 10항에서와 같이 산출되며 이러한 예상 사망 수가 우리가 원하는 답이다. 즉 표준 인구가 A군이 경험하는 사망률과 C군이 경험하는 사망률을 각각 경험한다면 어느 정도의 사망자 수가 발생하겠는가 하는 질문에 대한 답이다. 물론 이것은 가상적인 숫자이다. 결과로 나오는 바와 같이 A군과 C군의 연령 보정 사망률의 각각 1,000명당 17.8과 21.2를 나타내어 오히려 C군이 더 사망률이 높음을 나타내고 있다.

표준 인구의 설정은 매우 임의적(arbitrary)이라는 점을 말하고자 한다. 위 예에서 표준 인구는 두 군의 합이었으나 A군 또는 C군 중의 한 군이 표준 인구로 계산될 수도 있다. 이 외에도 제3의 인구 구성을 표준 인구로 계산할 수 있다. 예를 들어 경기도와 강원도를 비교함에 있어서 우리나라 전체의 인구 구성을 표준 인구로 계산하는 것이다.

표준 인구가 다르게 되면 두 군의 연령 보정 사망률의 값은 달라진다. 그러나 두 군의 인구 구성과 표준 인구의 인구 구성이 너무 다른 경우를 제외하고는 우선순위가 달라지는 일은 거의 없다.

### 2) 간접법(Indirect Adjustment of Rates)

연령 보정 사망률을 계산하는 것이 필요하나 위에서 언급한 계산을 할 수가 없는 경우가 있다. 즉 대상 인구수가 너무 적기 때문에 이들에게서 산출한 연령별 특수 사망률을 믿을 수 없거나 또는 연령별 특수 사망률을 구할 수 없는 경우이다. 이러한 경우에는 간접법을 사용한다.

직접법과 간접법의 차이는 아래와 같다. 직접법에서는 A와 B군의 연령별 특수 사망률에 '표준 인구의 인구 구성'을 곱하여서 "기대 사망 수"를 구한 후 이를 근거로 연령 보정 사망률을 구한다. 그러나 간접법에서는 '표준 인구의 인구 구성' 대신에 '표준 인구의 연령별 특수 사망률'을 사용한다. 즉 직접법에서는 '표준 인구의 인구 구성'을, 간접법에서는 '표준 인구의 연령별 특수 사망률'을 사용하게 된다.

실제로 계산하는 과정은 표준 연령별 특수 사망률을 대상 집단 A군의 인구 구성에 곱하여 “기대 사망 수”를 산출한다. 이는 A군이 표준 인구가 경험하는 연령별 특수 사망률 만큼 경험하면 어느 정도의 사망자가 발생할 것인가를 추정하는 셈이다. 이렇게 추정된 기대 사망 수를 실제로 A군이 경험한 관찰 사망 수와 비교함으로써 표준 사망비(Standardized Mortality Ratio)를 산출한다.

$$\text{표준 사망비(SMR)} = \frac{\text{어떤 집단에서 관찰된 총 사망 수}}{\text{이 집단에서 예상되는 총 기대 사망 수}}$$

만약 이 값이 1보다 크면 표준 인구 집단에 비하여 더 많은 사망자가 발생한다는 것이고 1보다 작으면 표준 인구에 비하여 더 적은 사망자가 발생한다는 것이다.

<표 3-10>을 보면 관찰된 사망자 총수는 15이고, 기대 사망자 총수는 제일 위 구간의 인-년(person-year)에 셋째 구간인 표준 인구 구조에서의 사망률(population rates)을 곱한 값을 합하여 산출된 12.9이므로 SMR은 116이 된다.

<표 3-10> 표준화 사망비 산출 예

| | 연도(Year) | | | |
|---|---|---|---|---|
| 연령(Age) | 1950~1954 | 1955~59 | 1960~64 | |
| 인-년(Person-years) | | | | |
| 20~24 | 1000 | 500 | 200 | |
| 25~29 | 1000 | 1500 | 1000 | |
| 30~34 | 500 | 500 | 1500 | |
| 관찰된 사망자 수(Observed deaths) | | | | |
| 20~24 | 2 | 1 | 0 | 관찰 사망자 총수 |
| 25~29 | 3 | 4 | 2 | (Σ Obs) = 15 |
| 30~34 | 0 | 1 | 2 | |
| 표준 인구의 연령별 사망률(Population rates per 1000) | | | | |
| 20~24 | 1.8 | 1.8 | 1.6 | |
| 25~29 | 1.7 | 1.5 | 1.5 | |
| 30~34 | 1.9 | 1.8 | 1.7 | |
| 기대 사망 수(Expected deaths) = population rates x person-years | | | | |
| 20~24 | 1.8 | 0.9 | 0.3 | 기대 사망자 총수 |
| 25~29 | 1.7 | 2.3 | 1.5 | (Σ Exp) = 12.9 |
| 30~34 | 0.9 | 0.9 | 2.6 | |

간접법이 쓰이는 또 다른 이유는 직접법으로 하게 되면 매번 연령-시간별 특수율을 각 원인 질병별로 계산해야 하나 간접법으로 할 경우 전체 인구 집단의 사망률을 한 번

조사해 놓으면 계속 반복하여 사용할 수 있고 관찰 사망 수는 기록에서 찾기만 하면 되므로 표에서와 같이 간단하게 계산될 수 있기 때문이다.

## ⑫ 질병 발생 및 사망률 계산과 인-년(Person-year)

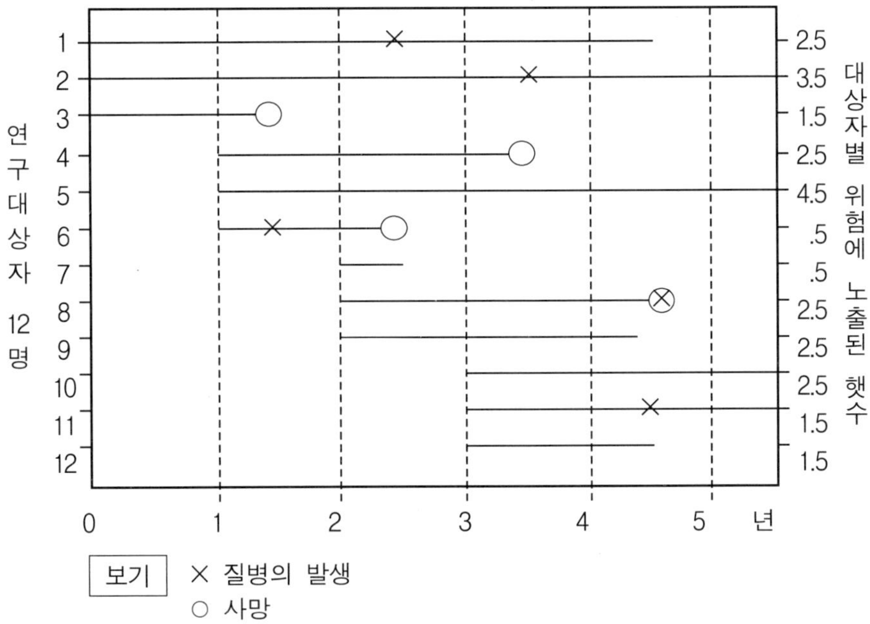


<그림 3-6> 발생 밀도를 추정하기 위한 인-년(person-year)의 계산

일반적으로 발생률 등을 계산할 때 대상자의 관찰 기간이 모두 동일한 것으로 가정하고 계산하게 되나 일부의 경우에는 관찰 시작 시점과 관찰 종료 시점이 대상자마다 다르게 되어 질병 발생률 등의 계산 방식이 달라진다.

<그림 3-6>은 인-년 단위의 계산을 표시하고 있다. 표에서 나타나는 바와 같이 첫 번째 대상자는 2년 동안 관찰되고 추적 불가능하였으며 B와 D, E 관찰 대상자는 3년, 4년, 2.5년 관찰 가능하였다. 따라서 모든 사람들의 관찰 기간을 합하였을 때 16.5 person-year가 된다. 따라서 발생된 질병자 수는 5명이었으므로 위 그림에서 발생률은 5/16.5인-년으로 계산된다.

흔히 노출이 시작된 후로부터 증상이 발현하는 시기의 사이에는 무증상기(asymptomatic

period)가 있게 마련이다. 이러한 기간을 잠재 기간(latency period)이라 하는데 이 기간이 알려져 있다면 위험에 노출된 인-년 수를 계산할 때 반드시 이를 고려해야 한다. 정확한 잠재 기간을 알 수 없을 경우에는 두 가지 정도의 잠정적인 잠재 기간을 설정한 후 시도하여 볼 수 있다.

이 계산이 가지고 있는 개념은 인-년은 여러 가지 상황에서 여러 인구 집단으로부터 구성될 수 있다는 개념이다. 그러므로 16명을 각각 1년 관찰하였던가, 8명을 2년씩 관찰하였던가, 32명을 6개월씩 관찰하였던 간에 모두 16인-년의 관찰 기간이 된다. 따라서 질병의 발생이 어느 시간대에든 질병 발생의 가능성이 일정하다는 가정을 지니고 있다. 그러나 실제로는 관찰 기간과 연령에 따라서 질병이 발생할 위험도는 변하게 되는 경우도 있으므로 이러한 경우에는 적절한 보정이 필요하게 된다.

## ⑬ 참고문헌


예방의학편찬위원회, 『예방의학』 3판 수정증보판, 계축문화사, 서울, 2007.

Gordis, L., *Epidemiology*, 3rd ed., Elsevier Inc., Philadelphia, 2004.

Jekel, J.F., Katz, D.L., Elmore, J.G., *Epidemiology Biostatistics and Preventive Medicine*, 2nd ed., W.B.Saunders Company, Philadelphia, 2001.

WHO-FIC, Available at http://www.who.org.

Mausner & Bahn, *Epidemiology — An Introductory Text*, 2nd. ed., W.B.Saunders Company, Philadelphia, 1985.

Sven Hernberg, *Introduction to Occupational Epidemiology*, Lewis Publishers, 1992.

# 제4장
# 역학적 연구 방법과 적용

## 제1절. 역학 연구의 종류와 특징

**학습목표**

1. 역학 연구의 수준을 알아야 한다.
2. 역학의 유형을 설명할 수 있어야 한다.

### ① 역학 연구의 수준

역학 연구는 (1) 기술(descriptive) 역학 (2) 분석(etiologic, analytic) 역학 (3) 실험(experimental) 역학 등 3군으로 분류될 수 있다.

기술 역학이란 여러 연구군에 있어서 서로 다른 조건하에서 질병의 발생이 대상자의 특성, 시간 및 장소(person, time, place)에 따라 어떻게 다른지를 관찰하는 것이다. 이것은 일정한 지역사회를 대상으로 하는 '집단 건강진단'(community diagnosis), 위험 인자 규명, 보건 문제에 대한 감시, 정상값의 결정, 그리고 인과관계 연구를 위한 가설의 설정 등을 하는 데 사용된다.

분석 역학은 질병과 여러 유전적 또는 환경적 요인 간의 원인적 관련성을 보고하자는 연구이다. 이러한 관련성은 직접 관찰할 수 있는 것은 아니고 추론(inference)되어져야 하는데 추론이란 추상적 개념(abstraction)의 영역이다.

분석 역학은 주로 노출과 여러 인체에 미치는 유해 효과 사이의 원인적 연관성을 찾는 연구에서 사용된다. 즉, 여러 요인을 가진 질병에서 위험 요인은 무엇이고 또 질병을 예방하는 요인(preventive factors)은 무엇인지를 밝히며, 임상 양상(clinical picture)을 완성시키고, 규명하고 그 다음 단계로 알려진 위험 요인(risk factor)에 대하여 노출-반응(exposure- response) 관계를 밝히는 데 사용된다.

실험 역학은 실험 연구와 유사한데 인과관계에 대한 추론을 확인하는 면에서, 또 보건 관리에 대한 평가를 하는 면에서, 그리고 드물게는 예방적인 프로그램의 성공 여부를 평가하는 면에서 사용된다.

그러나 역학이란 과학적인 문제 또는 임상에서 부닥치는 문제를 해결하거나 보건 업무를 수행하는 데 사용되는 하나의 접근 방법일 뿐이라는 것을 항상 염두에 두어야 한다.

그러므로 역학 연구는 실험 연구, 임상 시험(clinical trials)을 비롯하여 이들 외에 지식을 넓히고 업무 수행의 길을 향상시키는 데 사용되는 다른 연구들과 밀접한 관련을 맺는다. 역학을 제대로 이해하려면 역학을 통하여 할 수 있는 가능성에 대한 통찰뿐만이 아니라 역학이 갖고 있는 제한점이나 결함에 대해서도 완전히 이해하여야 한다.

## 2 역학 연구의 유형

역학 연구는 단면 조사(cross-sectional)와 추적 조사(longitudinal) 연구로 이루어져 있다. 단면 조사 연구란 어떤 한 시점에서 원인과 결과를 동시에 관찰하는 것이고, 추적 조사 연구란 비록 자료 수집은 동시에 할 수 있어도 원인과 결과가 일정한 시간 간격을 두고 일어나는 것을 관찰하는 것이다. 단면 조사 연구는 유병률에 대한 연구이기 때문에 기술적(descriptive) 연구라고 하며 주로 보건 행정에 이용된다(예: 어떠한 집단에서 정기적인 관리를 요하는 당뇨병 환자의 유병률).

반면, 원인적 연구는 대개 추적 조사 연구를 필요로 한다. 단면 조사 연구는 아주 제한된 경우, 즉 효과가 노출과 더불어 곧 나타나는 경우(예: 일정한 약물의 급성 효과), 노출이 효과에 비하여 비교적 지속적으로 있는 경우(예: 지속적인 연노출과 신경 생리학적 이상), 또는 결과가 오랫동안 계속되고 누구에게나 결과가 나타날 수 있을 경우(예: 여러 직종에서 소음성 난청) 등과 같이 한정된 경우에만 원인적 연구를 하는 데 도움이 된다. 그러므로 원인적 역학 조사에는 추적 연구 조사(longitudinal study)가 기본이다.

**학습목표**

1. 기술 역학을 정의하고 역학적 연구로서의 장단점을 설명할 수 있어야 한다.
2. 다음 기술 역학의 유형별 특성에 대해 설명할 수 있어야 한다.
   1) 상관 연구(correlation) 또는 생태학적 연구(ecological study)
   2) 사례 보고(case report) 또는 사례군 연구(case serise)
   3) 단면 연구(cross sectional study)
   4) 유행 조사(investigation of epidemic)
3. 기술 역학에 이용되는 다음 3가지 기본 변수별 연구 요인들에 대해 설명할 수 있어야 한다.
   1) 사람 2) 장소 3) 시간
4. 기술 역학의 원리 및 활용도를 알아야 한다.

## ① 기술 역학의 정의와 역학적 연구로서의 장단점

기술 역학이란 여러 연구군에 있어서 서로 다른 조건하에서 질병의 발생이 대상자의 특성, 시간 및 장소(person, time, place)에 따라 어떻게 다른지를 관찰하는 것이다. 이것은 일정한 지역사회를 대상으로 하는 '집단 건강진단'(community diagnosis), 위험 인자 규명, 보건 문제에 대한 감시, 정상값의 결정, 그리고 인과관계 연구를 위한 가설의 설정 등을 하는 데 사용된다. 역학적 연구로서의 장단점은 제2장 기술 역학의 유형별 특성에서 다루고자 한다.

## ② 기술 역학의 유형별 특성

### 1) 상관 연구(Correlational studies) 또는 생태학적 연구(Ecological studies)

분석의 대상이 개인이 아니라 개인의 집합인 인구 집단이 분석 단위가 되는 연구 방법이다. 주로 지리적 지역을 단위로 연구하며, 두 번째로 흔하게는 시간적 기간을 단위로 연구한다.

분석은 노출의 빈도가 높은 생태학적 단위가 동시에 질병 발생의 빈도가 높은 단위에 해당되는 경향이 있는가에 중점을 둔다.

상관성 연구의 장점은 다음과 같다.

① 가능한 노출-질병 연관성을 조사하는 1단계로 이용된다는 점과

② 빠르게 그리고 종종 이미 이용 가능한 정보를 사용하기 때문에 비용이 적게 드는 연구 방법이라는 점(정부와 개별 보험사들은 질병의 발생, 사망 또는 의료 자원의 활용과 관련될 수 있는 생산물의 소비 자료와 인구학적 자료들을 일상적으로 수집) 그리고

③ 감시 프로그램이나 국내와 국제적 질병 등록 자료의 이용 가능성은 다른 지역에서의 질병 발생률의 비교를 가능하게 한다는 점이다.

상관성 연구의 제한점은 다음과 같다.

① 특별한 개인들에서 질병과 노출을 연결시킬 수 없다는 점

② 가능한 혼란 변수의 효과를 통제할 능력이 부족하다는 것

③ 상관성 자료는 실제 개인의 값보다는 오히려 평균적 노출 수준을 대표한다는 점 등이다.

### 2) 사례 보고(Case report)와 사례군 연구(Case series)

상관성 연구가 전체 인구 집단을 고려한 것인 반면, 사례 보고(case report)와 사례군 연구(case series)는 단일 환자나 유사 진단을 받은 단일 집단에 대한 경험을 기술한다.

특히 앞선 임상들이 질병이나 환자의 병력에 관한 일반적이지 않은 특성을 정의하는

새로운 가설을 설정하도록 하므로 임상 의료와 역학 간의 중요한 연결이 된다.

사례 보고(case report)는 특별한 의학적 질병 발생을 기록하고, 새로운 질병이나 노출 효과를 확인하는 첫 번째 실마리의 역할을 한다.

사례군 연구(case series)는 비교적 단기간 동안 발생된 개별 사례 보고의 모음이며, 이러한 설계 방법은 역학에서 역사적으로 중요한 의미를 가진다. 이는 종종 질병 유행의 시작 또는 존재를 정의하기 위해 초기에 이용된다. 요즘에도 사례 보고 누적에 대한 일상적인 감시는 새로운 질병 또는 역학적인 발생을 제안하는 역할을 한다.

사례 보고는 새로운 질병의 인식에 기여한다.

사례군 연구(case series)가 가설을 형성하는 데 매우 유용한 반면, 타당한 통계적 연관성의 존재를 검증하는 데는 사용될 수 없다. 사례 보고(case report)의 기본적 제한점이 단 한 사람의 경험만을 기초로 하고 있다는 점이기 때문에 사례군 연구(case series)와 같은 경우에도 노출 빈도에 관한 양이 인정받을 만큼 적절히 크더라도 어떤 정보의 설명력은 적절한 비교군의 부족으로 심하게 제한된다.

### 3) 단면 연구(Cross-sectional surveys)

기술 연구의 세 번째 유형은 노출과 질병 상태가 잘 확인되는 인구 집단에서 대상자들이 지니는 특성의 관련성을 동시에 평가하는 단면 연구 혹은 유병률 조사이다.

단면 연구(cross-sectional surveys)는 발생 사례보다는 유병 사례를 더 고려해야 하기 때문에, 얻어진 자료들은 원인론만큼이나 생존을 결정하는 인자를 항상 반영하게 된다.

예를 들어 Evans County Study에서 백인보다는 흑인에서 심혈관 질환(coronary heart disease)의 유병률이 더 낮았다. 그러나 이것은 흑인에서 심혈관 질환(coronary heart disease)이 덜 발병한다는 것을 의미하는 것이 아니며, 흑인에서 발병과 사망이 백인에서보다 더 높기 때문에, 단면 연구에서는 얻어진 결과만으로 판단할 수 없다.

특별한 환경에서만 단면 연구(cross-sectional surveys)는 분석적 연구의 유형으로 고려될 수 있고 역학적 가설로 이용될 수 있다. 이러한 경우는 변수가 시간이 지나도 노출의 변이가 변하지 않는 값일 때, 눈 색깔이나 혈액형과 같은 출생 시에 결정된 요인일 때는 이러한 개념의 적용이 가능하다.

### 4) 유행 조사(Investigation of epidemic)

유행이란 지역사회 및 특정 지역에서 전염병 등의 질환이나 보건 의료 관련 사건이 일반적인 예상보다 확연히 증가하여 발생하는 것이다. 과거에는 주로 전염병의 유행이 주요 사건이었지만 최근에는 만성병이나 직업병 등의 증가에도 이 용어를 사용하고 있다.

보건 의료 관련 사건이 유행하게 되는 경로에는 여러 가지가 있다. 예를 들어 전염병의 전파 경로는 질환에 따라 공기 전파, 동물 매개 전파, 수인성 또는 식품 매개 전파로 구분할 수 있고, 이런 질환들은 사전에 예방하기가 힘들고, 발생한 후에 환자를 중심으로 발병 경로를 추정하여야 하는 어려움이 있다. 예를 들면 공기 전파는 호흡기 전염병이 여기에 속하고, 동물 매개 전파는 인수 공통 전염병이나 곤충의 흡혈에 의한 전염병이 있다. 수인성 또는 식품 매개 전파는 식수원으로 사용되는 물과, 섭취한 식품의 이상으로 인한 전염병이 여기에 속한다. 따라서 전염병의 유행 조사에서는 각 전파 유형별로 조사 방향을 설정하여 역학 조사를 실시하여야 한다.

## 3 기술 역학에서 이용되는 기본 변수별 연구 요인

기술 역학은 인구 집단을 대상으로 사람, 장소, 시간과 관련지어 질병 분포의 특성을 파악하는 연구 방법이다. 이 연구 방법은 질병 발생이 위험 요인, 또는 결정 요인을 규명하는 기본적인 과정이며, 연구의 범위를 정하고 질병 원인에 대한 가설을 설정하는데 필수적이라고 할 수 있다. 기술 역학에서 질병, 사망의 규모와 분포를 설명하고자 할 때는 사람, 장소, 시간에 따라 자료를 정리하고 요약한다. 역학적 연구에서는 흔히 이 세 가지 특성을 사용하여 원인 관계를 설명하기 때문에 이를 역학적 변수라고도 한다.

### 1) 사람(Person)

사람의 특성은 연령과 성별같이 변화될 수 없는 핵심적 요소와 교육, 수입, 직업 같은 사회경제적 요소만큼이나 종교, 결혼 상태, 성격 유형, 인종처럼 다양한 변수들이 고려될 수 있으며 각 변수들은 질병의 유형과 가능한 원인에 대한 단서의 다른 유형을 제안할 수 있다.

### 2) 장소(Place)

기술적 연구에서 기본적인 질문의 두 번째는 “어디에서 질병의 비율이 가장 높고 어디에서 가장 낮은가" 하는 것이고, 기술적 특성은 질병의 원인에 관한 주요한 통찰력을 제공할 수 있다.

### 3) 시간(Time)

기술 자료는 "일반적으로 질병이 언제 발생하는가 혹은 드물게 발생하는가?" 같은 시간에 해당한다.

## ④ 기술 역학의 원리 및 활용도

기술 역학이 분석 역학, 실험 역학 등과 그 접근법에서 다른 점은 어떤 구체적 가설(specific hypotheses)을 증명하기 위한 연구라기보다 있는 그대로의 상황을 파악하여 기술하는 데 있다.

기술 역학에서 다루는 주요 분야를 요약해 보면 인간 집단에서 발생하는 질병에 대하여 그 발생에서부터 종결까지의 경과인 질병의 자연사를 기술하는 것이다. 즉, 서로 다른 환경이나 속성을 가진 소집단 간 질병 경과의 차이 그리고 여러 가지 예방적 혹은 치료적 처방에 따른 질병 경과의 변화 등을 기술함으로써 질병의 진단, 치료 및 예방법의 개발에 공헌하고 있으며, 임상의학에서 주로 활용되는 역학 영역이다.

기술 역학에서 가장 큰 비중을 차지하는 것은 지역사회의 건강 수준과 질병 양상을 기술하는 것이다. 사망과 상병을 유병률 또는 발생률로 측정하여 동일 지역에서 장기간에 걸친 변동이나 타 지역과의 비교에서 보건 문제를 찾아내는 협의의 지역사회 진단(communit diagnosis)이라 할 수 있다.

따라서 인구동태에 관한 기술로부터 보건 지표의 개발은 물론 이들의 정확도와 유용도 검증에 이르기까지 모두 포함하며, 이러한 양상을 설명할 수 있는 여러 가지 가정으로부터 구체적인 가설이 유도되기도 한다.

기술 역학의 기본적 기법은 인적, 시간적, 지역적 속성(변수)에 따른 인간 집단 혹은 소집단에 일어나는 역학적 현상의 빈도를 비교하는 것이다. 따라서 기술 역학은 기존 자료나 지역사회 조사로부터 자료를 수집하고, 분류하며 이들 자료의 정확도와 신뢰도를 검증한다. 이 과정에서 상당 수준의 자료 분석이 요망된다.

기술 역학적 연구에 의해서 제공되는 자료들은 역학자들에게 중요한 것만큼이나 공중보건 행정가들에게 중요하다. 공중보건 행정가들에게는 특히, 인구 혹은 하위군이 질병으로 인해 대부분 또는 어느 정도 영향을 받는지에 대한 지식은 가장 효율적인 자원의 배정과 교육 및 예방 프로그램을 위하여 특정 인구에게 표적을 맞추는 것을 가능하게 한다. 역학자들을 위해, 기술되는 특성의 확인은 종종 질병을 감소시키거나 예방하기 위해 변경되거나 배제될 수 있는 결정 요인이나 위험 요인들에 대한 연구에서 중요한 첫 번째 단계를 구성한다.

기술 역학적 연구는 역학적 가설을 검증하는 능력은 일반적으로 없으나, 연구에 관한 의문점을 제기하고 질병 발생의 유형을 기술하는 데 매우 유용하다. 의학 문헌에서 역학적 설계 전략을 세우는 데 많이 이용된다.

## 제3절. 분석 역학

**학습목표**

1. 분석 역학을 정의하고 역학적 연구로서의 장단점을 설명할 수 있어야 한다.
2. 분석 역학 연구 방법들을 열거할 수 있어야 한다.
3. 환자-대조군 연구를 정의하고 그 특성을 설명할 수 있어야 한다.
4. 환자-대조군 연구에서 환자군과 대조군 선택의 원칙을 설명할 수 있어야 한다.
5. 환자-대조군 연구에서 비차비(Odds ratio)의 산출 수식을 제시하고 의미를 설명할 수 있어야 한다.
6. 환자-대조군 연구에서 짝짓기(matching)의 종류를 열거할 수 있어야 한다.
7. 코호트 연구를 정의하고 그 특성을 설명할 수 있어야 한다.
8. 코호트 연구에서 연구 대상자 선정의 원칙을 설명할 수 있어야 한다.
9. 코호트 연구에서 비교 위험도(Relative Risk)의 산출 수식을 제시하고 의미를 설명할 수 있어야 한다.
10. 코호트 연구에서 인-년(person-year)의 개념을 도입해야 하는 이유를 설명할 수 있어야 한다.
11. 전향적 코호트 연구와 후향적 코호트 연구, 그리고 코호트 내 환자-대조군 연구를 정의하고 그 장단점을 비교 설명할 수 있어야 한다.

## ❶ 분석 역학의 정의

분석 역학 연구는 사전에 충분한 정보를 갖고 대상 질병의 특정한 가설을 검정하기 위해 수행한다. 목적은 대상 질병에 대한 위험 요인(risk factors)을 찾고, 그 요인의 질병에 대한 영향을 추정하며, 대응 방안을 제시하는 것이다. 궁극적으로 어떤 요인을 갖고 있는 사람이 요인을 갖고 있지 않은 사람에 비해 어느 정도 해당 질병이 발생할 가능성이 높은가 하는 비교 위험도를 구하는 것이다. 코호트 연구에서는 비교 위험도를 직접 구할 수 있고, 환자 대조군 연구에서는 비교 위험도에 대한 추정치로서 비차비를 구할 수도 있다.

## ❷ 분석 역학 연구 방법

일반적으로 분석 역학에 이용하는 방법은 코호트 연구와 환자-대조군 연구가 있다. 경우에 따라서는 두 가지 연구 방법을 혼용함으로써 보다 효율적으로 연구를 진행할 수도 있다.

코호트 연구의 주요 장점은 자료의 질을 관리를 포함하여 대상자의 노출 정보를 완전히 수집할 수 있고, 노출과 질병 발생의 시간적 선후 관계가 명확하며, 특정한 노출에 대해 다양한 결과를 연구할 기회를 제공해 줄 수 있다. 특히 비교 위험도뿐 아니라 발생률(절대위험도)을 계산할 수 있으며, 역학자가 아니더라도 방법론과 결과를 쉽게 이해할 수 있으며, 흔하지 않은 요인의 노출에 대한 연구도 가능하다는 점이다. 반면에 주요 단점은 대상자가 많이 필요하므로 흔하지 않은 질병에 대한 연구에는 적당하지 않으며, 요인에 노출된 후 증상이 나타날 때까지 잠복기가 긴 질병의 연구에는 적당하지 않으며, 연구 기간 중에 노출 양상이 변화하여, 결과를 이해하기 어렵게 만들 수 있다는 것이다. 그 외에도 추구 조사율을 높게 유지하기 어려우며, 보통 대상자가 많이 필요하므로 예산이 많이 들고, 많은 환자에게 긴 면접 조사를 하기 어려우므로 기초 자료가 빈약할 수 있으며, 추적·관찰의 누락에 의한 선택 편의가 생길 수 있다. 한편, 환자-대조군 연구의 장단점은 코호트 연구의 장단점을 바꾸어 생각하면 쉽게 이해할 수 있다(<표 4-1>).

코호트 연구는 일반적으로 오랜 기간 많은 수의 대상자를 추적·관찰하게 된다. 따라서 매우 많은 비용이 소요되며 긴 시간이 소요되는 경향이 있다. 따라서 이를 극복하기 위한 다양한 방법이 있다. ① 후향적으로 적절한 연구 대상을 선정하고 노출에 대한 정보를 얻되 기존의 자료나 생체 시료를 이용한다는 것이다. ② 사망 자료나 암 등록 자료와 같이 이용 가능한 조사 체계를 추적·관찰하는 데 이용한다. ③ 국가나 지역 인구의 질병 비율을 비 노출군으로 삼아 비교한다. ④ 코호트 내 환자-대조군 연구를 수행한다.

<표 4-1> 코호트 연구와 환자-대조군 연구의 장단점

| 연구 방법 | 장 점 | 단 점 |
|---|---|---|
| 코호트 연구 | · 자료의 질을 관리할 수 있고, 연구 시작 후 일어난 일을 포함하여 대상자의 노출 정보를 완전히 수집할 수 있음.<br>· 노출과 질병 발생의 시간적 선후 관계가 명확함.<br>· 특정한 노출에 대해 다양한 결과를 연구할 기회를 제공해 줌.<br>· 비교 위험도뿐 아니라 발생률(절대 위험도)을 계산할 수 있음.<br>· 역학자가 아니더라도 방법론과 결과를 쉽게 이해할 수 있음.<br>· 흔하지 않은 요인의 노출에 대한 연구도 가능함. | · 대상자가 많이 필요하므로 흔하지 않은 질병에 대한 연구에는 적당하지 않음.<br>· 요인에 노출된 후 증상이 나타날 때까지 잠복기가 긴 질병의 연구에는 적당하지 않음(후향적 코호트 연구로 극복할 수 있음).<br>· 연구 기간 중에 노출 양상이 변화하여, 결과를 이해하기 어렵게 만들 수 있음.<br>· 추구 조사율을 높게 유지하기 어려움.<br>· 보통 대상자가 많이 필요하므로 예산이 많이 듦.<br>· 많은 환자에게 긴 면접 조사를 하기 어려우므로 기초 자료가 빈약할 수 있음.<br>· 추적·관찰의 누락에 의한 선택 편의가 생길 수 있음. |
| 환자-대조군 연구 | · 발생률이 낮은 질환에 대해서 적용할 수 있음.<br>· 요인에 노출된 후 증상이 나타날 때까지 잠복기가 긴 질병도 연구 가능.<br>· 비교적 짧은 시간 안에 시작해서 끝낼 수 있음.<br>· 코호트 연구에 비해 비용이 적게 듦.<br>· 한 질병의 여러 요인에 대해 연구 가능. | · 노출과 과거력에 대한 정보 수집에 기본적으로 면접 조사를 함으로써 회상 편의(recall bias)가 발생할 가능성이 있음.<br>· 노출 정보의 확인이 어렵거나 불충분하거나 심한 경우 불가능함.<br>· 정의에 따르면, 오직 하나의 질병만 연구 가능.<br>· 질병의 발생률에 대한 정보를 줄 수 없음.<br>· 보통 외생 변수의 통제가 불완전함.<br>· 적절한 대조군을 찾기가 어려움.<br>· 역학자가 아니면 방법론을 이해하기 어렵고, 정확한 결과의 해석도 어려움. |

## ③ 환자-대조군 연구의 정의와 특성

환자-대조군 연구는 연구 시작 시점에 대상 질병에 걸린 집단(환자군)과 질병에 걸리지 않은 집단(대조군) 간에 질병의 원인 또는 위험 요인이라고 의심되는 요인의 과거에 노출된 분율을 비교함으로써 질병과의 요인과의 관련성을 구하는 연구 방법이다(<그림 4-1>).

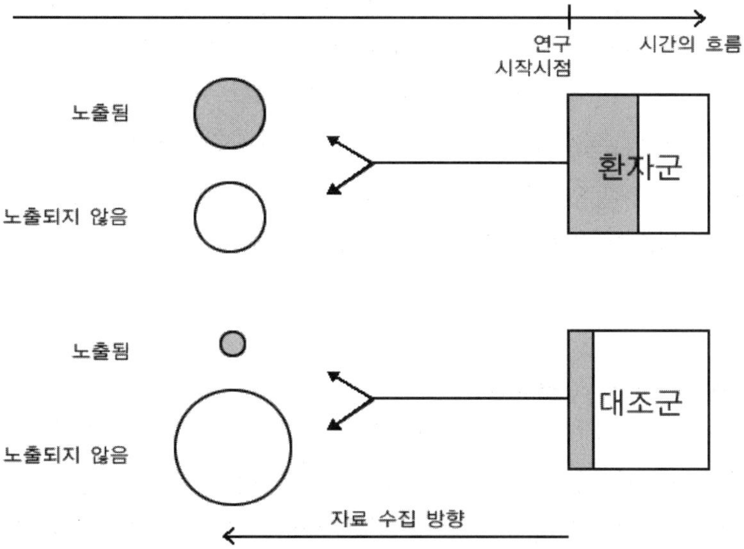


<그림 4-1> 환자-대조군 연구

대부분의 역학 연구에서와 같이 환자-대조군 연구에서는 자연적으로 발생하는 노출과 질병의 관계에 대하여 관찰하게 된다. 이러한 비실험적인 관찰 연구에서는 연구자가 질병의 자연사에 대하여 관찰하고 연구하지만 개입(intervention)하지는 않는다.

때때로 환자-대조군 연구가 하나의 질병과 여러 가지 위험 요인의 노출과의 관계를 평가함으로써 탐색적인 목적으로 쓰이기도 한다. 탐색적 연구에서 밝혀진 노출-질병의 관계는 더 명확한 증거들을 얻을 때까지는 잠정적인 결과로 보는 것이 바람직하다.

환자-대조군 연구의 장단점은 <표 4-2>를 참조하기 바란다.

## ④ 환자-대조군 연구에서 환자군과 대조군 선택의 원칙

환자군은 확실한 진단 기준으로 선택되어야 하며, 환자군으로 영입하는 기간을 명시

해야 한다. 환자군의 대상은 선택한 인구 집단 중 한 시점에 해당 질병을 갖고 있거나 또는 일정 기간에 발생한 모든 환자를 이용할 수도 있고, 표본 추출을 할 수도 있다. 그러나 흔히 환자를 찾는 데 시간과 예산이 많이 들게 되므로, 각 병원에서 이미 확진된 환자를 대상으로 하는 경우가 많다. 일부는 건강보험이나 생명보험 가입자, 학교나 군대 또는 산업장 등의 특수 집단 중 대상 질병으로 진단된 환자를 이용하기도 한다.

대조군은 연구 대상 질병이 없어야 한다. 이상적으로는 연령, 성별, 인종 및 사회경제 수준 등 여러 가지 면의 특성이 환자군과 비슷하여야 한다. 그러나 이러한 대조군은 실제로 구하기 어려우므로, 비교가 가능하다고 판단되는 대조군을 구한 뒤, 분석 단계에서 차이점을 통제하는 것이 보통이다. 또한 연구하고자 하는 요인의 환자-대조군 간 자료 수집 방법 또는 기억력 등에 차이가 있으면, 정보 편의가 발생하여 잘못된 상관관계를 얻을 가능성이 있다.

### 1) 환자군의 선택(Case identification)

환자-대조군 연구를 할 때 첫째로 하여야 할 일은 질병 상태를 정의하는 것이다. 어떤 상황에서는 환자의 정의가 비교적 단순 명료하다. 예를 들어 단순한 이학적 검사만으로도 구개열(cleft palate)이 있는 아이들을 확인할 수 있다. 반면 고혈압과 같은 상황에서는 질병 상태를 결정하기가 어려운 경우도 있다. 환자-대조군 연구에서는 혈압 같은 연속 변수(continuous variable)를 범주 변수(categorical variable)로 만들어야 하는데 이 과정이 다소 임의적일 수 있다. 질병에 대하여 아주 엄격한 기준을 잡으면 일부 경미한 질병 상태가 정상으로 잘못 분류되기 쉽다. 반면 엄격한 기준을 잡지 않으면 일부 정상인 사람들을 환자로 잘못 분류할 수도 있다. 이러한 두 가지 분류 오류 모두 편의가 있는 연구 결과를 가져올 수 있다.

질병 유무를 결정하기 위해서 여러 가지 방법들이 단독으로 또는 합동으로 이용될 수 있다. 어떤 종류의 암에서는 병리 조직학적인 방법에 의하여 객관적으로 진단되어서 질병 과정을 직접 확인할 수 있는 경우도 있다. 그러나 정신 질환 같은 질병은 구조적 이상을 확인하기가 어렵다. 진단이 어느 정도 정확하게 될 수 없는 경우에는 여러 가지 수단에 의한 여러 진단 과정을 통해서 환자군 연구 사례로 받아들일 수도 있다. 또한 연구자 동의나 위원회 등에서 정한 진단 기준이 질병 분류에 기준이 될 수도 있다. 여러 개의 연구 결과를 비교하는 데 있어서는 표준이 되는 진단 기준의 설정이 필수적이다.

환자-대조군 연구는 '발생 사례' 즉 새롭게 진단된 사례에 국한해서 하는 것이 좋다. 발생 사례(incident case)에 대해서 연구를 할 때 몇 가지 장점이 있다. 즉, 이러한 사람들은 원인이 되는 노출에 대하여 훨씬 잘 기억할 수 있으며 또한 발생 사례에 있어서는 원인적 요인이 되는 환경이 비교적 균일할 가능성이 있다. 그리고 질병에 걸린 지는 오래되었지만 아직 생존해 있는 사례를 배제함으로써 임상적인 예후에 영향을 줄 수 있는 요인에 의한 선택 편의(selection bias)를 피할 수 있다.

환자를 정하는 과정은 대개 연구 환경에 따라 다르다. 의료 시설을 이용하는 경우는 임상 기록, 병원 퇴원 요약지(discharge summary) 또는 기관 등록 자료 등에서 환자군을 확인하는 것이 쉽다. 지역사회에서는 환자를 확인하는 과정이 지루하고 시간을 많이 소요하는 과정일 수 있다. 이 경우에는 질병 감시 프로그램이나 고용 기록부 또는 사망확인서 등에서 잠재적으로 환자군을 확인할 수 있을 것이다.

### 2) 대조군의 선택(Control identification)

아마도 환자-대조군 연구에 있어서 가장 큰 어려움은 적절한 대조군을 찾는 일일 것이다. 엄밀하게 말하면 후향성 연구에 있어서 대조군은 진정한 의미의 대조군이 아니다. 원래 '대조군'이란 말은 치료군과 대조군이 같은 인구군에서 나오고 단지 실험 조작에 관해서만 다른 구조를 지닌 실험 연구에서 나온 용어로서, '대조군'이란 무작위에 의하여 배정된 치료만을 다르게 한 두 군을 연구함으로써 결과에 미치는 외적 요인의 영향을 배제한다는 것을 뜻한다.

환자군과 대조군은 2개의 다른 인구군에서 표본 추출하기 때문에 결과에 미치는 외적 영향을 완전히 배제할 수 없다. 알려져 있는 관련 공변수의 차이점에 대하여는 설명할 수 있지만 기타 모르는 변수의 영향에 대해서는 알 수 없다는 불확실성이 항상 있다. 후향성 연구에 있어서의 대조군이 반드시 진정한 의미의 '대조군'은 아니라 할지라도 질병과 관련된 외적 변수들(extraneous variables)의 분포가 노출군 간에 다르지 않을 경우 대조군이 의미를 가질 수 있다.

이러한 외적 변수를 통제하기 위한 두 가지 기본적인 접근 방법이 있다.

① 특정 범위의 관련 공변수에 한하여 대상자를 뽑는 방법

② 제한 없이 대조군을 선택한 후 나중에 통계로 통제하는 방법

대상자에 대한 제한된 표본 선정 방법으로는 대상자를 선택할 때 절대적인 제한을 두는 방법과 부분적인 제한을 두는 방법 등 2가지 방법이 있다. 절대적인 제한이란 모든 참여자가 좁은 범위로 규정된 공변수에 의하여 제한을 받는 것을 말한다(즉, 40대의 백인 남자만을 연구 대상으로 선정하는 경우). 그러나 절대적 제한을 하면 중요한 정보를 잃을 수 있고 연구 결과를 일반화하기 어렵다. 부분적 제한 방법은 짝짓기(matching)를 의미하며, 대조군을 선택할 때 환자군과 관련 공변수의 값(분포)이 같은 대상자를 선택하는 방법이다.

연구자들은 또한 대조군의 대상자를 어디서 얻을지를 결정하여야 한다. 병원 대조군과 지역사회 대조군 등 두 가지 형태의 대조군이 이용될 수 있다. 환자가 있는 기관에서 대조군을 뽑는 것이 편리하기 때문에 임상 연구에서는 흔히 병원 대조군이 사용된다. <표 4-2>에서는 병원 대조군을 이용할 때의 장점과 단점에 대하여 요약해서 나타내었다.

'지역사회 대조군'이란 말은 비임상적으로 얻은 대조군에 대한 일반적인 용어이다. 이러한 넓은 범주 안에서 몇 가지 특수한 대조군을 생각해 볼 수 있다. 예를 들어 환자군을 동료, 급우, 친구 또는 이웃과 같은 아는 사람과 짝을 지을 수 있다. 이러한 사람들은 환자나 연구자 또는 고용주 같은 제3자에 의해서 확인할 수 있을 것이다. 또 어떤 경우에는 단순 무작위 표본이나 외부 변수를 통제하기 위한 확률 표본 등으로 일반 인구에서 표본을 얻는 것이 바람직할 수도 있다.

<표 4-2> 병원 대조군의 장단점

| 장 점 | 단 점 |
|---|---|
| · 대상자를 쉽게 확보할 수 있다.<br>· 환자는 일반적으로 연구에 참여할 시간이 있다.<br>· 환자는 대부분의 경우에 연구자와 협조하도록 동기화된다.<br>· 환자군과 대조군은 비슷한 사회적 및 지리적 환경으로부터 추출된다.<br>· 과거 노출 평가시 환자군과 대조군의 측정 오류가 달라지는 정도(differential recall)가 감소될 수 있다. | · 두 군의 다른 입원 양상은 선택 편의를 불러올 수 있다.<br>· 환자군과 대조군의 질병 상태를 모르게 하기가(blindness) 어렵다.<br>· 만약 대조군의 질병이 병인학적으로 환자군의 질병과 비슷한 경우에는 연구 결과가 과소평가(underestimate)될 수 있다. |

지역사회 대조군에 대한 장점과 단점이 <표 4-3>에 나타나 있다. 흔히 이야기하는 지역사회 대조군의 단점 중 하나가 낮은 참여율이다. 그러나 질문자가 거절당하는 것을 피하는 방법을 배우고 또 참여를 촉구하기 위하여 반복적으로 시도하면 상당히 좋은 반응을 얻을 수 있다.

앞에서 서술한 내용을 보면 병원이나 지역사회 대조군을 선택하는 문제는 연구 주제와 연구 환경, 가용한 여건 등에 따라 결정된다는 것이 분명하다. 그러나 병원과 지역사회 모두에서 각각 다른 두개의 대조군을 얻는 방법도 많이 사용되고 있다.

<표 4-3> 지역사회 대조군의 장단점

| 장 점 | 단 점 |
|---|---|
| · 선택 편의의 기회를 줄인다.<br>· 연구 결과를 좀 더 많은 대상 인구에게 일반화할 수 있다.<br>· 특정한 연구에서는 자연적인 지역사회 대조군이 존재할 것이다. | · 대부분 시간과 경비가 많이 소요된다.<br>· 낮은 참여율로 어려움이 있다.<br>· 과거 노출 평가시 환자군과 대조군에서 측정오류의 정도가 다를 수 있다(differential recall). |

## ⑤ 환자-대조군 연구에서 비차비(Odds ratio)의 계산

비차비는 환자-대조군 연구에서 계산하는 통계량으로 비교 위험도를 추정하기 위해 개발되었다. 환자-대조군 연구 설계에서 환자군의 위험 요인 노출률이 모집단의 그것을 대표하고, 대조군의 위험 요인 노출률이 모집단의 그것을 대표한다는 가정에서 환자-대조군 연구에서 얻은 비차비는 모집단 또는 잘 수행된 코호트 연구에서 얻는 비교 위험도에 가까워진다. 계산 방법은 다음과 같다.

$$\text{비차비} = \frac{\dfrac{\text{위험 요인이 있고 질병에 걸린 수}}{\text{위험 요인이 있으나 질병에 걸리지 않은 수}}}{\dfrac{\text{위험 요인이 없으나 질병에 걸린 수}}{\text{위험 요인이 없고 질병에 걸리지 않은 수}}}$$

<표 4-4>는 '갑' 질병을 갖고 있는 사람 중 10%가 과거 흡연력이 있고, '갑' 질병이 없는 사람들 중에서 1%만이 과거 흡연력이 있다는 것을 보여 준다. 이 자료로 과거 흡연력이 있는 15명 중 10명이 '갑' 질병에 걸렸다고 해석을 해서는 안 된다. 자료 수집 방법이 코호트 연구와 다르기 때문이다.

<표 4-4> 환자-대조군 연구 결과(가상 자료)

| 과거 흡연력 | '갑' 질병 | |
|---|---|---|
| | 유 | 무 |
| 있음 | 10 | 5 |
| 없음 | 90 | 495 |
| 계 | 100 | 500 |

이 자료에서 계산할 수 있는 통계량 중의 하나로 '갑' 질병이 있는 사람들의 과거 흡연력이 있을 비차 즉, 10/90과 '갑' 질병이 없는 사람들의 과거 흡연력이 있을 비차, 즉 5/495 등이 있다. 여기서 후자에 대한 전자의 비, 즉 10/90을 5/495로 나누어 준 값 11은 흡연의 '갑' 질병에 대한 비차비이다. 비차비 11은 코호트 연구에서 계산하는 흡연의 '갑' 질병 발생률에 대한 비교 위험도의 좋은 추정치이며, "과거 흡연력이 있는 사람들은 없는 사람들에 비해 '갑' 질병에 이환할 확률이 11배이다"라고 해석한다.

## ⑥ 환자-대조군 연구에서 짝짓기(Matching)의 종류

환자군과 대조군과의 비교성을 높이고, 선택하는 사람의 편견을 줄이기 위해서 대조군의 선택에 표본 추출법(sampling method)과 짝 비교(matching method)를 이용하기도 한다. 짝 비교에는 빈도 짝짓기(frequency matching)와 개별 짝짓기(individual matching)가 있다.

빈도 짝짓기는 환자군을 중요한 변수(나이, 성별, 사회경제 수준 등)별로 층화한 다음, 각 층의 수에 해당하는 대조군을 이용할 집단 내에서 표본 추출하는 방법이다. 그러나 이 방법은 대조군 후보를 층화하여야 하므로 이에 필요한 정보가 있어야 하며, 환자군 선정이 끝난 후에야 가능하므로 시간과 비용이 많이 든다.

개별 짝짓기는 환자-대조군 연구에서 흔히 쓰이는 방법으로 환자군 내 각 환자의 짝을 찾아서 이들을 대조군으로 이용하는 방법이다. 이때 대부분의 경우 연령, 성별을 맞추어 짝을 찾는다.

최근 많은 역학자들은 개별 짝짓기에서 지나치게 여러 변수를 맞추다 보면 다른 중요한 요인과 그 질병과의 연관성을 볼 수 없음을 지적하고, 비교성이 낮은 대조군을 선정한 뒤에 분석 과정에서 통제와 해석, 그리고 결론을 유도하는 것이 더 바람직한 방법이라는 의견을 제시하고 있다.

대상자를 선정할 때 이렇게 다른 방법을 쓰지만 개별 짝짓기와 빈도 짝짓기는 같은 결과를 낸다. 그러나 일란성 쌍생아처럼 자연히 생긴 짝이 있는 경우에는 개별 짝짓기가 더 좋은 방법이다. 짝짓기를 하는 일반적인 이유는 관련 공변수의 효과를 통제하고자 하는 것이다. 질병 발생 전에 짝짓기를 할 수 있는 전향적 연구에서는 알려진 관련 공변수를 적절히 통제할 수 있다. 그러나 질병 발생 후에 대상자를 선정하게 되는 환자-대조군 연구에서는 짝짓기로 외생 변수를 항상 적절히 통제할 수 있는 것은 아니다. 환자-대조군 연구에서 짝짓기를 할 때는 대상자 선정 방법에 대하여 설명할 수 있는 분석을 반드시 해야 한다. 특히 개별 짝짓기를 시행한 연구에서는 자료를 분석할 때 짝짓기에 대하여 설명하여야 한다.

짝짓기에 대하여 흔히 잘못 이해하고 있는 부분이 질병 상태만을 제외하고는 모든 면에서 환자군과 대조군을 같게 만드는 것이 짝짓기의 목표라고 생각하는 잘못된 인식이다. 가장 좋은 짝짓기 유형은 통계적 효율성을 높이거나 연구 효과로부터 편의를 제거할 수 있는 변수만을 대상으로 하는 것이다. 흔히 어떤 변수가 짝짓기에 적절한지를 미리 알기는 어렵다.

과거의 자료가 있다면 짝짓기를 할 질병에 대한 독립적인 위험 인자를 밝힐 수 있을 것이다. 어떤 경우에는 질문자나 병원에 대하여 짝을 맞춤으로써 질문자와 관찰자에 의한 편의 효과를 상쇄시킬 수도 있다. 탐색 연구(exploratory study)에 있어서는 연령, 종족, 성 등과 같은 기본적인 변수들만으로 짝을 짓거나 아니면 아예 짝을 짓지 않는 것이 좋다.

지나치게 과다한 짝짓기에 의해서 두 가지 문제가 생길 수 있다: 첫째, 결과에 대하여 독립적인 위험 인자가 아니면서 노출과 강한 관련성이 있는 요인에 대하여 짝을 지으면 연구 효과를 감소시킬 수 있다; 둘째, 짝짓기를 함으로써 특정 변수가 적절히 통제되었다고 안심하는 잘못된 인식을 가질 수 있다.

## 7 코호트 연구의 정의와 특성

코호트 연구(cohort studies)란 특정 인구 집단을 연구 대상으로 특정 질병의 발생에 영향을 미칠 것으로 의심되는 특성이나 원인이라 생각되는 요인에 노출된 정보를 수집한 후, 질병의 발생을 시간 경과에 따라 전향적(prospective)으로 추적·관찰함으로써 특정 요인에 노출되지 않은 집단에 비해 노출된 집단에서의 질병 발생률을 비교하는 역학적 연구 방법을 말한다(<그림 4-2>).

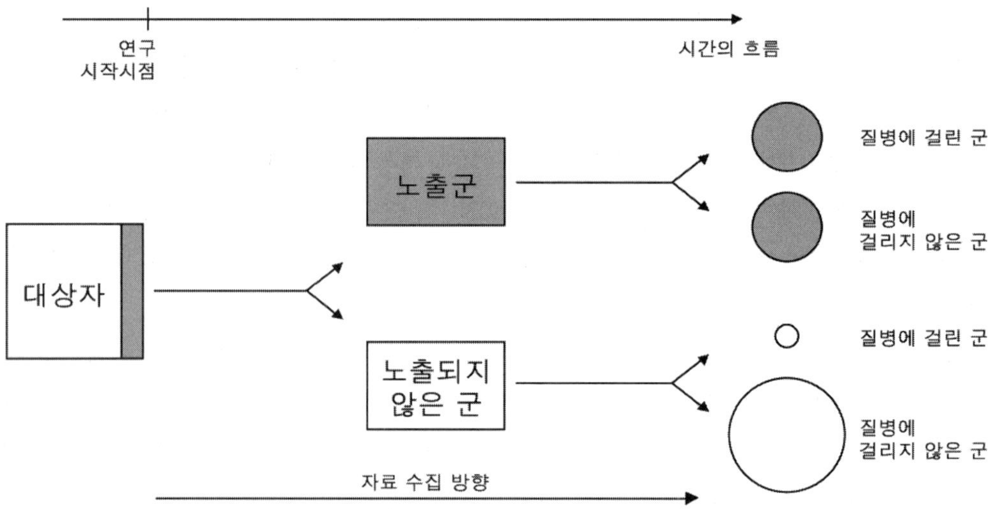


<그림 4-2> 코호트 연구

코호트 연구는 연구 대상을 노출 정도에 따라 선정하고 시간 경과에 따라 질병 발생 양상을 관찰한다는 점에서 실험 역학 연구(intervention study)와 비슷하지만, 연구 대상자를 연구자가 임의로 배정하지 않는다는 점이 실험 역학 연구와 다르다. 코호트 연구의 장단점은 <표 4-1>을 참고하기 바란다.

## 8 코호트 연구의 연구 대상자 선정 원칙

코호트 연구의 대상은 지역 주민과 같은 일반 인구 집단이 될 수도 있고, 보다 적은 규모이지만 대상의 확인과 향후 추적 조사가 가능한 특정 인구 집단을 대상으로 할 수도 있다. 그 밖에 특정 원인에 노출된 집단을 코호트 연구의 대상으로 하기도 한다.

### 1) 일반 인구 집단

특정 지역에 거주하는 주민들로 구성하는 코호트를 말한다. 원인 노출이나 질병 발생이라는 관점에서 비교적 큰 규모의 대상을 확보할 수 있다는 점이 장점이다. 미국의 Framingham study는 코호트 연구의 대표적인 예로서, 비교적 안정된 지역으로 한 개의 종합병원에서 전체 주민을 관할할 수 있었기 때문에 지역사회 단위 코호트 연구의 좋은 본보기가 된다.

### 2) 특정 인구 집단

전문직 종사자로 구성된 일반 인구를 코호트로 구축하는 것도 가능하다. 대만 공무원은 일반 인구에 비해 B형 간염에 노출된 정도가 높다는 이유뿐만 아니라 다른 어느 집단보다도 추적이 편리하다는 현실적 이유에서 코호트 대상으로 선정되었다. 영국에서는 의사를 대상으로 흡연의 영향을 평가하기 위한 코호트 연구를 수행했다. 의사들은 협회에 모두 가입되어 있어서 대상의 확인이나 추적이 용이할 뿐만 아니라 연구에도 협조적이고 사망 원인 확인도 비교적 정확하기 때문에 코호트 대상으로 선정되었다. 우리나라에도 건강보험에 가입한 조합원을 대상으로 한 몇몇 코호트가 있다.

#### (1) 특정 원인에 노출된 집단

연구하고자 하는 원인에 노출되는 정도가 낮은 경우에는 일반 인구를 대상으로 코호트 연구를 수행할 수가 없다. 이런 경우에는 노출 정도가 높은 특수 집단을 대상으로 하여야 하는데, 예를 들어 원자력 발전에 종사하는 근로자나 염료에 노출되는 정도가 높은 산업체 근로자를 대상으로 하면 노출 정도에 따른 광범위한 건강 영향을 평가할 수 있다. 이런 코호트 연구 결과는 비록 일반 인구 집단 전체에 일반화하는 정도는 제한적이지만 질병의 발병기 전을 이해하는 데는 크게 기여한다. 일본 원폭 피해자에 대한 코호트 연구는 고선량 전리 방사선에 단기간 노출되는 경우의 장기간 건강 영향뿐만 아니라, 저선량 방사선에 만성적으로 노출된 경우의 영향에 대해서도 많은 결과를 제공해 주고 있다.

#### (2) 비교군 선정

이 과정은 코호트 연구에서 가장 중요한 부분으로 비노출군은 노출군에 비해 가설상의 원인에 노출되지 않았다는 사실 이외에는 모든 조건이 같아야 한다. 비교 집단을 선정하는 방법에는 내부 비교군과 외부 비교군의 두 가지 방법이 있다.

일반 인구를 연구 대상으로 하는 코호트 연구에서는 노출되는 정도에 따라 여러 개의 범주로 나누어 노출이 전혀 없거나 그 노출 정도가 낮은 집단을 내부 비교군으로 정한다. 영국 의사를 대상으로 한 코호트 연구에서 같은 코호트 내의 비흡연자를 비교군으로 선정한 것이 좋은 예이다. 미국 정규 간호사를 대상으로 한 코호트 연구에서도 경구피임제와 유방암과의 관련성을 규명하는 과정에서 코호트 중 일부를 내부 대조군으로 사용하였다. 산업장 근로자를 대상으로 구축하는 코호트의 경우에도 같은 산업장 내 타 부서 근로자로 가설상의 원인에 노출되지 않은 사람을 내부 대조군으로 정할 수 있다.

그러나 구축한 코호트가 노출 요인에 관해 너무 균일하게 분포되어 있어 그 자체에서 내부 비교군을 구할 수 없는 경우가 있는데, 이런 경우에는 외부에서 비교가 될 만한 집단을 구해야 한다. 어떤 산업장 근로자 코호트에서는 비교군에 해당하는 비노출군을 같은 집단에서 적게 노출된 사람으로 정하는 것이 불가능하기 때문에 그 요인에 노출되지 않은 다른 직종 근로자를 외부 비교군으로 정하게 된다.

혹은 반대로, 노출된 대상이 사는 지역의 일반 인구 집단이 외부 비교군이 될 수도 있다. 이 경우에는 코호트 집단에서 관찰한 질병 발생과 추적·관찰이 종료된 시점에서의 일반 인구의 질병 발생을 비교하게 된다. 일반 인구를 이용하는 경우에는 비교군을 많이 추적하지 않아도 되는 이점이 있지만, 반면에 ① 일반 인구 집단에서 해당 질병에 대한 통계 자료가 있을 때에만 가능하고, ② 관심 있는 위험 요인에 노출되는 정도가 일반 인구에서 매우 낮다면 노출의 효과가 실제보다 매우 낮게 평가되는 단점이 있다.

## 9 코호트 연구에서의 비교 위험도(Relative risk)

코호트 구성원들이 모두 동일한 기간 동안 추적·관찰된 경우에는 노출군과 비노출군의 발생률(incidence)을 질병 위험도(risk)로 구할 수 있다. 예를 들어, <표 4-5>에서 보는 바와 같이 관찰 기간이 모두 5년으로 동일하다면 5년 위험도를 노출군과 비노출군에서 따로 계산하여 위험도 비(risk ratio)와 위험도 차(risk difference)를 산출함으로써 각각 상대적 및 절대적 효과를 평가할 수 있다.

<표 4-5> 도수를 이용한 위험도 구하기

| 질 병 | 노 출 | |
|---|---|---|
| | 됨 | 안 됨 |
| 발생함 | a | b |
| 발생하지 않음 | c | d |

노출된 군의 위험도 ($P_1$) = a / (a + c)
노출되지 않은 군의 위험도 ($P_0$) = b/(b + d)
위험도 비 = $P_1 / P_0$
위험도 차 = $P_1 - P_0$

모든 대상자의 노출 기간은 동일

## ⑩ 인-년(Person-year)의 개념

코호트 연구와 같이 오랜 기간 대상자들을 추적·관찰하다 보면, 연구 기간 중에 대상자에서 탈락하거나, 새로 연구에 포함되는 대상자도 생기게 된다. 이와 같이 연구 대상자들이 각기 다른 기간 동안 추적·관찰된 경우 발생률을 계산할 때 이를 분모에 반영해야 한다(<표 4-6>). 가장 보편적인 방법은 한 대상자가 질병에 걸릴 위험에 있었던 기간을 분석 단위로 삼는 것이다. 즉, 10년 동안 진행하는 코호트 연구에서, 처음 들어와 3년 동안 추적이 가능했던 대상자는 3인-년이 되고, 중간에 들어와 5년 동안 추적한 대상자는 5인-년만큼 기여한 것이 된다. 분모는 모든 대상자가 연구 기간 동안 기여한 인-년을 합한 것이다.

<표 4-6> 인-년을 이용한 위험도 구하기

| | 노 출 | |
|---|---|---|
| | 됨 | 안 됨 |
| 질병 발생 | a | b |
| 관찰한 인-년 | $y_1$ | $y_0$ |

노출군의 위험도 ($r_1$) = a / $y_1$
노출되지 않은 군의 위험도 ($r_0$) = b / $y_0$
위험도 비= $r_1 / r_0$
위험도 차= $r_1 - r_0$

경우에 따라서는 코호트 대상자가 하나 이상의 위험군에 기여할 수도 있다. 예를 들어, 5년 동안 추적한 연구에서 질병 발생을 연령군 10세 간격으로 층을 나누어 분석한다 하자. 이런 경우에는 48세에 코호트에 들어온 사람은 40~49세 연령군에 2인-년(당시 나이 48세와 49세이던 연도)만큼 기여하게 되고, 50~59세 연령군에는 3인-년만큼 기여하게 될 것이다. 이러한 현상은 코호트 연구처럼 장기간 추적·관찰하는 연구에서 나타나는 특이한 것인데, 처음 몇 년간은 흡연을 하고 그 후에 금연을 한 경우처럼 연구 대상자의 노출 여부가 바뀌는 경우도 얼마든지 일어날 수 있다.

## ⑪ 전향적 코호트 연구와 후향적 코호트 연구 및 코호트 내 환자-대조군 연구

### 1) 전향적 코호트 연구와 후향적 코호트 연구

코호트 연구에서는 노출에 대한 정보를 얻는 시점에 따라 전향적 코호트 연구(prospective cohort study)와 후향적 코호트 연구(historical 혹은 retrospective 혹은 reconstructed cohort study)로 나누어 볼 수 있다.

#### (1) 전향적 코호트 연구

일반적인 코호트 연구를 지칭한다. 전향적 코호트 연구는 현재 시점에서 노출 요인에 대한 자료를 수집한다. 이 경우에는 노출에 대해 가장 최신의 자료를 얻는 것이 가능하기 때문에 노출 여부를 분류하는 과정에서의 편의가 줄어들 수 있다. 그러나 노출 시점부터 질병이 발생하는 시점까지의 기간이 길면 결과를 얻을 때까지 시간이 오래 걸린다.

#### (2) 후향적 코호트 연구

결과가 되는 질병은 관찰 개시 이전부터 이미 발생되어 왔으나 과거의 위험 요인 노출 여부에 관한 기록의 확인이 가능한 경우에는 기존 자료를 이용함으로써 과거 시점에서의 코호트를 현재 시점에서 구축한 후 마치 연구가 과거로부터 시작되었던 것처럼 하여 연구를 수행할 수 있다. 이와 같은 연구를 후향적 코호트 연구라 한다. 구축된 코호트가 추적 관리가 잘 되는 집단이고 관심 있는 가설상의 요인에 관한 과거의 기록이 잘 보관되어 있는 경우에는 이런 연구 방법을 적용할 수 있다. 기존 자료에는 대표적으로 의무 기록, 고용 기록, 혹은 다른 개인적인 기록들이 과거 측정 자료가 될 수 있는데, 이미 작성된 자료를 이용함으로, 노출이 질병의 위험에 어떠한 효과를 낼 수 있을 때까지 기다려야 하는 시간이 상당히 줄어들거나 없을 수도 있다. 또, 잠복 기간이 긴 경우 특히 유용하다. 그러나 과거 기록에서 인용하는 노출 자료들은 일반적으로 전향적 연구에서 수집되는 자료보다 정확하지 않고, 꼭 필요한 정보가 누락될 수 있다는 것이 단점이다.

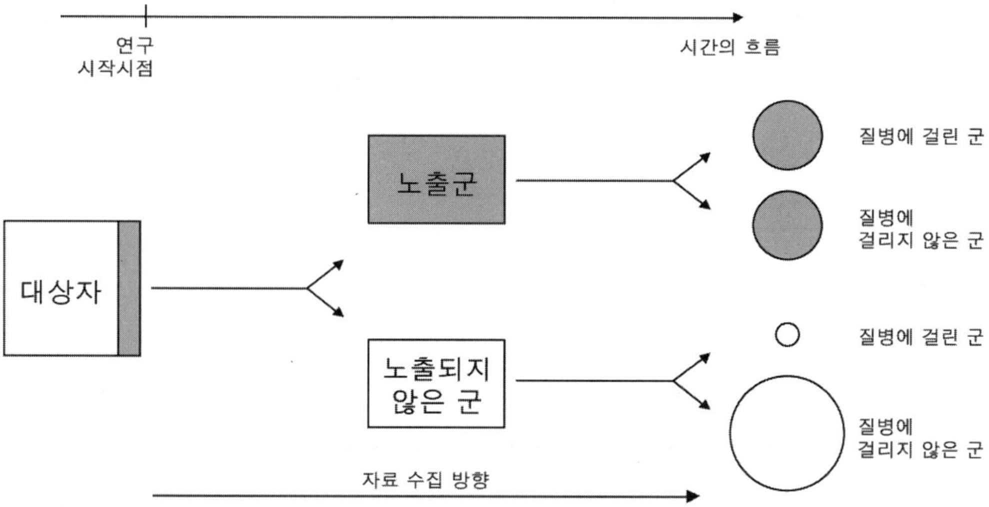


<그림 4-3> 후향적 코호트

#### (3) 후향적 코호트 연구와 환자-대조군 연구의 차이점

후향적 코호트 연구가 환자-대조군 연구와 비슷한 점은 이미 결과가 일어난 다음에 연구를 시작한다는 점이다. 그러나 후향적 코호트 연구에서는 과거의 한 시점을 마치 연구 시작 시점인 것으로 가정하고 대상자를 확보하며, 그 이후 대상자의 위험 요인에 대한 노출 여부 자료를 확보하는 것이 틀리다.

### 2) 코호트 내 환자-대조군 연구

코호트 연구의 가장 전통적 방법은 모든 코호트 대상자에게 동일한 방법으로 설문 조사나 건강검진 혹은 임상적 검사를 실시하여 대상을 구축하고, 이후에도 같은 방법으로 모든 대상자에게 동일한 방법을 적용하여 추적하면서 연구를 수행하는 것이다.

반면에, 일단 충분한 수의 환자가 발생하는 것을 먼저 확인한 후에 이 시점에서 코호트를 정하고 추적·관찰을 수행하는 방법도 있다. 이 경우에는 질병을 가진 것으로 확인된 환자군과 질병을 가지지 않은 대조군에 대해서만 위험 요인에 관한 보다 자세한 정보를 수집하여 분석하게 되는데, 기존의 코호트 연구와 다른 것은 분석에 필요한 정보를 코호트 구성원 모두에 대해서 수집하는 것이 아니라 환자-대조군에 대해서만 수집한다는 점이다.

확정된 고정 코호트 내에서 환자-대조군 연구를 수행한다는 점에서 이런 형태의 연구 방법을 "코호트 내 환자-대조군 연구"(nested case-control study within the cohort)라고 한다. 이러한 접근 방법은 위험 요인에의 노출 여부를 검사하는 과정이 복잡하거나 고가일 때 특히 유용하다.

## ⑫ 참고문헌

예방의학편찬위원회, 『예방의학』 3판 수정증보판, 계축문화사, 서울, 2007.
Gordis, L., *Epidemiology*, 3rd ed. Elsevier Inc., Philadelphia, 2004.

## 4절. 실험 역학

**학습목표**

1. 실험 역학을 정의하고, 그 특성을 설명할 수 있어야 한다.
2. 실험 역학 연구의 전형적인 설계 그림을 그리고 설명할 수 있어야 한다.
3. 다음 실험 역학 연구 방법들의 특성을 간단히 설명할 수 있어야 한다.
   1) 임상 시험(clinical trial)
   2) 지역사회 시험(community trial)
   3) 치료 시험(therapeutic trial)
   4) 예방 시험(prevention trial)
4. 실험 역학 연구 설계 시 고려해야 할 사항들을 열거할 수 있어야 한다.
   1) 실험 역학 연구를 수행하는 데 있어서 사용하는 '고지된 동의서'(informed consent)에 담을 내용을 열거할 수 있어야 한다.
   2) 실험 역학 연구에서 연구 대상을 확률 할당(random allocation) 하는 이유를 설명할 수 있어야 한다.
   3) 실험 역학 연구에서 위약(placebo)을 사용하는 상황을 설명할 수 있어야 한다.
   4) 실험 역학에서 맹검법(blind study)을 사용하는 이유와 종류를 열거할 수 있어야 한다.
   5) 실험 역학 연구에서 고려해야 할 윤리 문제를 설명할 수 있어야 한다.
   6) 실험 역학 연구에서 관련 국내외 규범을 설명할 수 있어야 한다.
5. 임상 시험 단계를 구분하고 각 단계별 임상 시험의 의의를 설명할 수 있어야 한다.
6. 실험 역학 연구에서 연구 대상 표본 산정에 필요한 요소들을 열거할 수 있어야 한다.
7. 의약품 부작용 보고와 유해 사례 보고의 의의를 설명한다.
8. 분자 역학과 유전 역학을 정의하고 그 특성을 설명할 수 있어야 한다.

## ① 실험 역학의 정의와 특성

실험 역학 연구는 사람을 대상으로 하는 실험적 연구로서 효과적인 질병 치료법과 예방법을 개발하기 위한 연구로 정의할 수 있다.

특정 인구 집단을 선정하고 질병의 원인이라 생각하는 인자에 노출된 정보를 수집한 후, 특정 질병의 발생을 시간 경과에 따라 전향적으로 관찰 추적하는 코호트 연구와는 달리 실험 역학 연구에서는 연구 대상을 무작위 배정한 후 연구 대상에게 실험적 조작을 가하여 그 효과를 추적·관찰하는 점이 다르다. 또한 사람을 대상으로 하는 실험 역학 연구에서는 실험적 조작이 연구 대상자에게 이득이 되는 것으로 한정되어야 윤리적이다. 예를 들어 흡연이 건강에 미치는 효과를 알아보기 위하여 사람을 대상으로 어느 한 군에 흡연을 하도록 하는 실험 역학 연구를 수행하는 것은 비윤리적이며, 이러한 가설은 관찰 연구인 코호트 연구를 통하여 조사할 수 있는 것이다.

실험 역학 연구에서는 무작위화 배정을 통하여 처치군과 대조군의 비교성을 최대화하기 때문에 무작위화 시험(randomized trial)이라고 한다. 임상에서 새로운 약제, 혹은 새로운 치료법의 비교를 위해 시행하는 경우 무작위화 임상 시험(randomized clinical trial)으로 불리며, 지역사회를 기반으로 조기 검진 프로그램의 효과, 혹은 새로운 의료 서비스 전달 체계의 효과에 대한 연구를 시행하는 경우에 무작위화 시험(randomized trial)이란 용어를 사용한다.

잘 계획되고 수행된 실험 역학 연구는 단면 조사 연구, 환자-대조군 연구, 코호트 연구, 시험관 연구, 동물 실험 연구보다 훨씬 영향력이 크고 고급스러운 연구라고 할 수 있다. 왜냐하면, 단면 조사 연구, 환자-대조군 연구, 코호트 연구는 편의에 의해 영향을 받아 결과가 왜곡될 수 있으나 실험 역학 연구는 무작위화 배정을 통하여 전향적으로 연구함으로써 편의를 줄일 수 있고, 또한 시험관 연구나 동물 실험 연구는 그 결과를 직접 사람에게 적용하기 어려운 경우가 많은 반면에, 사람을 대상으로 한 연구는 그 결과를 직접 사람에게 적용하여 질병의 치료와 예방에 활용할 수 있기 때문이다.

## ② 실험 역학의 도해

실험 역학을 수행하기 위해서는 우선 연구 계획서가 연구 가설을 증명할 수 있도록 과학적, 윤리적으로 사전에 잘 설계 준비되어야 한다. 실험 역학을 진행하는 순서는 연구 계획서에 기술된 선정 기준과 배제 기준에 일치하는 대상자를 연구 대상자군에서 선정한다. 그리고 피험자에게 연구 내용을 상세히 설명하고 연구 참여 동의(informed consent)를 받은 후에 무작위화 배정(randomized allocation)을 통하여 새로운 치료 약제(혹은 치료법)와 현재 표준 치료 약제(혹은 표준 치료법)에 할당한 후 실험적 조작을 가한 후에 피험자를 추적 관찰하여 그 효과를 측정하여 비교하는 것이다(<그림 4-4>). 어떤 경우에는 새로운 치료법이 치료를 받지 않는 군(no treatment)과 비교되는 경우도 있는데 이 경우는 현재의 치료법이 없는 경우이며, 현재 유효한 표준 치료법이 있는 경우에는 표준 치료법을 대조군으로 이용하여야 일반적으로 윤리적이다.

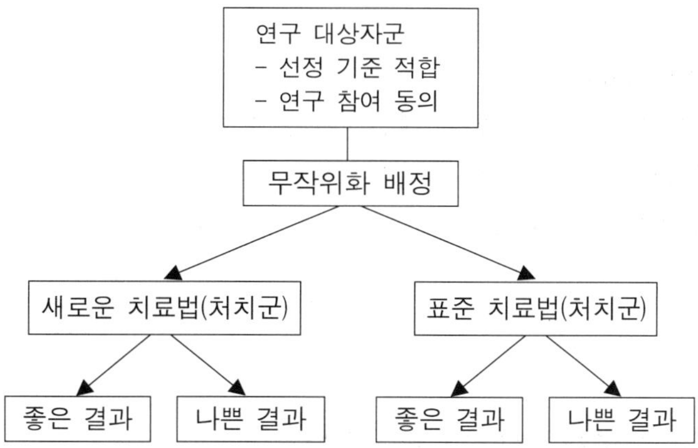


<그림 4-4> 무작위 배정 임상 시험의 전형적인 연구 설계

## ③ 실험 역학 연구의 종류

### 1) 임상 시험(Clinical trial)

새로 개발한 치료법이나 예방법을 건강한 자원자 또는 환자에게 적용한 후 그 안전성과 효능을 평가하고자 하는 실험적 연구.

### 2) 지역사회 시험(Community trial)

개인을 연구 단위로 삼는 것이 아니라 인구 집단인 지역사회를 연구 단위로 삼아 조기 검진 프로그램의 효과, 혹은 새로운 의료 서비스 전달 체계의 효과에 대한 연구 등을 시행하는 경우.

### 3) 치료 시험(Therapeutic trial)

특정 치료법이 궁극적으로 질병의 사망률을 감소시키는지를 평가하는 임상 시험이다. 질병의 사망률 감소 외에 생존 기간의 증가, 삶의 질의 증가, 임상적 증상, 증세의 완화 여부 등을 평가하기도 한다.

### 4) 예방 시험(Prevention trial)

특정한 개입이 대상 질병의 발생을 예방하거나 발생 위험도를 의미 있게 낮추는지를 평가하기 위한 실험적 연구이다. 예를 들면, 암 조기 검진이 암 발생을 예방하는가, 베타 카로틴의 장기 복용이 암 발생을 예방할 것인가 등의 가설을 검정하는 연구 등이다.

## ④ 실험 역학 연구에서 고려 사항

실험 역학 연구는 관찰 연구와 달리 사람을 대상으로 실험적 조작을 가하여 실시하기 때문에 윤리적인 문제를 연구 전반에 걸쳐 충분히 고려해야 하며, 타당한 결과를 얻기 위해서 과학적으로 잘 설계되고, 수행되고, 분석되어져야 한다. 이러한 목적을 달성하기 위하여 실험 역학 연구에 적용되는 중요한 개념은 충분한 정보에 근거한 동의(informed consent), 무작위화 할당(randomized allocation), 위약(placebo)의 사용, 맹검(blindness)의 적용 등이 있다.

### 1) 충분한 정보에 근거한 동의(Informed consent)

제2차 세계대전 직후인 1946년 12월 9일 독일 뉘른베르크 전범 재판소는 23명의 독일군 지휘관, 의사 및 보건 행정 공무원들이 과학 연구라는 미명하에 전쟁 중 자행한 살인, 고문 등의 범죄 행위에 대해 유죄를 인정하고 그들에게 유죄 판결(7명 사형, 9명 무기징역)을 선고했다. 그 이유는 피고들이 피험자의 동의 없이 인체 실험을 행하였을 뿐만 아니라 그런 실험 도중에 인간으로서는 차마 행해서는 안 될 비윤리적인 행위들을 저질렀기 때문이다. 전범 재판소는 유죄 판결에 앞서 같은 해 8월 10개 항으로 이루어진 「뉘른베르크 강령」(*Nuremberg code*)을 제시했는데 여기에서 피험자의 자발적 동의라는 개념이 최초로 도입되었다.

임상 시험을 수행하는 연구자는 시험에 참여하는 피험자에게 본 임상 시험이 연구 목적으로 수행되며, 임상 시험의 내용 및 임상 시험 중 임상 시험 피험자에게 발생할 수 있는 건강상의 피해에 대한 보상 내용과 절차 등을 피험자에게 충분히 설명하고, 피험자가 연구의 세부 사항에 대하여 질문하고, 해당 연구의 참여 여부를 결정할 수 있도록 충분한 시간과 기회를 준 후 피험자로부터 동의서를 받아야 하며 동의서 사본을 피험자에게 제공해야 한다. 다만, 피험자의 이해 능력이나 의사 표현 능력의 결여로 인해 피험자의 동의를 받을 수 없을 때에는 피험자의 친권자나 배우자 등 적법하게 피험자를 대리할 수 있는 사람으로부터 동의를 받는 것으로 대신할 수 있다.

또한 연구 대상자를 위한 설명문에는 연구 참여 도중에 무엇인가 잘못되고 있다고 느낄 때 누구에게 문의해야 하는지, 연구에서 빠지기를 원할 때는 언제든지 연구 대상에서 빠질 수 있다는 사실, 그리고 연구 대상에서 빠지더라도 어떤 형태의 불이익도 받지 않는다는 것들이 분명히 기록되어 있어야 한다.

### 2) 무작위화 할당

다른 두 약제의 치료 효과를 비교하고자 할 때 무작위 할당을 하여야 한다는 개념은 1900년 대 초에 정립되었고, 과학 실험에서 중요한 면으로 인정되어 왔다.

무작위 배정 임상 시험은 1940년대 후반에야 시작되었으며, 대조군이 없이(uncontrolled) 수행되는 연구, 역사적 대조군(historical controls) 연구, 무작위화가 없는 동시 대조 연구(non-randomized concurrent controls) 등 모든 비무작위 치료 효과 연구를 통해서는 믿을 만한 평가를 내리기 힘들다는 것이 알려지면서 무작위 임상 시험의 유용성은 널리 인정받기 시작하였다.

임상 시험에서 환자들을 생일 날짜에 따라 할당하거나(예를 들어, 끝자리가 홀수이면 실험군, 짝수이면 대조군), 병원을 방문한 날을 이용하여 할당하거나(예를 들어, 홀수날에 오면 실험군, 짝수날에 오면 대조군), 외래 방문 내원 순서에 따라 순서적으로 할당(예를 들어, 처음 온 대상자는 실험군, 다음은 대조군, 다음은 실험군 등으로)하는 방법은 무작위 할당이 아니다. 이러한 방법들이 지니는 주된 문제는 피험자가 임상 시험에 참여했을 때 어떤 치료 방법을 받을 것인가를 연구자가 미리 쉽게 알 수 있다는 것이고 이 사전 지식은 피험자를 시험에 참여시킬지 혹은 아닌지에 대한 연구자의 결정에 영향을 줄 수 있기 때문이다.

예를 들어, 홀수 달 방문 환자는 혈액 응고를 방지하는 치료를 받고 짝수 달 방문 환자는 치료를 받지 않는 심근경색 환자에 대한 임상 시험 결과 보고에서 589명의 실험군 환자와 442명의 대조군 환자가 보고되었는데, 환자수가 두 군에서 상당히 큰 차이를 보인 것은 환자들을 혈액 응고를 방지하는 치료를 받는 쪽으로 편중하였음을 의미한다.

무작위 할당은 연구자들이 다음 피험자가 어느 군에 속할지를 예측할 수 없는(unpredictability) 방법으로 시행하는 경우이다. 연구자들은 다음 피험자가 어느 군에 속할지를 예측할 수 없으므로 선택 편의가 일어나지 않는다. 주사위나 난수표를 이용하여 뽑혀진 숫자에 의하여 환자를 배정하는 방법은 다음 피험자가 어느 군에 할당될지 예측할 수 없는 상태에서 피험자를 할당하기 때문에 적절한 무작위 할당 방법이다.

또한 무작위 할당을 함으로써 대조군과 실험군 사이에 우리가 인지하고 측정할 수 있는 변수뿐만 아니라 우리가 인지하지 못하고, 측정하지 못하는 그렇지만 예후에 영향을 미치는 변수에 대해서도 두 군 사이에 분포를 같게 해 줌으로써 혼란 작용을 효과적으로 제거해 주어 대조군과 실험군 사이에 차이가 순수한 개입의 효과임을 증명하게 해 준다.

무작위화 할당 방법을 적절하게 정하는 것도 중요하지만 무작위화 할당 과정을 정확하게 수행하는 것도 중요하다. 무작위화 할당 과정이 정확하게 수행되기 위해서는 연구와 관련이 없는 제3자가 수행하여야 선택 편의를 배제할 수 있다.

### 3) 위약의 사용

효과적인 표준 치료가 없는 경우에 새로운 치료 방법의 효과를 알아보기 위한 무작위 임상 시험에서 대조군은 치료하지 않은 채로 두는 것이 적당하다. 그렇지만 전혀 치료받지 않은 대조군을 사용하는 임상 시험에서의 큰 문제는 치료군에서 치료 결과의 향상이 온전히 치료에 의한 것인지 혹은 어떤 식으로든 치료를 받았다는 행위에 의한 것인지 판단할 수 없다는 점이다. 만약 어떤 치료가 환자 상태의 호전에 전혀 효과가 없는 경우라도 무엇인가 행해졌다는 환자의 느낌은 질병에 대한 환자의 태도에 영향을 줄 수 있고 실제로 질병 자체를 호전시킬 수도 있다. 그러므로 경구약제에 대한 무작위 임상 시험에서 대조군에 위약을 주는 것을 고려해야만 한다. 이러한 방법을 적용함으로써 치료군에 나타나는 소위 '위약 효과'(placebo effect)를 제거할 수 있다.

대조군에게 위약을 사용할지 혹은 표준적 치료약을 사용할지는 별도로 고려하여야 하는 문제로서 이에 관한 기본적인 원칙은 만약 약효(efficacy)가 확립된 표준 치료약이 있을 경우에는 윤리적으로 대조군에 배정된 환자에게 표준 치료약을 적용해야 한다. 표준 치료약을 대조군에 적용하는 경우에도 맹검을 유지하기 위하여 시험약과 표준 치료약에 대한 위약을 만들어 대조군에는 시험약에 대한 위약을, 실험군에는 표준 치료약에 대한 위약을 투여한다. 위약을 사용하는 주된 이유는 치료군과 대조군이 유사한 태도를 지니도록 하자는 데 있다.

경구 위약은 실제 활성 성분이 없다는 점 이외에 치료 약제와 모든 면에서 동일하도록 제조되어야 한다. 위약의 색, 맛, 감촉, 모양, 크기가 치료약과 동일하여야 하며, 동일하게 만들기 힘든 맛이 있는 경우에는 캡슐을 사용한다.

### 4) 맹검법

맹검법이란 임상 시험을 수행하는 동안에 연구 대상자는 물론 이들과 접촉하는 어떤 연구 인력도 피험자 개개인이 실험 집단에 속하는지, 비교 집단에 속하는지를 모르게 하는 것이다. 그렇게 함으로써 연구자와 피험자의 비의도적 조작에 의한 편의(bias)를 막고, 객관적이고 정확한 정보를 수집하여 연구 결과의 타당도를 최대한 높이고자 하는 것이다.

결과 평가 항목이 증상의 완화 정도나 삶의 질의 개선 등 주관적 요소가 강하여, 피험자나 치료 효과 평가자가 치료 내용을 알게 되면 효과 판정에 영향을 미쳐 정보 편의를 유발할 수 있는 경우에는 맹검을 적용하여야 한다. 예를 들어, 새로 개발된 진통제의 효과를 평가하기 위한 임상 시험을 수행한다고 하자. 이때 진통제의 효과는 통증의 감소 정도로 평가하였다. 만약 환자가 자신이 새로운 진통제군에 배정된 것을 알게 되면 신약에 대한 믿음으로 인하여 실제보다 과장된 약물 효과가 나타날 수 있다. 만약 치료 효과를 평가하는 의사가 환자에게 배정된 치료 내용을 알게 되면 대조군보다 신약군에서의 진통 효과를 보다 유의하게 판정하려는 경향을 보일 수 있다. 따라서 이러한 경우에는 어떤 경우에도 신약의 약리 작용으로 인한 순수한 진통 효과를 평가할 수 없게 된다.

연구 대상이 되는 환자만 치료 내용을 모르게 하는 경우를 단일 맹검, 환자를 비롯하여 환자와 접촉할 수 있는 모든 의료 인력들이 치료 내용을 모르게 연구를 수행하는 경우를 양측 맹검, 여기에다 자료를 분석하고 결과를 해석하게 되는 역학자나 의학 통계학자들까지 비밀로 한 다음 최종 결론이 내려진 후에 치료 내용을 공개하는 경우를 삼측 맹검이라 한다.

각 임상 시험의 상황이 개별적으로 다르기 때문에 모든 임상 시험에 적용될 수 있는 맹검에 대한 일반적인 규칙을 적용하는 것은 쉽지 않다. 그러나 일반적으로 각 임상 시험에 대한 다음 측면들을 주의 깊게 고려하여 맹검의 적용 여부를 결정해야 한다.

#### (1) 윤 리

양측 맹검법의 수행으로 환자에게 부당한 위해나 위험을 초래해서는 안 된다. 예를 들어 외과적 기법과 관련된 임상 시험에서 대조군에 대해 실제 수술과 유사한 효과를 얻기 위해 마취하에서 절개를 가하는 것은 비윤리적이다.

(2) **실제적인 면**(practicality)

양측 맹검 임상 시험을 적용하는 것이 불가능한 경우도 있다. 예를 들어 투약 용량 일정, 심각한 부작용의 가능성과 약 용량 변화의 필요성이 각 환자마다 다른 경우 이를 고려하여 치료하거나, 문제가 생겼을 때 적절히 대처하려면 의사는 각 환자가 어떠한 치료법을 사용하고 있는지를 알고 있어야 하기 때문이다.

(3) **편의**(bias)**의 방지**

맹검을 사용하지 않을 때 편의(bias)가 얼마나 심각한지 평가할 필요가 있다.

(4) **타협**(compromise)

때때로 부분적인 맹검으로 치료 효과 비교에서 편의를 충분히 줄일 수 있다.

맹검을 시행하는 데 있어 또 다른 윤리적 논쟁은 '환자가 속고 있다'는 것이다. 이러한 윤리적 논쟁은 위약 대조군을 사용한 양측 맹검 임상 시험에서 특히 중요하다. 그러나 연구 대상자들에게 해당 임상 시험의 특성을 설명하였고, 위약을 받을 가능성이 있다는 내용을 고지된 동의(informed consent)를 통하여 알려 주었고, 대조군에 사용되는 약제(위약, 혹은 표준 치료 약제)가 열등하다는 분명한 증거가 없다면 임상 시험은 충분히 윤리적일 것이다.

정신과 질환과 같은 경우에는 맹검을 사용하지 않으면 객관적인 증거를 얻는 것이 불가능한 반면, 외과 및 방사선 치료 등에서는 양측 맹검을 시행하는 것이 일반적으로 불가능하다. 대부분의 일반적인 임상 시험들은 이런 극단적인 두 가지 경우의 사이에 존재하며 임상 시험 기획자는 양측 맹검 적용시의 장단점을 스스로 평가하여 맹검의 적용 및 정도 여부를 결정하여야 한다.

### 5) 윤리 문제

윤리성은 사람을 대상으로 하는 연구에 있어서 가장 중요한 전제이다. 인체를 이용한 의학 연구에 있어서 피험자의 건강에 대한 고려가 과학적, 사회적인 면의 이득보다 우선시되어야 한다고 「헬싱키 선언」에 명기되어 있다.

특정 질병에 대하여 치료 효과를 인정받고 있는 표준 치료법이 존재하는 데도 새로운 치료법의 치료 효과를 입증하기 위하여 수행하는 실험 역학 연구에서 대조군에 배정되는 환자에게 아무런 치료를 하지 않거나 위약을 투여하는 것은 비윤리적이다.

연구 대상자로서 특별한 경우가 아니면 생리학적이나 면역학적으로 취약한 상태에 있는 어린애나 임신이 가능한 여성 및 노인을 연구 대상으로 포함하여서는 안 된다.

연구 대상자를 인격적으로 존중하여야 하고, 연구 대상자를 선정하기 전에 반드시 본인에게 어떤 내용의 연구를 어떤 목적으로 수행하는지, 연구 대상이 되는 경우에 그 연구를 통하여 어떤 이익과 피해를 받을 수 있는지에 대하여 충분히 설명한 뒤, 본인이 그 내용을 완전히 이해한 다음 자발적인 승낙(informed consent)을 받아야 한다.

새로운 치료법이 주는 이득 또는 손실이 모든 연구 참여 대상자들에게 가능한 동등한 기회로 주어져야 하는 것이 윤리적이기 때문에, 치료법의 배정을 의사의 주관에 의하지 않고 무작위로 배정하는 것이 윤리적이다.

실험 과정에서 비록 사전에 계획한 만큼 충분한 수의 연구 대상을 확보하기 전이라도, 새로운 치료법이 기존의 치료법에 비하여 명확히 우수하거나 또는 해롭다는 판정이 가능한 경우는 즉시 실험을 중지하고 어느 것이든 더 좋은 치료법을 향후의 모든 환자에게 즉각 사용하여야 한다. 따라서 연구 진행 과정에서 연구 결과를 계속 모니터하여 새로운 치료법의 효과 판정을 신속히 내릴 수 있어야 한다. 새로운 치료법이 뚜렷하게 더 좋은 결과가 나타나지 않을 때나, 오히려 더 나쁜 결과가 나타날 때는 즉시 연구를 중지하여야 한다.

실험 역학 연구가 윤리적인 측면에서 문제가 없으려면, 단순히 연구 대상에게 직접적인 피해를 끼치지 않는다는 것으로는 충분하지 않다. 즉, 훌륭한 연구로 수행되어 그 결과를 질병의 예방이나 환자 진료에 직접적인 보탬이 되는 근거로 삼을 수 있어야 한다.

임상 시험의 윤리성을 확보하는 데 있어서 가장 중요한 역할을 하는 기구가 임상 시험 심사 위원회이다. 흔히 IRB(Institutional Review Board)라고 불리는 이 위원회는 계획서 또는 변경 계획서, 피험자로부터 서면 동의를 얻기 위해 사용하는 방법이나 제공되는 정보를 검토하고 지속적으로 이를 확인함으로써 임상 시험에 참여하는 피험자의 권리·안전·복지를 보호하기 위해 시험 기관 내에 독립적으로 설치한 상설 위원회를 말한다. 이 위원회는 기관 내에서 실시되는 임상 연구에 대해 그 연구 계획의 과학적 타당성 및 윤리적 건전성을 심사하여 승인하고, 연구 진행을 감독하며, 그 연구 결과를 보고받는 등 막강한 권한을 가짐과 동시에 막중한 책임을 진다.

### 6) 사람을 대상으로 한 의학 연구에서 국내외 규범

1947년 「뉘른베르크 강령」(*Nuremberg code*)을 통하여 사람을 대상으로 하는 연구에서 피험자의 자발적 동의라는 개념이 최초로 도입되었고, 1964년 핀란드 헬싱키에서 열린 제

18차 세계의사협회(World Medical Association) 총회의 「헬싱키 선언」(*Declaration of Helsinki*)에서 사람을 대상으로 하는 생명 의료 연구와 관련하여 의료진에게 지침이 되는 권고 사항으로 의사의 의무, 의학 연구에서 피험자의 안전 우선 고려, 취약한 피험자 보호, 충분한 정보에 근거한 동의와 피험자 보호 등이 채택되었다.

또한 미국 앨라배마주 터스키기 질병 연구소에서 1932년부터 1972년까지 취약 계층인 가난한 흑인을 대상으로 아무런 설명 없이 치료제를 주지 않고 수행한 매독의 자연사 연구가 계기가 되어 1976년 「벨몬트 보고서」(*Belmont report*)가 발표되었다. 이 보고서에는 인간 피험자 대상 연구의 윤리적인 기본 원칙이 제시되었고, 임상 연구에서의 연구 윤리 심의를 제도화하는 계기가 되었다.

미국, 유럽연합, 일본의 정부 및 기업이 각 지역의 의약품 관련 법제를 표준화할 목적으로 시작된 회의인 ICH(International Conference on Harmonization of technical requirement for registration of pharmaceuticals for human use)에서 1996년 임상 시험 관리를 위한 표준 가이드 라인인 ICH-GCP(ICH-Good Clinical Practice)를 제정하였다. 우리나라도 신약 개발 임상 시험 관리를 위하여 약사법, 약사법 시행 규칙, 의약품 임상 시험 관리 기준을 제정 운영하고 있고, 임상 시험 이외의 연구 관리를 위해 생명윤리 및 안전에 관한 법률이 제정되어 운영되고 있다.

## ⑤ 임상 시험의 단계

신약 개발과 관련된 약물 시험은 종종 4가지 단계 연구로 구분된다. 이러한 4단계는 특정한 질병에 대하여 새로운 약제가 개발되었을 경우에 임상 시험이 앞으로 어떻게 전개될 것인가에 대한 일반적인 지침으로 그 내용은 아래와 같다.

### 1) 제1상 시험: 임상 약리 시험

동물 실험을 통해 개발된 신약에 대해 소수의 건강한 지원자를 대상으로 약물의 안전도에 초점을 맞추어 진행된다. 이 단계는 내약성 평가, 약물 대사와 상호 작용을 조사하고, 안전하게 투여할 수 있는 약물 용량의 범위를 추정하는 연구 과정이다.

### 2) 제2상 시험: 치료적 탐색 임상 시험

소수(50~100명)의 해당 질환자를 대상으로 치료 효능을 추정하고, 후속 시험을 위한 용량 추정, 약제의 안전성에 대해 실제 환자를 대상으로 재차 추정하는 과정이며, 각 환자를 면밀히 관찰해야 한다. 제2상 시험은 효과가 없거나 또는 독성이 높은 수많은 약물들로부터 비교적 소수의 우수한 약물을 선정해내는 선별 과정을 위한 것이다. 선택된 약물은 제3상 임상 시험으로 진행된다.

### 3) 제3상 시험: 치료적 확증 임상 시험(Large-scaled randomized controlled trials)

약물이 어느 정도 효과를 보여 준 경우에는 충분한 수의 환자를 대상으로 하는 큰 규모의 임상 시험을 통하여 동일한 조건에서 현재 사용하고 있는 표준 치료법의 효과와 비교하는 것이 필수적이다. 일부 사람들은 새로운 치료법에 대하여 행해지는 가장 적극적이고 광범위한 형태의 연구인 제3상 임상 시험을 '임상 시험'과 동일한 의미로 사용한다. 치료군과 비교군으로 무작위 배정하여 유효 약물 용량, 치료 효능, 그리고 안전성 등을 평가한다. 시판 허가를 득하는 마지막 단계 임상 시험이다.

### 4) 제4상 시험: 시판 후 조사(PMS: Post-Marketing Surveillance)

위와 같은 과정을 거쳐서 신약이 시판 허가된 후에도 조사해야 될 많은 연구 내용들이 있다. 장기간의 효과와 부작용에 대한 관찰, 이환과 사망에 관한 장기간 대규모의 조사 연구 등이 포함된다.

## 6 임상 연구에서 표본 수 산정

사람을 대상으로 하는 임상 시험은 여러 가지 자료를 이용하여 가능한 한 정확하게 사전에 추정하여 표본 수를 결정하여야 한다. 표본 수가 너무 적게 추정되어 수행되었다면 통계적 검정력이 낮아 실제 차이가 있어도 차이가 없게 나와 연구를 수행한 의미가 없어지므로 비윤리적이며, 표본 수가 너무 많게 추정되었다면, 비용 및 자원의 낭비를 초래하며, 필요 이상의 피험자들을 임상 시험에 노출시키는 문제가 발생되므로 문헌 검토를 통하여 다음의 사항들이 사전에 결정되어 표본 수를 가능한 한 정확하게 추정하여야 한다.

### 1) 제1종 오류의 크기

실제로는 차이가 없음에도 불구하고 연구자가 차이가 있다고 판정할 오류가 제1종 오류, α라고 한다. 유의 수준이라고 하는 것은 연구자가 감수하겠다고 사전에 정한 α값이다. 관습적으로 0.05, 즉 5%를 택하고 있다.

### 2) β 또는 검정력(Statistical power)

실제로 차이가 있는데 차이가 없다는 판정을 하게 되는 잘못으로 제2종 오류, β라고 한다. 1-β는 차이가 있는 것을 있다고 판정해내는 힘으로 통계적 검정력(statistical power)이라고 한다.

### 3) 기대 효과의 표준 편차 추정

시험 처치군에서 기대하는 효과의 표준 편차가 얼마인지를 사전에 결정하여야 한다. 문헌 검토, 자신의 경험 또는 관련 전문가의 견해 등으로 정하게 된다.

### 4) 알고자 하는 차이의 정도(d)

임상 시험을 통하여 연구자가 알아내고자 하는 차이의 최소치로서 이는 실제 존재하고 있기를 원하는 차이가 아니고 연구자가 의미를 줄 수 있다고 인정되는 차이이다. 다시 말하면 최소한 이 정도의 차이는 있어야 효능에 차이가 있다고 보겠다는 연구자의 견해이다.

### 5) 단측 검정과 양측 검정

두 군에 차이가 있음을 증명할 것인지(양측 검정), 비열등성 혹은 우월성을 검정할 것인지(단측 검정)를 결정한다.

## 7 의약품 이상 반응 보고와 유해 사례 보고의 의의

### 1) 이상 반응

약물의 이상 반응(adverse event, AE)은 의약품 사용 후 나타나는 바람직하지 않고 의도되지 않은 증상이나, 또는 질병을 말한다. 해당 임상 시험에 사용된 의약품과 반드시 인과관계를 가져야 하는 것은 아니다. 이상 약물 반응(Adverse Drug Reaction, ADR)은 임상 시험에 사용되는 의약품의 임의의 용량에서 발생한, 모든 유해하고 의도되지 않은 반응을 말한다.

### 2) 약물과 이상 반응과의 인과관계 분류

이상 반응이 발견되었을 때에는 그 인과관계의 정도에 따라 명확히 관계가 있는 것부터 명확히 관련이 없는 것까지 5가지로 분류한다.

#### (1) 명확히 관련 있음(definitely related)

시험약을 투여하였다는 증거가 있고, 시험약 투여와 이상 반응 발현의 시간적 순서가 타당하고, 다른 의약품이나 화학 물질 또는 수반하는 질환으로 설명되지 아니하며, 투여 중단으로 임상적으로 타당한 반응을 보이고, 재투여 결과가 양성이며, 이상 반응이 시험약 또는 동일 계열의 시험약에 대해 이미 알려져 있는 정보와 일관된 양상을 보이는 경우이다.

#### (2) 관련 있음(probably related)

시험약을 투여하였다는 증거가 있고, 시험약 투여와 이상 반응 발현의 시간적 순서가 타당하고, 다른 의약품이나 화학 물질 또는 수반하는 질환으로 설명되지 아니하며, 투여 중단으로 임상적으로 타당한 반응을 보이는 경우로서 재투여 정보가 없는 경우를 말한다.

#### (3) 관련성이 있을 가능성이 있음(possible related)

시험약을 투여하였다는 증거가 있고, 시험약 투여와 이상 반응 발현의 시간적 순서가 타당한 경우이나, 이상 반응이 다른 가능성 있는 원인들과 같은 수준으로 시험약에 기인한다고 판단되는 경우로서 그 의약품 등의 투여 중단에 관한 정보가 부족하거나 불명확한 경우를 말한다.

(4) **관련이 없음**(probably not related)

시험약을 투여하였다는 증거가 있으나, 이상 반응에 대해 보다 가능성 있는 다른 원인이 있는 경우로서 투여 중단 결과(실시된 경우)가 음성이거나 모호하고, 재투여(실시된 경우) 결과가 음성이거나 모호한 경우이다.

(5) **명확히 관련이 없음**(definitely not related)

피험자·환자가 시험약을 투여받지 않았거나, 시험약 투여와 이상 반응 발현 간의 시간적 순서가 타당하지 않은 경우, 이상 반응에 대해 다른 명백한 원인이 있는 경우이다.

### 3) 중대한 이상 반응(Serious Adverse Effect)

중대한 이상 반응/이상 약물 반응(serious AE/ADR)은 임상 시험에 사용되는 의약품의 임의의 용량에서 발생한 이상 반응 또는 이상 약물 반응 중에서 사망을 초래하는 경우, 생명을 위협하는 경우, 입원 또는 입원 기간의 연장이 필요한 경우, 지속적인 또는 의미 있는 불구나 기능 저하를 초래하는 경우, 선천적 기형 또는 이상을 초래하는 경우, 의학적으로 중요한 사건(즉 발작, 뇌졸중 등)을 말한다.

### 4) 이상(유해) 반응의 보고 방법

적절한 안전성 관리를 위해 이상(유해) 반응이 발생하면, 초기 단계에 식품의약품안전청에 보고해야 한다. 보고 대상은 새로운 이상/유해 반응이 나타났거나, 이미 알려진 중대하거나 상당한 치료가 필요한 유해 반응, 과량 사용 또는 치료 목적 이외의 이상/유해 반응, 기타 약물 상호 작용 임상 검사치 영향, 이미 알려진 가벼운 이상/유해 반응이 포함된다.

의약품 등 이상 반응 보고서에 기재해야 하는 내용에는 사용 의약품 내역, 이상 반응 내용, 경과 및 조치 결과, 인과관계에 관한 임상적 소견 등이 있다. 보고된 정보는 식품의약품안전청 안전성의 정보 관리 데이터베이스에 수록된다. 여기에는 PMS(Post Marketing Servey), 외국 정보, 업소 보고 자료와 같이 각 보고 기관 또는 외국의 보고 자료가 통합된다.

보고된 정보는 분석·평가를 하게 된다. 신규성, 인과관계, 경·중의 정도, 빈도 수 등 고려하고, 외국의 정보 자료를 추가 수집하고, 중앙약사심의위원회 관계 전문의 자문을 거쳐 적절한 조치를 취하게 된다.

### 5) 유해 사례 보고의 의의

약물의 유해 사례가 보고되면 그 약품의 안전성과 관련된 약품의 허가나 판매 금지부터 사용상의 주의 사항을 변경하는 수준까지 여러 단계의 조치가 따르게 된다. 그리고 안전성을 사용자에게 알리는 홍보 등의 조치를 취한다(<표 4-7>).

<표 4-7> 약품 안전 정보에 따른 조치

| |
|---|
| 허가 및 판매 금지, 자진 회수 및 폐기 |
| 효능 · 효과, 용법 · 용량, 사용상의 주의 사항 변경 |
| 안전성 · 유효성 등에 대한 추가 연구 · 조사 실시 |

## 8 분자 역학과 유전 역학

### 1) 분자 역학과 유전 역학의 정의

역학은 '인구 집단의 질병 및 상해의 분포와 그 결정 요인을 탐구하는 학문이며, 보건 문제를 해결하기 위해 적용하는 학문이다'고 하였다. 역학자들은 여러 질병 발생의 위험 요인을 결정하고, 예방과 개입을 하기 위한 고위험군 인구 집단을 확인하고, 인구 집단의 건강을 개선시키기 위하여 보건 프로그램과 서비스의 효과를 평가한다.

초기 역학적 연구 방법론에서 역학 연구가 관찰 성상만을 가졌었고, 반복 연구를 통하여 연관성을 재현하지 못하는 경우가 종종 발생되었던 점, 노출에 있어서 오분류 발생, 연구에서 잠재적인 모든 혼란 요인을 보정할 수 없었던 점, 작용기전에 대한 파악이 힘들다는 점 등으로 인하여 역학 연구 방법론의 한계가 언급되었었다.

최근 역학 연구 방법론이 꾸준히 발전하였으며, 유전학 분야와 통합하여 인구 집단 혹은 가계를 대상으로 질병 발생에서 유전적 인자를 규명하기 위한 유전 역학이 발전되었으며, 노출, 감수성, 효과에 있어서 분자와 세포 레벨의 생체 지표를 이용하거나 여러 생물학적 지표를 이용하여 질병 발생을 연구하는 분자 역학이 발전되었다.

### 2) 유전 역학의 방법론

유전 역학은 인구 집단 혹은 가계를 대상으로 연관 분석(linkage analysis)과 연관성 연구(association studies) 등을 통하여 질병 발생에 대한 유전적 요인을 규명하기 위한 학문이다. 유전학(genetics)과 유전체학(genomics)의 용어가 종종 상호 호환되어 사용되고 있으나, 유전학은 단일 유전자와 그 효과에 대한 연구이고, 유전체학은 유전체에서 모든 유전자의 기능과 상호 작용에 대한 연구로 구별된다.

가계를 대상으로 원인 유전자를 찾기 위한 연구의 흐름을 보면 질병이나 질병 위험 요인들의 가족 집적 현상(aggregation) 유무를 파악하고, 이러한 가족 집적 현상이 생활 습관의 공유와 같은 환경적 요인인지 혹은 유전적 원인인지를 분석한다. 유전자 분리 모형 분석(segregation analysis)을 통하여 유전적 기전을 파악한 후, 연관 분석을 통해 유전자 위치를 파악하고, 이 부위에 DNA의 변이 여부를 확인하는 연구가 진행된다. 이러한 변이가 단백질 생성 과정에 기능적으로 영향을 주는지를 확인함으로써 대상 질병의 원인 유전자를 찾게 된다.

인구 집단에서 유전자 유병률을 파악하고, 유전자와 질병 발생 간의 관련성을 파악하고, 유전자와 유전자 사이의 상호 작용, 유전자와 환경과의 상호 작용을 평가하여 유전자의 특성을 규명하는 분야는 분자 역학에 해당된다.

### 3) 분자 역학에서 생체 지표

분자 역학에서 이용하는 생물학적 지표는 분자적, 유전학적 지표 이외에 생화학적, 면역학적, 생리학적 지표를 포함하며, 이러한 지표는 크게 노출 지표, 효과 지표, 감수성 지표로 나뉜다.

노출 지표에는 예를 들어 흡연 연구에서 니코틴 노출의 지수로서 혈중 코티닌 농도의 측정, 암 연구에서 말초 임프구 DNA 부가체(DNA adducts) 측정 등이며, 감수성 지표는 감수성에 영향을 미치는 유전자의 유전적 다형성(genetic polymorphism) 연구, 발암 관련 유전자 연구 등을 확인하는 것이며, 효과 지표는 예를 들어 객담 세포진 검사에서 이상 세포의 검출, ras, p53 등의 발암 단백 발현 등을 확인하는 것이다.

### 4) 분자 역학의 장점

역학 연구에 생체 지표를 이용함으로써 다음과 같은 장점이 있다.

① 노출과 질병 발생의 연속선상에서 일어나는 생체 내 사건의 기술이 가능해짐
② 저농도 물질에 노출 여부 확인이 가능하고, 노출량을 규명
③ 질병의 자연사에서 질병 발생 이전에 유발되는 변화를 확인
④ 노출과 질병에 대한 오분류를 감소

⑤ 질병 발생 작용기전을 보다 명확하게 제시
⑥ 유전적 요인과 감수성 지표를 통한 개인별 반응의 다양성 연구
⑦ 개인 및 집단의 위험도 평가 질을 높임

## ⑨ 참고문헌


신영수 · 안윤옥, 『의학연구방법론』, 서울대학교출판부, 서울, 1997.

예방의학편찬위원회, 『예방의학』 3판 수정증보판, 계축문화사, 서울, 2007.

Khoury, M.J., Little, J., Burke Y., *Human Gemone Epidemiology. A scientific foundation for using genetics information to improve health and prevent disease*, Oxford University Press, Inc., New Work, 2004.

Friedman, L.M., Furberg, C.D., DeMets, D.L., *Fundamentals of Clinical Trials*, Springer-Verlag Inc., New Work, 1998.

Gordis, L., *Epidemiology*, 3rd ed. Elsevier Inc., Philadelphia, 2004.

Schulte, P.A., Perera, F.P., *Molecular Epidemiology Principles And Practice*, Academic Press, Inc., San Diego, 1993.

제5장

# 관련성 및 인과관계(원인적 관련성) 추론

**학습목표**

1. 관련성(association)의 의미와 역학 연구에서의 중요성을 설명할 수 있어야 한다.
2. 관련성에 관한 다음 용어들을 간단히 설명할 수 있어야 한다.
   1) 비통계적 관련성(non-statistical association)
   2) 통계적 관련성(statistical association)
   3) 비원인적(간접적) 관련성(non-causal or indirect association)
   4) 원인적 관련성(causal association)
3. 역학 연구에서 인과관계(원인적 관련성) 판정 기준을 열거하고 이를 간단히 설명할 수 있어야 한다.

## ❶ 관련성의 의미와 역학 연구에서의 중요성

관련성(association)이란, 일반적으로 두 가지 변수 또는 요인 간의 관계를 설명하는 말로서, 어느 한 요인이 존재하면 따라서 다른 어떤 요인이 존재하게 된다든지, 어느 한 요인이 변화할 때 다른 요인이 이에 따라 함께 변화하는 경우 두 요인 간에는 일정한 관련성이 있다고 말한다.

이런 관련성은 역학 연구에 있어서도 매우 중요한 개념이다.

그것은 역학의 궁극적인 목적이, 어떤 요인이 특정 질병 발생과 원인적인 관련성이 있는지 여부를 밝혀내는 일이기 때문이다.

우선, 특정한 세균에 의해서 발생되는 전염병의 경우, 환자로부터 세균이 발견하면 그 세균은 해당 전염병의 발생과 관련이 있다고 말할 수 있는 것이다.

이 같은 생각은 이미 19세기의 세균학자 Robert Koch에 의해서 전염병 발생 이론으로 정립된 바 있다. 즉, 그는 세균의 존재와 전염병 발생 간의 원인적 관련성은, 첫째로, 질병이 앓는 사람에게서 그 세균이 발견되어야 하고, 둘째로, 다른 질병을 앓고 있는 사람에게서는 그 균이 발견되지 않아야 하며, 셋째로, 감수성이 있는 사람에게 그 균을 주입했을 때는 동일한 질병이 발생되어야 한다는 점을 주장하고 있는데, 이것을 전염병 발생에 대한 '코호의 가설'(Koch's postulate)이라고 부른다.

그러나 여러 가지 요인에 의해서 발생되는 만성질환의 경우에는 이 가설을 그대로 적용할 수가 없다. 따라서 만성질환의 경우에는 특정 요인에 노출된 경우와 그렇지 않은 경우의 질병 발생 상태를 계량적으로 비교 검토하는 여러 가지 분석적 역학 방법을 통해 가설적 질병 발생 요인과 질병 발생 간의 관련성을 판단하게 되는 것이다.

## ② 관련성의 종류

만성질환의 경우, 어떤 질병에 특정 요인이 존재한다든지 그 요인이 양적으로 변화할 때 질병 발생 빈도 또한 함께 따라서 변화한다고 해서 반드시 그 요인이 해당 질병 발생과 관련이 있다고 말할 수는 없다. 왜냐하면 어떤 요인이 질병과 관련이 있는 것으로 관찰되는 경우 그것은 우연한 일일수도 있고 또는 다른 요인 때문에 간접적으로 관련이 있는 것처럼 보이는 등 여러 가지 경우가 있을 수 있기 때문이다. 만성질환에 대한 역학적 연구는 바로 여러 가지 요인과 질병 간에 존재할 수 있는 여러 관련성들을 검토해서 가장 원인적인 관련성이 높은 요인을 찾아내는 일이라고 할 수 있다.

다음 <표 5-1>은 주로 만성질환에 대한 역학 연구에서 발견되는 관련성의 종류와 상호 관계를 정리한 것이다.

이 표에서 보는 바와 같이, 질병과 어떤 요인, 즉 두 변수 간의 관련성은 크게 비(非)통계적 관련성과 통계적 관련성으로 구분되며, 통계적 관련성은 다시 제3의 요인에 의한 비인과적(인위적) 관련성과 인과적 관련성으로 구분이 된다. 또한 이 인과적 관련성은 비원인적(간접적) 관련성과 원인적(직접적) 관련성으로 구분이 된다.

<표 5-1> 연관성의 종류와 상호 관계

| 연관성의 종류 | 상호관계 | 내 용 |
|---|---|---|
| 가. 비통계적 연관성 | A ………… B | A, B : 상호 독립적인 관계 |
| 나. 통계적 연관성<br>1) 비인과적 연관성 | 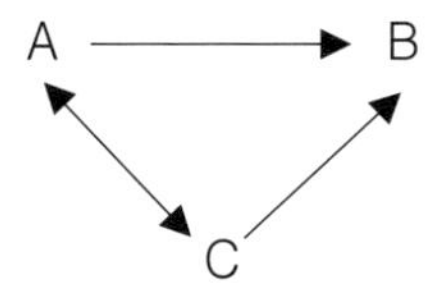 | A와 B는 상관이 없으나 이들의 관계를 교란시키는 변수 C의 영향을 받아 상관이 있는 것처럼 나타남.<br>C : 교란 변수 |
| 2) 인과적 연관성<br>ㄱ. 간접적인 연관성<br>ㄴ. 직접적인 연관성 | A → B → C<br>A → B | A는 B의 원인이고, B는 D의 원인임.<br>따라서 A는 D의 간접 원인으로 작용.<br>A는 B의 직접적인 원인으로 작용. |

(자료원: 장창곡 · 박병주, 『역학의 기초』, 186쪽)

### 1) 비통계적(독립적) 관련성

두 변수 간에 아무런 관련성이 없는 우연한 관계, 즉 인위적 관련성(artifactual association)인 경우이다. 표에서 보는 바와 같이 두 변수, A와 B는 아무런 관련성이 없이 서로 독립적인 존재이다. 예컨대, 붉은색 구두를 신고 있는 사람이 심장병을 앓고 있을 때 그 구두의 색과 심장병 발생이 아무런 관련성이 없는 것과 같은 경우이다.

### 2) 통계적(비독립적) 관련성

두 변수의 양적 변화가 통계적으로 유의한 경우, 즉 어떤 변수가 존재함으로써 질병 발생 확률이 유의하게 높거나 낮을 때를 말한다. 이런 통계적 관련성은 두 변수 간의 상관 계수나 카이 검정($X^2$-test)과 같은 통계량의 유의성 여부로 판단한다.

그러나 통계적으로 유의한 관련성이 있는 것으로 판정이 된 경우라고 해서 모두 두 변수 간에 원인적 관련성이 있다고 볼 수는 없다. 이런 통계적 관련성에는 인과성이 없는 비인과적(인위적) 관련성과 인과성이 인정되는 인과적(원인적) 관련성으로 구분이 된다.

### 3) 비원인적 관련성

그림에서 보듯이 변수 A와 B는 원래 서로 상관이 없으나 이들의 관계를 교란시키는 제3의 변수 C의 영향을 받아서 마치 두 변수 간에 관련이 있는 것처럼 인위적으로 통계적인 유의성을 보이는 경우이다. 이런 비원인적 관련성은 연구의 설계나 연구 수행에 오류가 있는 경우에 발생한다. 예를 들면, 어떤 흡연자에게서 방광암과 기관지염이 동시에 발생한 경우, 방광암과 기관지염의 관계는 비원인적이다. 이 경우는 흡연이라는 제3의 요인이 두 질병의 원인적 요인이기 때문에 방광암과 기관지염이 관련성이 있는 것으로 오인된 경우이다.

#### 4) 원인적 관련성

원인적 관련성은 말 그대로 두 변수 사이에 한 요인이 다른 요인의 원인이 되는 경우이다. 그러나 이런 원인적 관련성은 다시 그 관련성이 간접적인 경우와 직접적인 경우로 구분된다. 즉, 표에서 보듯이 요인 A가 B의 원인이고 B가 D의 원인인 경우는 요인 A와 D 사이에는 간접적인 관련성이 있는 것이며, A가 직접 B의 원인이 되는 경우에는 두 변수 사이에 직접적인 관련성이 있는 것이다.

## ③ 인과관계 수립에 대한 단계별 접근 방법

역학 연구란, 위에서 언급한 바와 같이 변수 간의 관련성으로부터 원인적 관련성, 즉 인과관계를 규명해 가는 과정이라고 할 수 있다.

이런 역학적 연구 과정을 보여 주는 것이 <그림 5-1>이다.

그림에서 보는 바와 같이, 두 변수, 예컨대 어떤 질병과 그 가설적 원인 요소 사이의 원인적 관련성 여부는 통계적 관련성으로부터 시작된다.

만일 이 두 변수 사이에 유의한 통계적 관련성이 인정되는 경우, 연구자가 첫 번째로 해야 할 일은 이 통계적 관련성이 확률 오차에 의한 것인지 아닌지를 확인하는 일이다.

확률 오차란, 연구 대상 전수(全數)가 아닌 일부를 선정해서 실시하는 표본 연구에서는 거의 피할 수 없는 오차이며 따라서 이 확률 오차를 '표본 오차'(sampling error)로도 부른다. 이 오차를 최소화해서 그 영향을 배제하는 방법은 되도록 표본 수를 늘리는 것이다.

두 번째 단계는, 선택 편의(selection bias)와 정보 편의(information bias)를 최소화하는 일이다. 선택 편의란, 연구에서 얻어진 결과를 적용하고자 하는 인구 집단과 실제로 자료를 수집해서 연구를 시행하는 연구 집단의 특성이 다른 경우에 발생하는 편의를 말한다. 따라서 이 편의를 최소화하는 방법은 연구 대상자를 선정할 때는 그 연구 결과를 적용하고자 하는 인구 집단으로부터 선정해야 한다. 한편 정보 편의란, 연구에 사용할 정보들, 예컨대 연구 대상자의 인구학적 변수를 포함해서 위험 요인 노출 여부나 질병 유무 등에 관한 정보를 얻을 때 잘못된 정보를 얻게 됨으로써 발생하는 편의이다. 이런 정보 편의에는 연구변수를 얻는 도구, 즉 설문지 등이 잘못 만들어진 경우의 편의(bias due to instrumental error)와 연구 관찰자의 편견이나 능력 부족 등에 의한 소위 '관찰자 편의'(observer bias), 그리고 연구 대상자의 기억력 부족에서 오는 '기억 회상 편의'(recall bias) 등 여러 가지가 있을 수 있다.

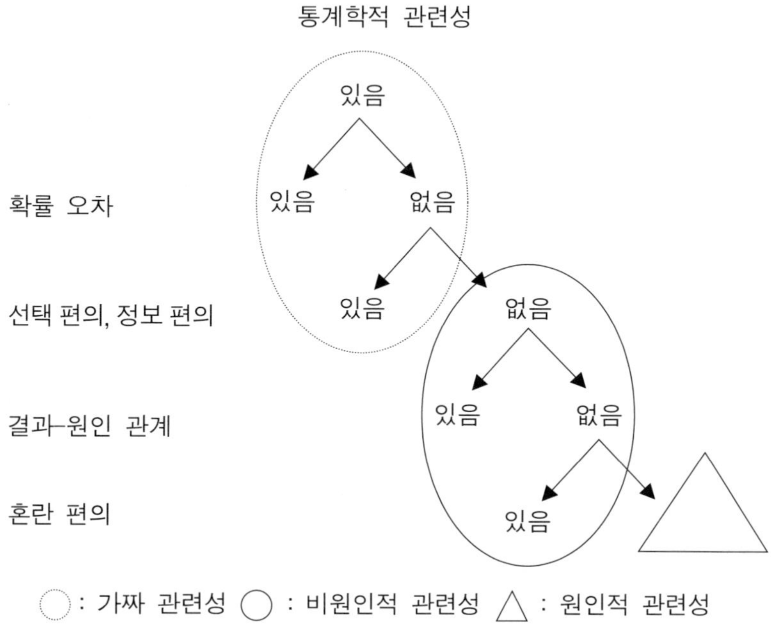


<그림 5-1> 인과관계 수립 접근 방법(자료원: 박종구 저, 『현대역학』)

통계적 관련성으로부터 인과관계를 수립해 가는 세 번째 단계는 두 변수 사이에 존재하는 통계적 관련성이 원인-결과(cause-effect) 관계가 아니고 결과-원인(effect-cause) 관계가 아닌지를 판단하는 일이다. 즉, 우리가 원인이라고 생각한 변수가 오히려 결과 변수의 영향을 받았을 가능성에 대해 고려를 해 보아야 하는데, 이런 경우는 역학 연구 방법 중 단면 연구(cross sectional study)나 환자-대조군 연구에서 종종 볼 수 있다. 예컨대, 혈중 콜레스테롤과 암 발생과의 관련성에 관한 환자-대조군 연구를 연구한다고 할 때, 암 환자의 혈중 콜레스테롤 값이 유의하게 낮게 나타난 경우 낮은 혈중 콜레스테롤이 암 발생에 영향을 준 것인지 아니며 암으로 인해 환자가 식사를 제대로 못 해서 콜레스테롤 값이

낮아진 것인지 알 수가 없는 것이기 때문에 그 선후 관계를 잘 따져 봐야 하는 것이다.

마지막으로는 혼란 편의(confounding bias)를 최소화하는 일이다.

혼란 편의란, 여러 가지 요인에 의해서 발생되는 만성질환의 경우, 원인적인 위험 요인과 질병 발생 간의 관련성에 영향을 미치는 제3, 제4의 외부 요인(extraneous factor)이 있을 수 있으며 이 외부 요인에 의해 원인적 위험 요인의 영향이 과소평가되기도 하고 또는 과대평가되기도 하는데 이런 외부 요인을 '혼란 요인'(confounding factor)이라고 부르며 이때의 편의를 혼란 편의라고 한다. 이런 혼란 편의는 연구 설계 단계에서 비교 집단의 외부 요인을 되도록 비슷하게 설계하거나 수집된 자료를 분석하는 과정에 이들 혼란 요인을 통제(control)하는 통계적 기법을 사용해야 한다.

이런 모든 과정을 거치고 난 다음에도 통계적 관련성이 존재하면, 이 경우 질병과 연구 변수 사이에는 원인적 인과관계가 존재한다고 판단하게 되는 것이다

## ④ 인과관계 판정 기준

인과관계 수립을 위한 여러 가지 연구 단계를 거쳐 수립된 관련성은, 그러나 이것이 정말 '의미 있는' 인과관계로 인정받기 위해서는 다음 <표 5-2>에 제시된 인과관계 판정 기준을 만족시킬 수 있어야 한다. 이 기준은 1964년 미국의 공중위생국장(Surgeon General)이 흡연과 암과의 인과적 관련성을 평가하기 위한 위원회를 조직하여 개발한 조건들을 보완한 것으로 역학 연구에서 인과관계 판정에 널리 사용되고 있는 기준이다.

<표 5-2> 인과관계 판정 기준

| | |
|---|---|
| 시간적 선후 관계 | 원인이 결과보다 선행하는가? (필수적이다) |
| 생물학적 개연성 | 기존의 지식들과 부합되는가? (작용기전: 동물 실험을 통한 증거) |
| 일관성 | 유사시 결과가 다른 연구에서도 제시되었는가? |
| 관련성의 강도 | 원인과 결과 간의 관련성의 강도는 어떠한가? |
| 용량-반응 관계 | 노출이 증가하면 결과도 비례하여 증가하는가? |
| 가역성 | 가능성 있는 원인을 제거하면 질병 위험률이 감소하는가? |
| 관련성의 특이성 | 어느 질병이 특정 요인 한 가지에 의해서만 발생되는가? |
| 연구 설계 | 확고한(철저한) 연구모형에 근거를 둔 증거가 있는가? |

### 1) 시간적 선후 관계(Temporal Relationship)

시간적 선후 관계란 역학적 인과관계에 있어서 원인이 결과보다 반드시 먼저 존재해야 한다는 말이다. 예컨대 흡연과 폐암 발생과의 원인적 인과관계를 설명하기 위해서는 폐암 발생 이전에 흡연을 한 경력이 있어야 하며 폐암에 걸린 환자가 삶을 포기하는 상태에서 흡연을 하기 시작했다면 이것은 시간적 선후 관계에 맞지 않는다는 것이다.

단면적 연구나 환자-대조군 연구에서는 원인으로 생각하는 변수와 결과 변수 간의 시간적 선후 관계가 불분명한 경우가 많다. 즉, 원인-결과의 관계가 아닌 결과-원인의 관계일 가능성이 많다. 이에 비하면 코호트 연구에서는 시간적인 선후 관계가 비교적 분명하다.

<그림 5-2>는 1952년 12월 초 런던의 공기 중 평균 입자 농도와 일병 사망자 수를 보여 주고 있다. 입자 농도의 상승 이후에 사망자 수의 증가가 이어지고, 입자 농도의 감소 후에 사망자 수의 감소가 이어지고 있다. 이는 대기오염이 먼저 발생하고 나서 이로 인하여 사망자 수가 증가된 것임을 강력하게 시사하는 소견이다.

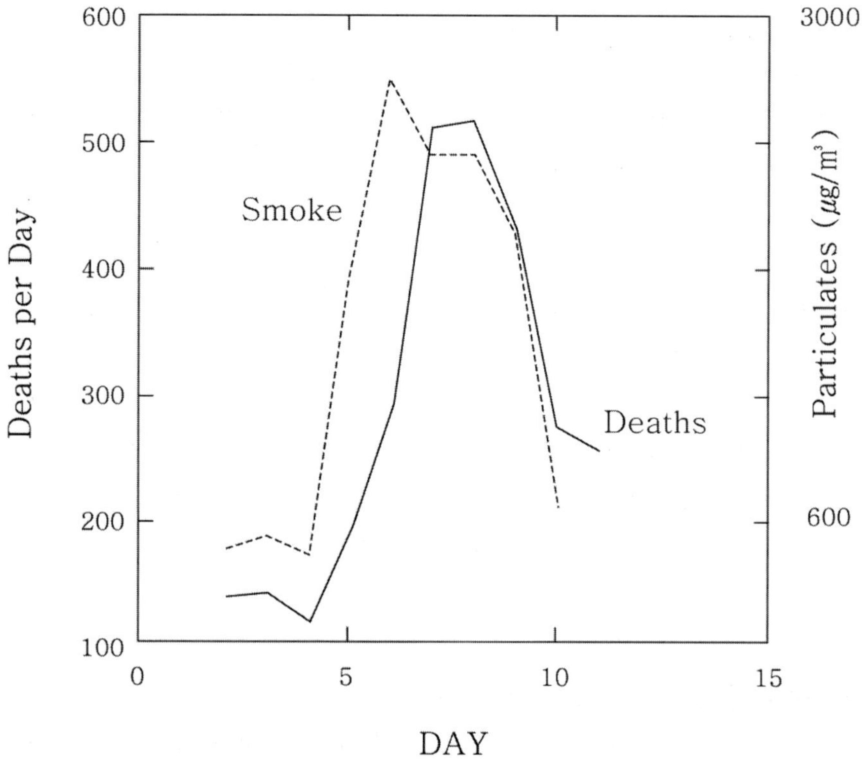


<그림 5-2> 1952년 12월 초 런던의 공기 중 평균 입자 농도와 일별 사망자 수

(Environ Res 64: 36~52, 1994, 자료원: Gordis, *Epidemiology*)

### 2) 생물학적 개연성(Biological Plausibility)

생물학적 개연성이란, 연구 결과로 나타난 두 변수 사이의 인과관계가 기존의 생물학적 지식에 비추어 볼 때 얼마나 그럴듯하냐 하는 점이다. 그러나 역학적 연구 가운데는 기존의 지식보다 앞서는 결과를 보이는 경우가 많다. 즉, 그럴듯하지 않은 관련성이 때로는 결과적으로 인과관계가 있는 것으로 밝혀지는 경우가 있으며, 오히려 이러한 경우가 과학 발전의 전환점이 되는 수가 많다. 예를 들면 1830년대 콜레라의 원인에 대한 지배적인 견해는 이 병을 전염병으로 생각하기보다는 '나쁜 공기'에 의한 병으로 생각했으나, 영국의 역학자 John Snow의 연구를 통해서 이 병이 전염되는 병일 가능성이 높다는 가설을 제시하였으며 그 후 프랑스의 Lewis Pasteur와 그의 동료들이 콜레라 병원균을 찾아냈다. 그러나 이러한 경우는 그리 흔하지 않으며 일반적으로는 생물학적 개연성이 높은 관련성이 인과관계일 가능성이 높다.

### 3) 관련성의 일관성(Consistency of Association)

관련성의 일관성이란, 만약 어떤 상관성이 원인적 상관성이라면 다른 지역, 다른 집단에서 행해진 다양한 형태의 연구에서도 같은 경향의 상관성을 보여야 한다는 것이다.

흡연과 폐암 발생 간의 관련성이 그동안 수많은 역학 연구에서 밝혀진 일이 그것이다.

### 4) 관련성의 강도(Strength of Association)

관련성의 강도란, 질병과 가설적 발생 위험 요인 간의 관련성 척도의 크기를 말하며, 이것은 비교 위험도(risk ratio)로 측정한다. 물론, 관련성의 강도가 높을수록 그 관련성은 인과관계일 가능성이 높다. 예를 들면 흡연자는 비흡연자에 비해 급성 심근경색증의 위험도가 약 2배가량 높은 것으로 알려져 있지만, 흡연자의 폐암 발생 위험도는 4배에서 20배가량 높아서 그만큼 원인적 관련성이 큰 것으로 알려져 있다.

### 5) 용량-반응 관계(Dose-response Relationship)

관련성의 용량-반응 관계란 원인 요소에 대한 노출 정도가 증가함에 비례하여 질병 발생률이나 유병률이 증가하는 것을 말하며 이 경우 원인적 관련성이 높다고 판단한다.

예컨대, <그림 5-3>에서 보는 바와 같이 흡연과 폐암과의 사이에는 뚜렷한 용량 반응 관계가 있음을 보여 주고 있다. 이처럼 용량 반응 관계가 있는 경우에는 원인적 관련성에 강력한 증거가 된다. 그러나 용량 반응 관계가 없다고 원인적 연관성을 배제할 수는 없다. 어떤 경우에는 역치가 있어서 노출 수준이 이 역치를 초과하지 않으면 질병이 발생되지 않는 경우도 있다.

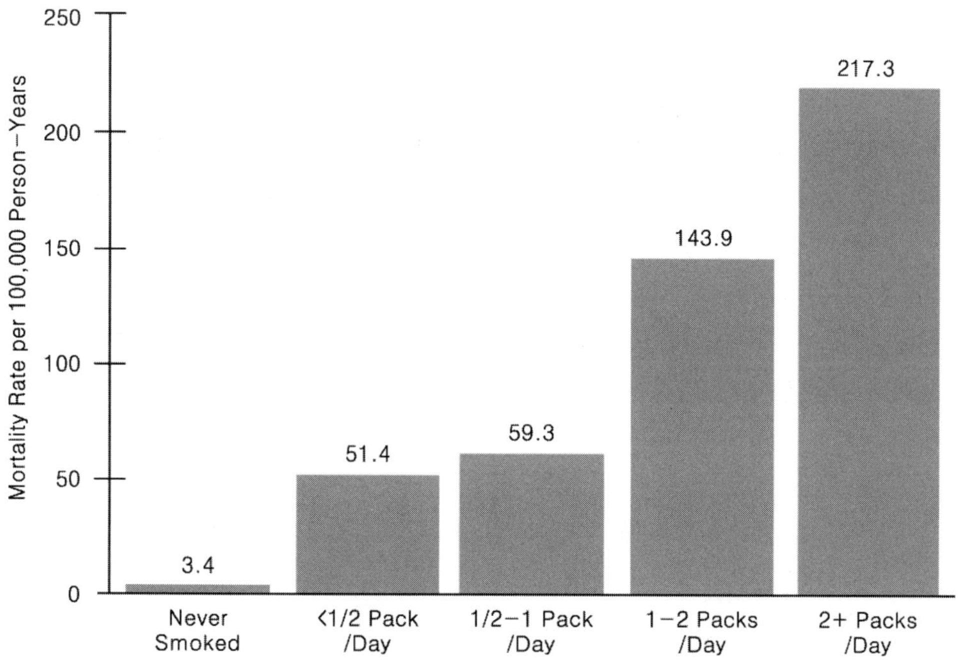


<그림 5-3> 현재 흡연량과 기관지 폐암으로 인한 연령 표준화 사망률

(JAMA 166: 1294~1308, 1958, 자료원: Gordis, *Epidemiology*)

### 6) 관련성의 가역성(Reversibility of Association)

관련성의 가역성이란, 한 요인에 대한 노출 정도가 감소하거나 이를 제기하였을 때, 질병 발생 위험이 감소하는 경우를 말하며, 이 경우 요인과 질병 발생 간에 인과관계가 존재할 가능성이 높다고 판단한다. 예를 들면 흡연하던 사람이 금연을 하면 폐암 발생 위험이 감소하게 되는데, 이 결과는 흡연이 폐암을 유발시킨다는 가능성을 강화시키는 것이 된다.

### 7) 관련성의 특이성(Specificity of Association)

관련성의 특이성이란, 어떤 요인이 오직 한 질병과만 관련성을 보이는 경우를 말하며, 이 경우 둘 사이에 인과관계가 있을 가능성이 높다는 뜻이다. 그러나 이 조건은 대부분 만성질환에는 적용 가능성이 낮아서 인과관계 판단 기준에서 제외될 가능성이 높다. 실제로, 한 가지 요인이 한 가지 질병만 발생시킨다는 것은 논리적으로도 맞지 않는다. 왜냐하면 인체를 구성하는 세포는 비록 장기나 조직이 다르다 하더라도 DNA, RNA 등에 있어서 공통되는 특성이 있으므로 한 가지 요인이 여러 조직에 해를 줄 수 있기 때문이다.

### 8) 연구 설계(Study Design)

역학 연구에 있어서 관련성의 인과관계 판정에는 그 관련성을 도출한 연구 설계의 종류가 매우 중요하다. 즉, 다음 <표 5-3>에서 보듯이 관련성의 인과관계 판정에 있어서 가장 강한 증거(the best evidence)를 제시하는 연구는 무작위 할당 통제 실험(randomized controlled trial)이며 가장 약한 증거를 제시하는 연구는 단면 연구나 생태학적 연구다. 그러나 현실적으로 역학 연구에서 사람을 대상으로 하는 실험 연구는 쉽지 않고 대개는 관찰 연구를 통해서 결과를 얻게 마련인데 이런 관찰 연구 가운데는 코호트 연구가 가장 좋다고 할 수 있다.

<표 5-3> 연구 형태별 상대적인 인과관계 증명 능력

| 연구 형태 | 인과관계 증명 능력 (순위) |
|---|---|
| 확률 실험 | 강함 (1) |
| 코호트 연구 | 보통 (2) |
| 환자-대조군 연구 | 보통 (3) |
| 단면적 연구 | 약함 (4) |
| 생태학적 연구 | 약함 (5) |

자료원: Beaglehole, R. et al., *Basic Epidemiology*, WHO, 1993.

## 5 참고문헌


신영수 · 안윤옥, 『의학연구방법론』, 서울대학교출판부, 서울, 1997.

예방의학편찬위원회, 『예방의학』 3판 수정증보판, 계축문화사, 서울, 2007.

Gordis, L., *Epidemiology*, 3rd ed. Elsevier Inc., Philadelphia, 2004.

Friedman, L.M., Furberg, C.D., DeMets, D.L., *Fundamentals of Clinical Trials*, Springer-Verlag Inc., New York, 1998.

제6장

# 한국인의 사망 및 상병 양상

**학습목표**

1. 한국인의 주요 사망 및 상병 변화 양상을 연대별로 설명할 수 있어야 한다.
2. 한국인의 최근 주요 사인 5가지를 열거할 수 있어야 한다.
3. 한국인의 최근 사망 양상 변화를 미국, 일본 등 선진국과 비교 설명할 수 있어야 한다.
4. 한국인의 사망 및 상병 양상이 변화하게 된 이유를 설명할 수 있어야 한다.
5. 한국인의 사망 및 상병 양상과 관련된 website를 검색해서 필요한 정보를 얻을 수 있어야 한다.

## 1 한국인의 사망 및 상병 양상

역사적으로 보면, 한 나라 국민들의 사망과 상병 양상은 정치, 경제, 사회 수준, 인구 구조, 위생 상태, 교육 수준, 영양 수준, 그리고 의료 제도 등 여러 요인의 영향을 받아 변천해 왔다. 이런 까닭으로, 사회 전반의 발전이 더딘 개발도상국들에서는 여러 가지 전염성 유행병과 영양 결핍 등으로 사망하는 사람이 많지만 경제와 사회 발전을 이룩한 선진국들에서는 전염성 질환이 크게 줄고 따라서 이들 질환에 의한 사망의 감소로 인구 구조가 노령화가 되면서 만성 퇴행성 질환이 증가하는 형태의 변화를 경험해 왔다. 이 같은 사회 변화에 따라 질병과 사망 양상이 변화하는 것을 역학적 변천(epidemiological transition)이라고 부른다.

미국의 역학자 옴란(Omran)은 이런 역학적 변천에 따른 사망과 질병 양상의 변화를 다음과 같은 세 가지 단계로 설명한 바 있다.

즉, 첫째 단계는 질병과 기근 시대이다. 이 시기는 많은 사람들이 큰 유행병과 기근에 시달리는 단계로, 이때는 사망률과 출생률이 모두 높고, 결핵과 같은 호흡기계 질환이나 소화기계 감염성 질환이 많이 발생한다. 식량 부족과 낮은 위생 수준도 큰 사회문제로 상존하고 산업은 주로 농업과 수공업이며 사고는 가정 내에서 일어나는 것이 주류를 이룬다.

두 번째 단계는 여러 가지 유행병이 감소하는 시대이다. 이때 사회가 발전하기 시작하면서 공업화가 시작되고 위생 수준도 좋아지며 따라서 사망률은 떨어지기 시작하나 출생률은 높아서 인구 증가율이 최고 수준에 이른다. 전염성 질환이 감소하기 시작하나 결핵과 기생충병 등이 아직도 중요한 보건 문제로 남아 있고 일부 공장 지역에서는 산업 보건 문제가 대두된다.

세 번째 단계는 소위 퇴행성 인조(man-made) 질환 시대이다. 경제가 발전하고 산업화가 빠른 속도로 진행되면서 인구 구조의 노령화가 일어나고, 감염성 질환이 감소하는 대신 암이나 심장병, 뇌혈관 질환, 그리고 당뇨병 같은 퇴행성 질환이 증가하며, 산업화에 따른 환경 보건 문제와 직업병이 중요한 사회문제로 등장한다.

우리나라도 1970년대 중반 이후 인구 구조의 노령화와 만성 퇴행성 질환이 증가하는 세 번째 소위 선진국형 질병 양상을 보이고 있다.

## ❷ 한국인의 사망 양상 변화

우리나라 사람들의 사망 양상에 관한 자료는 상병 양상에 관한 자료에 비해 비교적 얻기가 쉽다. 1945년 해방 전에는 조선총독부가, 그리고 해방 후에는 우리 정부가 사망신고제도를 통해 관련 자료를 수집해서 집계해 왔기 때문이다. 특히 1983년 이후의 사망 자료는 통계청 홈페이지(www.nso.go.kr)를 통해 누구나 쉽게 찾아볼 수가 있는 상태다. <표 6-1>은 1920년부터 자료가 있는 연도를 선택하여 우리나라 사람들의 10대 사망 원인 질병별 순위를 나타낸 것이다. 연도별로 질병을 분류하는 기준이 달라 직접적인 비교는 어렵지만, 사망 원인의 변화 양상은 잘 살펴볼 수 있다. 이 표에 의하면 1920년대부터 1970년 중반까지는 폐렴, 결핵, 전염병 등 감염성 질환이 사망 원인의 수위를 차지했으나, 1970년 중반부터는 악성 신생물, 즉 암과 뇌졸중, 그리고 고혈압 등 퇴행성 만성질환 사망이 수위를 차지하는 것을 알 수 있다. 특히 2002년과 2005년의 사망 원인 질병을 보면, 악성 신생물, 뇌혈관 질환, 심장 질환, 사고, 당뇨병, 그리고 만성 간 질환 등이 사망 원인의 수위를 차지하고 있으며 감염성 질환 사망은 10위권 사망 원인 질병에서 찾아볼 수가 없게 되었다.

2005년 사망 원인 통계에서 특히 눈에 띄는 것은 자살이 사망 원인 4위로 올라간 것이다.

<표 6-1> 우리나라 사람들의 연도별 10대 사인(1920~2005)

| 순위 | 1920년[1)] | 1935년[1)] | 1967~68년[2)] | 1981년[3)] | 2002년[4)] | 2005년[5)] |
|---|---|---|---|---|---|---|
| 1 | 전염병 | 소화기계 질환 | 폐렴 | 고혈압성 질환 | 악성 신생물 | 악성 신생물 |
| 2 | 소화기계 질환 | 신경계 질환 | 결핵 | 뇌혈관 질환 | 뇌혈관 질환 | 뇌혈관 질환 |
| 3 | 호흡기계 질환 | 호흡기계 질환 | 신경계병 | 기타 불의의 사고 | 심장 질환 | 심장 질환 |
| 4 | 신경계 질환 | 전염병 | 악성 신생물 | 위의 악성 신생물 | 당뇨병 | 자살 |
| 5 | 정신병 | 감기 | 위장염 | 만성 간 질환 및 | 만성하기도 질환 | 당뇨병 |
| 6 | 순환기계 질환 | 노쇠 | 불의의 사고 | 간경변 결핵 | 간 질환 | 간 질환 |
| 7 | 노쇠 | 순환기계 질환 | 순환기계 질환 | 중독 및 독성 | 자살 | 운수 사고 |
| 8 | 비뇨기계 질환 | 정신병 | 인플루엔자 | 만성기관지염 | 운수 사고 | 만성하기도 질환 |
| 9 | 감기 | 비뇨기계 질환 | 홍역 | 폐기종 및 천식 | 고혈압성 질환 | 고혈압성 질환 |
| 10 | 각기 | 병인 불명 | 기관지염 | 교통사고 | 호흡기 결핵 | 폐렴 |
|  |  |  |  | 자살 및 자상 |  |  |

1) 조선총독부 통계연보 각 연도판.
2) 김일순 · 이동우, 「최근 한국인의 사망력의 경향」(1969).
3) 경제기획원 조사통계국, 「1981 사망원인통계」(1983), 55항목 특수 분류에 따름(분류 가능 자료). 노쇠, 징후 증상 불명확 제외.
4) 통계청, 「2002년 사망원인 통계 연보」, 124항목 분류에 따름(분류 가능 자료), ICD 9의 10개 코드 이상으로 이루어진 기타 질환은 제외.
5) 통계청, 「2005 사망 원인 통계 연보」(2006), 성별 사인 및 사망률.

## ❸ 한국인의 상병 양상 변화

우리나라 사람들의 연도별 질병 발생이나 유병 상태 변화를 파악하기 위해서는 지역사회 주민을 대상으로 한 질병 발생률과 유병률 조사가 있거나, 병의원 외래와 입원 이용률 등에 관한 시계열적 자료가 있어야 한다. 그러나 우리나라에는 최근까지도 이런 자료가 매우 부족한 형편이어서 질병 양상 변화를 정확하게 파악하기는 쉽지가 않다.

다만, 1960년대 이후 부분적으로 보건복지부가 파악하고 있는 전염성 질환 발생이나 일반 질병 유병 상태 자료를 보면, 우리나라는 1970년대 중반까지만 해도 감염성 질환, 특히 감염 및 기생충 질환, 호흡기 질환, 그리고 소화기 질환과 신경계 및 감각기관 질환이 가장 흔했던 것을 알 수 있다. 1970년 중반 이후부터는 호흡기 질환과 소화기 질환이 가장 흔한 것에는 변화가 없으나, 감염 및 기생충 질환은 크게 줄고, 사고·중독, 그리고 악성 신생물, 선천성 기형 등이 증가하는 양상을 보인다.

다행히 1992년 이후부터는 보건복지부가 한국보건사회연구원을 통해 매 3년마다 「국민건강 및 보건의식행태조사」나 「국민 건강·영양 조사」를 수행해 오고 있어서, 이를 통해 우리나라 사람들의 급성 및 만성질환 유병 상태를 어느 정도 파악할 수가 있게 되었는데, 그동안의 조사에 의하면 급성질환 유병률은 급속히 감소하는 한편 만성질환 유병률은 반대로 급격히 증가하는 현상을 보이고 있다. 즉, 2주간 급·만성질환 유병률이 1992년에 31.6%이던 것이 2001년에는 40.4%로 증가를 하고 있는데, 급성질환의 경우 2주간 유병률이 1992년 18%에서 1995년에는 13.9%로, 그리고 2001년에는 6.2%로 크게 감소한 반면, 연간 만성질환 유병률의 경우는 1992년에 20.5%였던 것이 1995년에는 29.9%로, 그리고 2001년에는 무려 46.2%로 급격히 증가하고 있다(<표 6-2>).

<표 6-2> 우리나라 사람들의 급·만성질환 유병률

| | 1992[1)] | 1995[2)] | 1998[3)] | 2001 |
|---|---|---|---|---|
| 2주간 급성질환 유병률 | 18.0 | 13.9 | 24.0 | 9.5 [4)] |
| 1년간 만성질환 유병률 | 20.5 | 29.9 | 56.0 | 46.2[5)] |

1) 한국보건사회연구원, 「한국인의 보건의식행태: 1992년 한국인의 국민건강 및 보건의식행태조사」, 1993.
2) 한국보건사회연구원, 「한국인의 보건의식행태: 1995년 한국인의 국민건강 및 보건의식행태조사」, 1996
3) 보건복지부, 「98 국민 건강·영양 조사」, "건강 면접 조사", 1999.
4) 보건복지부, 「2001 국민 건강·영양 조사」, "급성 질병·사고 중독편", 2002.
5) 보건복지부, 「2001 국민 건강·영양 조사」, "만성 질병편", 2002.

한편 우리나라 사람들의 만성질환 유병률 변화를 보면(<표 6-3>), 1998년 이후 남여 모두 대사 증후군과 고혈압, 그리고 비만이 중요한 질환임을 알 수 있는데 최근 들어 고혈압이 다소 감소하고 있는 반면, 비만은 계속해서 증가하고 있는 양상이다. 특히 남자들에서의 비만 유병 상태가 1998년 25.0%에서 2005년 35.1%로 크게 증가하고 있으며, 반면에 당뇨병과 고 콜레스테롤 유병 상태는 남여 모두 조금씩 감소하는 양상을 보이고 있다.

<표 6-3> 우리나라 사람들의 성별 만성 질병 유병률의 변화(1998~2005)

| | 전 체 | | | 남 자 | | | 여 자 | | |
|---|---|---|---|---|---|---|---|---|---|
| | 1998 | 2001 | 2005 | 1998 | 2001 | 2005 | 1998 | 2001 | 2005 |
| 비 만 | 26.3 | 29.6 | 31.7 | 25.0 | 32.2 | 35.1 | 27.0 | 27.9 | 28.0 |
| 고혈압 | 30.0 | 28.7 | 27.9 | 32.4 | 33.2 | 30.9 | 27.0 | 25.5 | 24.1 |
| 고 콜레스테롤혈증 | 9.9 | 8.8 | 8.2 | 8.6 | 8.1 | 7.4 | 10.6 | 9.5 | 8.6 |
| 당뇨병 | 10.7 | 8.0 | 8.2 | 12.1 | 8.5 | 9.4 | 9.2 | 7.8 | 6.9 |
| 대사 증후군 | 33.4 | 35.5 | 32.6 | 29.5 | 31.8 | 33.1 | 35.7 | 38.4 | 30.9 |
| 빈 혈 | 7.7 | 7.2 | 5.9 | 4.4 | 2.8 | 2.6 | 11.0 | 10.4 | 9.5 |
| B형 간염 | 4.5 | 4.5 | 3.7 | 5.1 | 5.0 | 4.3 | 4.0 | 4.2 | 3.0 |

자료원: 보건복지부, 「국민 건강·영양 조사」 "제3기 2005 검진 조사", 2006.
(참고: 이 표는 대한예방의학회 편, 『예방의학』, 2007, 183쪽에서 인용함)

## ④ 한국인의 사망 양상과 외국과의 비교

최근 우리나라 사람들의 사망 양상을 보면 이미 서구 선진국 사람들의 사망 양상과 비슷한 상태인 것을 알 수 있다. 다음에 제시된 <표 6-4>는 캐나다, 스웨덴, 칠레, 그리고 싱가포르 등 외국 몇 나라의 질병별 사망 양상과 비교해 본 것이다.

<표 6-4> 국가별 주요 사인의 사망률과 순위(단위: 인구 십만 명당)

| | 사망 원인 | China | Japan | Republic of Korea | Singapore | Sweden | United States of America |
|---|---|---|---|---|---|---|---|
| | 인구(천 명) | 1,302,307 | 127,478 | 47,430 | 4,183 | 8,867 | 291,038 |
| | 전체 원인 | 9,135.5 | 973.2 | 275.0 | 18.1 | 91.1 | 2,420.6 |
| I | 감염성, 모성, 주산기, 영양 질환 | 1,090.2 | 115.9 | 16.1 | 2.3 | 4.5 | 148.2 |
| | A. 감염 및 기생충 질환 | 507.3 | 21.0 | 8.0 | 0.4 | 1.1 | 64.4 |
| | B. 호흡기 감염 | 291.8 | 92.3 | 5.3 | 1.9 | 3.1 | 60.1 |
| | C. 모성 병태 | 10.9 | 0.1 | 0.1 | 0.0 | 0.0 | 0.5 |
| | D. 주산기 병태 | 272.7 | 0.3 | 2.1 | 0.0 | 0.1 | 15.9 |
| | E. 영양 결핍 | 7.5 | 2.3 | 0.6 | 0.0 | 0.2 | 7.4 |
| II | 비감염성 질환 | 7,051.1 | 783.6 | 227.1 | 14.9 | 82.4 | 2,119.7 |
| | A. 악성 종양 | 1,738.1 | 308.1 | 76.7 | 5.2 | 21.0 | 558.6 |
| | B. 양성 종양 | 15.1 | 9.5 | 1.2 | 0.1 | 1.0 | 15.1 |
| | C. 당뇨 | 25.5 | 12.9 | 15.0 | 0.7 | 2.0 | 76.8 |
| | D. 내분비 장애 | 31.6 | 7.0 | 1.3 | 0.2 | 0.5 | 0.8 |
| | E. 신경정신 질환 | 104.5 | 14.4 | 12.8 | 0.1 | 6.9 | 54.3 |
| | G. 순환기계 질환 | 3,001.3 | 311.6 | 75.7 | 6.7 | 42.4 | 922.7 |
| | H. 호흡기계 질환 | 1,432.5 | 48.4 | 17.7 | 0.8 | 3.2 | 182.5 |
| | I. 소화기계 질환 | 363.7 | 39.4 | 17.6 | 0.3 | 2.9 | 87.2 |
| | J. 비뇨생식기계 질환 | 139.5 | 24.0 | 4.4 | 0.6 | 1.5 | 60.6 |
| | K. 피부 질환 | – | 0.9 | 0.6 | 0.0 | 0.2 | 4.2 |
| | L. 근골격계 질환 | 13.4 | 4.5 | 2.9 | 0.0 | 0.5 | 15.3 |
| | M. 선천성 기형 | 85.8 | 2.8 | 1.1 | 0.1 | 0.3 | 11.4 |
| III | 손상 | 994.2 | 73.6 | 31.9 | 0.9 | 4.1 | 152.7 |
| | A. 비의도적 손상 | 681.2 | 41.5 | 22.3 | 0.4 | 2.9 | 106.5 |
| | B. 의도적 손상 | 313.0 | 32.2 | 9.6 | 0.5 | 1.2 | 46.2 |

* WHO, *1996 World Statistics Annual*, 1998.

국가별로, 자료를 분석한 연도차가 약간 있기는 하지만, 이 표에서 보는 바와 같이 사망 원인의 1위는 캐나다, 스웨덴, 칠레, 싱가포르, 한국 모두 순환기계 질환이고, 2위는 모두 악성 신생물이다. 3위는 캐나다, 스웨덴, 칠레, 싱가포르가 호흡기계 질환인데 비해 한국은 각종 사고 및 부작용이 3위를 차지하고 있다. 사고 및 부작용과 자살 및 폭력을 합하여 생각하면 칠레와 한국이 모두 사고사가 3위를 차지하고 있다. 표에는 표시되어 있지 않지만 한국과 칠레에서는 암 사망 중에서 위암 사망률이 가장 높으며, 간(肝) 질환으로 인한 사망률도 높게 나타나고 있는 반면 캐나다, 스웨덴, 싱가포르에서는 암 중에서는 폐암과 유방암에 의한 사망률이 가장 높고 간 질환으로 인한 사망률은 낮다.

## 5 한국인의 사망 및 상병 양상 변천의 역학적 특성

우리나라 사람들의 질병과 사망 양상이 과거 급성 감염성 질환 중심에서 만성 퇴행성 질환 중심으로 변화해 온 과정은 이미 다른 선진국들이 경험한 인구 및 질병 발생의 역학적 특성 변화와 불가분의 관계가 있다. 즉 최근 우리나라에서의 만성 퇴행성 질환 발생과 사망률 증가는 우선 20세기 초 항생제 개발로 인한 감염성 질환의 감소와 수명 연장에 의한 노인 인구의 증가 그리고 경제 사회 발전에 따른 사람들의 음주, 흡연 및 식생활의 변화는 물론 운동 부족 같은 생활양식의 변화와 깊은 관련이 있다고 보는 것이다. 이것은 노인 인구층에서의 높은 만성질환 유병률과 음주, 흡연, 나쁜 식습관 및 운동 부족 같은 생활 습관에 오래 익숙해진 사람들에서 고혈압이나 당뇨병, 그리고 심장병과 각종 암 같은 만성질환 발생률과 유병률이 유의하게 높다는 많은 역학적 연구 결과를 보면 알 수 있는 일이다.

「2001년 국민 건강·영양 조사」 결과를 보면 2001년 현재 우리나라 65세 이상 노인들의 87.6%가 한 가지 이상의 만성질환을 가지고 있으며, 이들 중 36.5%는 3가지 이상의 만성질환을 가지고 있는 것을 알 수가 있다. 이것은 우리나라 인구 전체의 연간 만성질환 유병률이 46.2%였던 것에 비해 거의 두 배나 되는 비율인 것이다. 지금도 우리나라는 인구 고령화가 진행 단계에 있다는 것을 감안할 때, 장차 한동안은 만성질환 유병률이 계속해서 증가하게 될 것이다. 특히, 음주와 흡연, 그리고 잘못된 식습관이나 운동 부족 같은 나쁜 생활 습관이 쉽게 개선되고 있지 않은 상황에서 이로 인한 만성질환 발생과 이들 질병으로 인한 사망 또한 계속 증가할 것이 확실하다.

또한, 최근 빈번한 국제 교류와 집단 면역(herd immunity)의 감소, 그리고 특이한 생활양식이 원인이 되어 발생되는 것으로 생각되는 일부 감염성 질환의 재발생과 신종 전염성 질환의 증가 추세는 장차 우리나라의 질병 및 사망 양상의 역학적 변천과 관련해서 주목해야 할 부분이다.

## ⑥ 참고문헌


대한예방의학회, 『예방의학』, 계축문화사, 서울, 2004.

박종구, 『현대역학』, 연세대학교출판부, 1999.

보건복지부, 「국민 건강 · 영양 조사」, 보건복지부, 2006.

통계청, 「사망원인 통계 연보」, 통계청, 2006.

Mausner, J.S. & Kramer, S., *Epidemiology — An Introductory Text*, W.B.Saunders Company, N.Y., 1984.

World Health Organization, *Death and DALY estimates for 2002 by cause for WHO Member States*, 2007. http://www.who.int/healthinfo/bod/en/index.html

제7장

# 집단 검진(선별 검사)과 임상의학

학습목표

1. 집단 검진의 정의와 목적을 알아야 한다.
2. 집단 검진이 갖추어야 할 조건을 설명할 수 있어야 한다.
3. 집단검사의 효과를 평가할 때 문제가 되는 편의(bias)를 설명할 수 있어야 한다.
4. 집단 검진에 사용하는 진단 검사법들의 타당도를 나타내는 지표와 그 의미를 알아야 한다.
5. 집단 검진과 건강진단의 차이를 설명할 수 있어야 한다.

## 1 집단 검진의 정의와 목적

### 1) 집단 검진의 정의

집단 검진(集團檢診, screening)이란 어떤 인구 집단에 신속하고 간편한 어떤 진단 검사법을 집단적으로 적용하여 어떤 질환에 이환되어 있어도 아직 겉으로 나타나고 있지 아니한 상태의 질병이나 결함을 조기에 추정해 내려는 노력이라고 정의할 수 있으며 선별 검사라고도 말한다.

선별 검사 개념의 기본을 이루는 절대적인 가정은, 질병의 임상적 증상 발현 이전에 시작된 치료가 그 이후에 시작된 치료의 경우보다 더 효율적이기 때문에 증상이 발생하기 전에 조기 진단하는 것이 보다 나은 예후를 나타내어 해당 질병의 사망률 감소를 이를 수 있다는 점이다.

증상 없는 초기 질병을 조사하는 건강검진이 이제는 일상적으로 생각되고 있고 양호한 의료 급여의 중요한 측면으로 생각되고 있다.

그러나 일부 질환의 경우에 선별 검사나 진단적 과정의 위험이 크고 비용도 많이 드는 경우도 있다. 이러한 모든 고려점들로 보아 질병 관리를 위한 선별 검사 가치는 결코 그 자체로 명확하지 않다는 점을 이해하여야 한다. 사실, 새로운 질병 관리 방법은 그 위험과 이득이 본격적으로 검토될 때까지는 항상 질병 관리에 있어서 증명되지 않은 측면을 갖는 것으로 생각해야 한다. 이러한 효과 입증에 대한 검토는 어떤 질환에 대한 광범위한 선별 검사가 수행되거나 권유되기 전에 완료되어야 한다.

### 2) 집단 검진의 의의

비감염 질환은 발생 전 예방인 1차 예방이 대단히 어려우므로 조기 진단과 조기 치료라는 2차적 예방이 관리 방법으로 가장 효과적이라고 볼 때 조기 진단을 위해서 집단에 실제로 적용하는 집단 검진이 중요하다.

집단 검진은 초기 질병의 검색을 위하여 중요하지만 그 외에도 유병률의 조사나 기타의 목적으로도 적용된다.

집단 검진은 한 개인에 대하여 진단을 내리려는 것이 궁극적인 목적은 아니지만, 집단 검진으로 양성 또는 의심되는 소견을 나타낸 사람들에게 정확한 진단을 내리고 필요한 치료를 해 주기 위해 이들에게 의사의 진찰과 정밀 검사를 받도록 하여야 한다. 물론 어떤 경우는 집단 검진용 검사법으로 진단이 가능할 때도 있다. 예를 들어 위암을 집단 검진하기 위하여 위내시경을 적용하였을 때와 같은 경우이다.

### 3) 집단 검진의 목적

#### (1) 질병의 역학적인 연구

집단 검진을 통하여 어떤 지역사회의 유병률과 질병 상태를 정확히 파악하고 질병 발생에 관계되는 요소를 구명할 수 있으며 질병 전체의 규모나 발생 양상을 알 수 있는 많은 정보를 얻을 수 있다.

#### (2) 질병의 자연사와 발생기전의 구명

많은 질병은 임상적인 소견으로 발견되는 것이 보통인데 집단 검진으로 질병의 조기 상태를 파악하게 되면 그 질병의 자연사나 발생기전을 이해하는 데 도움이 될 때가 많다.

#### (3) 질병의 조기 진단

집단 검진의 가장 중요한 목적은 조기 진단이라고 할 수 있는데 많은 질병에서 조기 진단을 하여 조기에 치료함으로써 생명의 연장과 질병의 치유에 도움이 된다. 그러나 많은 비전염성 질환에서는 아직도 조기 진단이 어려운 실정이다.

#### (4) 보건 교육

집단 검진을 실시하는 과정에서 주민들에게 질병 발생에 대한 지식과 예방의 중요성을 인식시키고 정기적인 건강진단을 받도록 유도하는 데 도움이 된다.

## ❷ 집단 검진이 갖추어야 할 조건

집단 검진이 효과를 얻기 위해서는 다음과 같은 조건들을 만족하여야 한다.

- 색출하려는 대상이 중요한 건강 문제라야 한다.
- 색출된 질병에 대해 치료를 받을 수 있어야 한다.
- 정확한 진단을 위한 정밀 검사와 치료 시설이 있어야 한다.
- 적합한 검사 방법이 있어야 한다.
- 주민들이 검사 방법을 받아들여야 한다.
- 어느 정도의 잠복기 또는 초기 증상을 나타내는 시기가 있는 질병이어야 한다.
- 질병의 발생 및 진행 과정이 알려진 질병이어야 한다.
- 치료를 해야 할 환자로 규정하는 기준이 마련되어야 한다.
- 환자 발견 비용의 부담이 너무 크지 않아야 한다.
- 환자 색출은 계속적으로 이루어져야 하며 한 번으로 끝나서는 안 된다.
- 검사법이 간편하고 신속히 실시될 수 있고 검사 대상자나 시행자에게 불편이 적어야 하며 대중에게 적용이 가능해야 하고 검사 비용이 적게 들어야 한다는 점이다.
- 정상군과 질병군을 잘 구분해 줄 수 있는 정확성이 높아야 된다는 점이다.

· 집단 검진을 위한 검사법의 정확성을 높이기 위한 요소로는 반복성(repeatability)과 타당성(validity)을 들 수 있다.

이를 보다 자세히 설명하면 다음과 같다.

### 1) 선별 검사에 적절한 질환

어떤 질환들에서는 선별 검사의 적용이 적절하지 않다. 선별 검사가 적절한 질환의 조건은 질병이 심각해야 하고, 증상이 발생하기 전에 치료하는 것이 질환의 이환율과 사망률을 줄이기 위해서 더 적절해야 하며, 적절한 검사 방법이 있고 임상 전기의 질환의 유병률이 인구 집단의 선별 검사시 높은 질환이어야 한다.

질환의 심각도의 기준은 일반적으로 비용-효율성과 윤리적인 문제와 관련된다. 선별 검사에 소용되는 자원의 소비는 반대급부적인 사망률의 감소 및 건강 증진으로 정당화될 수 있어야 한다. 마찬가지로 윤리적인 문제에 있어서도 조기 진단과 치료가 되지 않을 경우 초래되는 결과가, 선별 검사 자체가 갖는 위험도와 불편 등을 감수할 만큼 심각해야 한다. 치명적인 질환, 예를 들어 조기 치료되지 않으면 초래되는 심각하고 비가역적인 결과를 낳는 선천성 갑상선 기능 저하증이나 페닐케톤뇨증의 경우 선별 검사의 심각성이라는 기준을 만족한다. 반면에 담석증과 같은 경우처럼 생명의 위협은 없고 증상이 없는 한 문제가 되지 않는 질병은 선별 검사에 적절하지 않다. 또 한 가지 중요한 것은 증상이 나타난 이후에 치료를 시작하는 것보다 임상 전 단계의 치료가 더 효과적인지 여부이다. 이것의 평가를 위해서는 질병의 자연사를 고려하는 것이 필요하다.

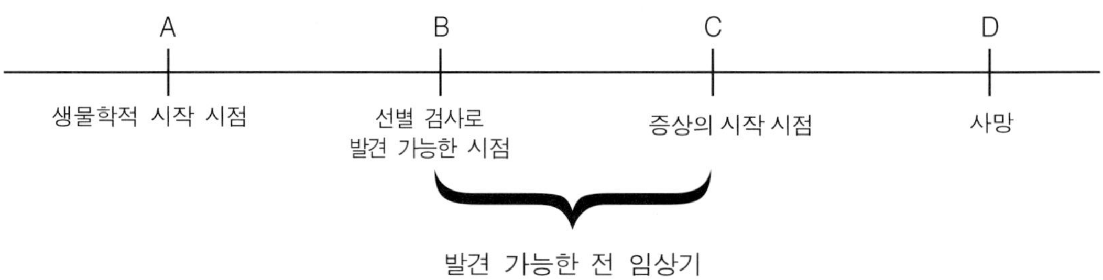


<그림 7-1> 질병의 자연사에서 집단 검진으로 인하여 질병을 발견하는 것이 가능한 전 임상기

위와 같이 생물학적 시작부터 증상이 나타나는 기간 사이에 선별 검사로 질환을 발견할 수 있는 기간이 있다. 증상이 나타나지는 않으나 선별 검사에 의해 질병이 나타날

수 있는 시점과 증상이 나타나는 시점 사이의 단계를 전 임상 단계(Detectable Preclinical Phase: DPCP)라고 한다.

선별 검사가 효율적으로 되기 위해서는 발견 가능한 전 임상기 동안 시행된 치료가 증상이 시작된 후 치료가 시작된 경우보다 나은 예후를 보여야 한다. 예를 들면 자궁경부암은 서서히 진행되는데 암세포가 처음에 자궁 경부의 외층에 국한된 채 처음 발견되어 침습기까지 진행되려면 10년 이상이 걸린다. 이러한 전 침습기에는 암은 보통 증상이 없지만 자궁 경부 세포 검사를 이용한 선별 검사로 발견될 수 있다. 이런 경우는 암이 침습되기 전 단계에서 치료를 시작하는 것이 아주 바람직하다. 한편 치료를 언제 시작하든지 예후에서 별다른 이득이 없어서 조기 치료가 별다른 차이를 보이지 않을 경우에는 선별 검사의 적용은 필요하지도 않고 효과적이지도 않다. 예를 들면 폐암의 경우 조기 진단과 치료는 증상이 시작된 후 치료하는 것보다 생명 연장에 별 도움이 안 되므로 현재 가능한 기술을 사용한 무증상의 폐암 조기 진단은 효과가 아직 증명되어 있지 못하다. 마찬가지로 비흑색종성 피부암의 경우 선별 검사도 다른 경우보다 우선순위가 낮은데, 이 질환은 증상 발현 이후에 치료하더라도 완치되기 때문이다.

DPCP의 유병률, 즉 선별 검사로 발견된 환자의 수는 고위험군에서 높은데, 방광암의 경우 직업성 노출과 관련된 사람을 선별하게 되고, 유방암의 경우 그 질환의 가족력이 있는 여성을 선별하게 된다.

고혈압은 선별 검사를 위한 모든 기준을 만족하는 적절한 질환이다. 첫째, 이것은 심각한 질환인데, 혈압이 높은 사람은 사망률이 높다고 보고되어 있고 수축기 혈압이나 이완기 혈압이 높을수록 사망률도 증가한다. 둘째, 고혈압의 조기 치료는 이후의 모든 혈관계 질환이나 뇌졸중의 합병에 의한 이환율이나 사망률을 감소시킬 수 있다.

비록 모든 이러한 기준이 선별 검사에 적합한지 여부를 결정하기 위해서 고려되어야 하지만 어떤 경우는 모든 기준이 다 필요한 것은 아니다. 예를 들어 페닐케톤뇨증은 드문 질환이지만 치료하지 않고 방치할 경우 장기간 아주 심각한 결과를 초래하게 된다. 이 선천성 대사 장애가 있는 경우 페닐케톤뇨증의 신생아는 페닐알라닌이 함유된 단백질을 섭취할 경우 특정 대사 산물이 축적되어 뇌의 발육에 장애를 보이고 심한 정신 지체를 초래한다. 그러나 출생 직후부터 식사 조절을 시작하면 정신 지체를 예방할 수 있다.

비록 페닐케톤뇨증은 출생아 15,000명 중 1명이 나타나지만 발견되지 못한 경우의 심각하고 비가역적인 결과에 비해서 간단하고 정확하고 싼 가격의 검사법의 유용성은 우리나라에서도 모든 신생아에게 페닐케톤뇨증의 선별 검사를 적용하게 하였다.

### 2) 선별 검사

선별 검사가 성공적이려면 질병 특성에 맞아야 하고 검사가 간편해야 한다. 이상적인 선별 검사는 가격이 낮고 시술자가 시행하기 편하고 환자의 불편감이 최소한으로 적고 선별 검사의 결과가 정확하고 믿을 수 있고 재현 가능해야 한다.

선별 검사의 신뢰도는 대상자가 전 임상기(DPCP)의 질병 상태에 있을 때 검사에서 양성으로 나오고 없을 때 음성으로 나올 확률이 얼마나 정확한가에 따라 다르다.

## 3 집단검사의 효과를 평가할 때 문제가 되는 편의(Bias)

선별 검사의 평가 측면에서 궁극적으로 가장 중요한 것은 질병의 사망률 또는 발생률을 줄이는 데 유효한가의 여부이다. 선별 프로그램이 정확하고 경제적이고 많은 인구의 질병 임상 전기에 적용할 수 있다고 해도 만약 초기 진단과 치료가 이들 질병자의 궁극적 결과에 영향을 줄 수 없다면 그것은 공중보건으로서의 가치가 거의 없다.

그리하여, 선별 검사의 효율성 평가는 질병 경과에 대한 영향을 반영하는 척도를 기초로 해야 한다. 선별 검사의 효과 평가 시에 진단 당시의 질병의 심각도와 같은 지표가 초기 효과 평가 도구로 사용될 수 있다. 예를 들어 선별 검사에 의한 자궁경부암이 주로 암 초기에 해당되었고, 증상에 의해 진단된 경우는 대부분 암 말기에 해당되었다면(downstaging) 이는 자궁경부암으로 인한 치명률을 줄이는 결과를 제시하는 것으로 볼 수 있다. 그러나 이런 측정은 선별 검사의 참여자가 더 건강한 집단일 수도 있기 때문에 평가하기가 어렵다. 가장 명확한 방법은 무작위화 임상 시험(randomized clinical trial)을 수행하는 것이다. 이러한 방법이 효과 평가시 나타나는 아래와 같은 편의(bias)들의 효과를 최소화할 수 있다.

선별 프로그램의 평가에 주요한 세 가지 편의가 있다: 자발적 참여 편의(self-selection bias), 리드 타임 편의(lead time bias), 기간 편의(length bias)이다. 이러한 편의들로 인하여 검진 사업의 효과를 평가함에 있어서 잘못된 결론을 이끌 수 있다.

### 1) 자발적 참여 편의(Self-selection bias)

참여자는 비참여자와는 생존에 영향을 미치는 여러 가지가 다르다. 일반적으로 참여자는 보다 건강하며 일반 인구보다 낮은 사망률을 갖는다. 반면 위험도가 높은 사람들 예를 들면 가족력 등이 있는 사람들이 참여자가 될 가능성도 있다. 이런 경우는 선별 프로그램의 효용에도 불구하고 사망률이 높을 수 있다. 잠재적 환자 선출 편향은 예상하기도 힘이 들며 그 크기도 수량화하기가 어렵다.

### 2) 리드 타임 편의(Lead time bias)

리드 타임 편의란 선별로서 진단되는 때와 증상이 나타나서 발견되는 때까지의 기간이다. 이것은 며칠, 몇 달, 몇 년이 될 수 있고, 질병, 개인, 선별 과정에 따라 다양하다. 진행이 빠른 질병은 이 시간이 짧다. 리드 타임 편의의 양은 임상 전기 후에 얼마나 빨리 선별 검사가 실행되느냐에 따라 좌우된다. 만약 선별된 집단과 그렇지 못한 집단의 사망률의 비교가 용이하지 않다면 질병의 경과 초기에 발견됨으로 인하여 선별 검사가 유용하다는 잘못된 결론을 이끌 수 있다.

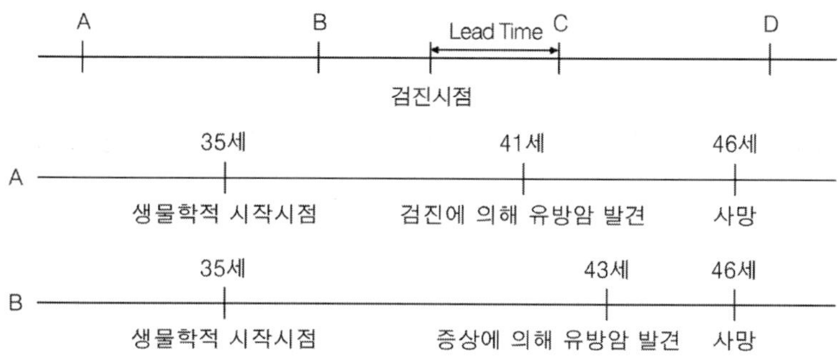


<그림 7-2> Lead time의 정의와 Lead time에 의한 편의의 예

예를 들면, <그림 7-2>는 유방암을 가진 두 여성의 가상적 경과를 나타낸 것이다. 2명 모두 35세가 생물학적으로 유방암이 발병한 시작점이다. 여인 A는 41세에 선별에 의해 발견이 되었고, 여인 B는 43세에 유방 종괴에 의해 발견이 되었다. 두 여인은 모두 46세에 유방암으로 인해 사망하였다고 하자. 진단 시점으로부터 A 여인은 5년을, B 여인은 2년을 더 생존하였다. 진단시부터 기간만 본다면 A 여인이 더 생존하였으나 실제적 이득은 없었다.

선별의 유용성을 평가하는 데 있어 리드 타임(lead time)의 영향을 계산하기 위한 두 가지 방법이 있다. 그 첫째는 진단에서 사망까지의 생존 기간을 보지 말고 두 군 간에 연령-특수 사망률을 보는 것이다. 위 예에서 두 예 모두 46세에 죽었으므로 사망에 효과가 없는 것으로 보는 것이다. 둘째로는, 만약 리드 타임을 추정할 수 있다면 이를 근거로 두 군 간의 생존율을 비교하는 것이다. 예를 들면 Health Insurance Plan(HIP) 연구에서 리드 타임이 대략 1년이었다면 선별 검사된 군의 6년 질병자-치명률과 증상 진단 군의 5년 질병자-치명률을 비교해 보는 것이다.

### 3) 기간 편의(Length bias)

기간 편의는 임상 전기가 긴 질병의 경우 선별 검사에 의해 발견된 경우가 보다 예후가 좋은 것처럼 보이는 것을 말한다. 이는 그 기간에 의존하는 유병률과 질병의 자연사가 다르기 때문에 생긴다. 이들은 짧은 전임상 단계를 가지는 질병에 비해 긴 경우에 선별에 의해 쉽게 발견이 되며, 이런 경우 증상으로 쉽게 나타나는 경우보다 예후가 좋게 보일 수 있다. 이 기간 편의는 수량화하기가 어렵다. 이런 편의를 조절할 수 있는 한 가지 방법은 두 군을 지속적으로 선별 검사를 해 보는 것이다.

## 4 집단 검진에 사용하는 진단 검사법들의 타당도를 나타내는 지표와 그 의미

정확도란 어떤 측정치 또는 측정 방법이 측정하고자 목적하는 것을 성취하는 정도를 의미한다. 다시 말해서 어떤 집단의 결핵환자를 찾아내기 위하여 간접 흉부 X선 촬영이란 측정을 이용했을 때 그 집단에 실재하는 환자 중 얼마만큼의 환자를 찾아낼 수 있느냐의 정도이다. 어떤 측정의 정확도는 세 가지 요소로 이루어져 있다. 즉, 민감도(sensitivity), 특이도(specificity) 그리고 예측도(predictability)이다.

신뢰도는 검사가 반복되었을 때 검사 결과의 일관성의 정도를 말한다.

### 1) 감수성, 민감도

민감도란 알고자 하는 현상의 참값(true value)을 이 측정으로 얼마나 반영할 수 있느냐의 정도를 말하며, 바꾸어 말하면 이 측정 도구(measuring tool or test)가 종합 진단에 의해 확진된 질병을 그 질병이라고 판단해 주는 능력을 의미한다.

### 2) 특이도

특이도는 이 측정 도구가 그 질병이 아닌 것을 아니라고 판단해 주는 능력이며, 예측도는 그 측정 도구가 그 질병이라고 판단된 사람들 중에 실제 그 질병을 가진 사람들의 비율로서 그 측정 자체의 예측 능력을 의미한다. 이러한 측정의 정확도의 검증은 주로 어떤 질병의 진단 목적으로 이용되는 검사, 특히 많은 수의 사람을 짧은 시일 내에 저렴한 값으로 쉽게 조사하여 환자 후보자를 걸러내는(screening) 집단 검진에 이용되는 검사 방법에 대하여 반드시 필요한 것이다. 뿐만 아니라 어떠한 새로운 검사 방법에 대해서도 이 방법의 정확도가 확정되어야만 그 가치를 인정받게 된다. 그러므로 검사 시약의 설명서는 많은 경우 그 검사의 민감도와 특이도를 표시하고 있다.

정확도(validity)의 검증 공식을 표로 제시하면 <표 7-1>과 같다. 즉, 2×2 표를 만들어 4개로 분류되는 항목별로 숫자를 넣으면 각 지표가 수치화된다. 이 수치는 확률의 개념인데, 소수점을 조정하기 위하여 100을 곱해 주기도 하고 그대로 사용하기도 한다. 공식이 이미 말해 주듯이 어떤 측정 도구의 정확도는 진양성과 진음성의 비율이 클수록, 위양성과 위음성의 비율이 낮을수록 높아진다. 즉, 측정의 정확도는 그 측정 방법이 발견하고자 하는 질병을 가진 사람과 안 가진 사람을 분별해 내는 능력이므로 정확도가 낮을 때는 해당 측정 방법은 이용 가치가 없어진다.

<표 7-1> 진단 검사의 정확도 평가를 위한 지표

| 검사 결과 | 확진에 의한 | | 계 |
|---|---|---|---|
| | 질병(+) | 질병(–) | |
| 양성(+) | A<br>진양성 | B<br>위양성 | A + B<br>총 검사 양성 수 |
| 음성(–) | C<br>위음성 | D<br>진음성 | C + D<br>총 검사 음성 수 |
| 계 | A + C<br>총 환자 수 | B + D<br>총비 환자 수 | 총 계 |

$$\text{민감도(sensitivity)} = \frac{\text{검사 양성 수}}{\text{환자 수}} = \frac{A}{A+C}(\times 100)$$

$$특이도(specificity) = \frac{검사\ 음성\ 수}{총비\ 환자\ 수} = \frac{D}{B+D}(\times 100)$$

예측도

$$양성\ 예측도(specificity) = \frac{검사\ 양성\ 환자\ 수}{총\ 검사\ 양성\ 수} = \frac{A}{A+B}(\times 100)$$

$$음성\ 예측도 = \frac{검사\ 음성\ 비환자\ 수}{총\ 검사\ 음성\ 수} = \frac{D}{C+D}(\times 100)$$

어떤 측정치, 특히 집단 검진에 이용되는 검진에 있어서 정확도의 지표치는 그 집단의 유병률과 깊은 관계를 가지고 있다. 즉 유병률이 낮을수록 위양성률이 높아지는 반면 위음성률은 낮다. 예측도는 위양성률, 위음성률이 관여하므로 이들의 지표치는 모두 위양성과 위음성 확률에 좌우된다. 따라서 동일한 측정법이라 해서 유병률이 다른 지역에서 검증한 정확도 지표치를 그대로 적용해서는 안 되며, 표본 인구에 적용하여 각자가 그때그때 산출해서 이용함이 타당하다.

당연히 선별 검사는 높은 민감도와 동시에 높은 특이도를 갖는 것이 바람직하지만 보통 이것은 불가능하고 주어진 선별 검사의 민감도와 특이도 사이의 균형을 이룬다.

양성이나 이상의 기준을 변화시키는 것은 민감도와 특이도 모두에 영향을 미친다. 양성의 기준을 낮게 바뀌면 질병이 없는데도 많은 수의 양성자가 나오게(민감도 증가) 된다. 반대로 기준이 엄격하면 질병이 있는데도 많은 수의 환자를 놓칠 수(민감도 감소) 있다. 예를 들어 고혈압의 선별 검사에서 정상 범위를 확장기 혈압 88mmHg 이하로 잡는다면 실제 고혈압이 아닌데도 많은 정상 혈압인이 고혈압의 가능성이 높은 양성 소견자로 구분된다. 그렇다면 이 검사는 민감도는 높지만 특이도는 낮다. 반면 정상 기준이 높게 100mmHg로 책정되면 질병이 있는 많은 경우는 검사 음성이 되어 고혈압이 아닌 결과가 된다.

민감도와 특이도의 적절한 수준의 기준은 환자를 발견하지 못하는 경우(위음성), 질병이 없는 사람이 환자로 구분되는 경우(위양성)를 주어진 상황에 맞게 결정해야 한다. 한 환자를 놓쳐서 초래되는 대가가 큰 경우 즉, 질병이 중하거나 명확한 치료가 있는 경우(페닐케톤뇨증), 질환이 전염될 수 있을 때(매독), 고혈압으로 확진하기 위해서 일련의 혈압 측정이 더 필요한 경우처럼 양성자들의 지속적인 진단적 검사가 최소한의 비용과 위험을 갖고 있을 때 특이도의 희생을 감수하고라도 민감도가 증가되어야 한다.

선별 검사 결과 음성이라 해서 질병이 없다는 것이 보증되지는 않는다. 단지 질병이 있을 가능성이 적다는 것이며 따라서 그 개인은 그 이후에 발생될 질병의 증상을 무시했을지도 모른다.

민감도와 특이도의 균형을 이루는 문제는 여러 선별 검사를 동시에(parallel test) 또는 연속으로(serial test) 한 결과를 사용하는 방법이 있다. 여러 가지 선별 검사가 동시에 시행될 때는, 어떤 검사에서라도 양성으로 나오는 사람은 양성으로 판정되어야 한다. 일반적으로 동시에 한 검사(parallel test)는 개별적으로 시행된 검사보다 민감도가 증가하는데, 이것은 질환자를 놓칠 가능성이 적기 때문이고, 반면에 특이도가 낮아 위양성 진단이 되는 경우가 많다.

선별 검사를 연속적으로 할 경우 초기에 선별 검사에서 양성이 나온 경우 다시 다른 선별 검사 과정을 거치는 것을 말하는데, 이는 잇따른 검사가 양성 결과를 재확인하는 것이기 때문이다. 예를 들면 연속 검사는 매독의 집단검사 시 사용되어진다. 초기에는 RPR (Rapid Plasmin Reagin) 검사나 VDRL(Veneral Disease Research Laboratory) 검사가 시행되고 이 검사들은 비교적 간단하고 경제적이며 민감하기는 하나 특이적이지는 않고 위양성 결과가 나오는 경우가 많다.

RPR 검사나 VDRL 검사에서 양성이 나온 사람은 FTA-ABS(Fluorescent Treponemal Antibody Absorption) 검사를 하게 된다. 이는 민감도는 물론 특이도도 높으나 비싸고 보다 정교한 검사 방법이 필요하다. FTA-ABS 검사는 RPR 검사나 VDRL 검사에서의 위양성을 없애 준다. 이 검사를 RPR 검사나 VDRL 검사 양성에게만 실시하는 이유는 선별 검사가 더 경제적이고 FTA-ABS 검사는 더 어려운 검사이므로 진단적 실험의 수를 줄이기 위해서이다.

### 3) 신뢰도

선별 검사의 정확도 평가 후 신뢰도에 대해 고려해 보아야 한다. 이는 같은 상태, 같은 사람에 대해서 검사가 반복되었을 때의 결과의 일관성을 말한다. 선별 검사 결과의 재현성에 영향을 주는 변화의 4가지 원인이 있다.

첫째로 측정할 때의 실제 상황 자체에 기인한 생물학적 변동과 관련된다. 혈압의 경우 개별적인 검사의 시간과 다른 상황들의 변화에 따라 그 값이 변동된다.

둘째로 검사법이나 측정법에 의한 변화인데 이것은 혈압 측정을 위한 표준 수은 혈압계 등 기구 그 자체의 신뢰도와 관련된다.

셋째로 관찰자 내의 변동인데 동일한 검사자에 의해 반복 측정받을 때 그 값이 다르게 나오는 것을 말한다.

넷째로 관찰자 간의 변동은 다른 검사자가 검사를 시행하거나 그 결과를 해석할 때 그 방법이 차이로 인해 발생하는 불일치를 말한다. 관찰자 간 변동을 최소화하는 방법은 정상 범위를 정하고 제한하는 것이다. 관찰자 간의 일치도는 검사 결과의 범주가 작고 이분적일 때 증가하고, 불가피하게 더 많은 해석을 필요로 하는 범주들이 분류 체계에 더 많이 포함될수록 감소한다. 예를 들면 녹내장의 선별 검사 시 안압계와 같은 경우처럼 결과가 정교하고 양적일 경우 최소화되고, 흉부 방사선의 판독시처럼 기준이 애매하고 불확실한 경우 더 커진다.

## 5 집단 검진과 건강진단의 차이

집단 검진은 특정 질병의 조기 발견을 위해서 인구 집단을 대상으로 특정 질병 의심자를 선별하는 것이다. 집단 검진의 특징은 무증상자를 대상으로 질병 의심자를 선별해내는 집단 선별 검사이다. 집단 검진에서 최종 판정은 질병 의심자, 유병자, 정상자로 구분되며, 질병 의심자는 확진을 위한 정밀 검사 과정을 거쳐 질병의 유무를 확인하여야 한다.

건강진단은 개인이 건강 상태를 확인하기 위한 것으로 판정 결과로 유병자, 건강요주의자, 건강자로 구분된다. 유병자는 후속적인 치료 과정으로 연결되고, 건강요주의자는 개인에 맞는 예방 의료 과정을 거치게 된다.

질병의 조기 발견과 조기 치료로 연결된다는 것은 집단 검진과 건강진단의 또 다른 특징이다.

## 6 참고문헌


Gordis, L., *Epidemiology*, 3rd ed. Elsevier Inc., Philadelphia, 2004.

예방의학편찬위원회, 『예방의학』 3판 수정증보판, 계축문화사, 서울, 2007.

Mausner & Bahn, *Epidemiology — An Introductory Text*, 2nd. ed., W.B.Saunders Company, Philadelphia, 1985.

Charles, H. Hennekens, *Epidemiology in Medicine*, Little Brown and Company, Boston/Toronto, 1987.

제8장

# 근거 중심 의학과 임상적 의사결정

**학습목표**

1. 근거 중심 의학(EBM: Evidence Based Medicine)을 정의하고, 활용 방법을 설명한다.
2. 근거 중심 의학에 대한 찬반 의견을 객관적으로 이해한다.
3. 근거 중심 의학의 방법론에 따라 근거의 수준을 분류한다.
4. MEDLINE, EMBASE 등 의학 문헌 데이터베이스를 활용하여 필요한 근거를 탐색하는 방법을 설명한다.
5. 베이지안 법칙을 설명하고, 진단을 위한 의사결정에 활용하는 방법을 설명한다.

## 1 근거 중심 의학(EBM: Evidence Based Medicine)의 정의

현대는 컴퓨터와 인터넷의 발달로 급속히 보급되는 문헌을 통해 엄청난 양의 자료를 접하고 있다. 또, 의과대학을 졸업하고 수련을 받고 나면 의사들이 갖는 지식은 점차로 감소하게 된다. 근거 중심 의학은 현재 발표되고 있는 연구 결과들을 체계적으로 검색하고, 평가하여 임상적 판단을 위한 기초로 활용하는 것을 말한다. 근거 중심 의학은 임상 의사들이 스스로 임상 질문을 설정하고, 그 주제와 관련된 근거를 찾아, 그 근거로부터 얻은 정보를 임상 진료에 활용하는 것이다. 이와 같은 근거 중심 의학은 네 단계로 구성된다.

1단계: 환자가 가진 문제로부터 명확한 임상 질문들을 설정한다.
2단계: 임상 질문과 관련된 문헌들을 검색한다.
3단계: 문헌에 실린 증거들의 타당성과 효용성을 평가한다.
4단계: 유용한 증거들을 자신의 임상에서 실천으로 옮긴다.

## 2 근거 중심 의학에 대한 견해

근거 중심 의학에 대한 찬반 의견이 있다. 찬성하는 사람들은 (1) 근거 중심 의학이 과학적이다. (2) 전통적인 의학을 따르면 잘못된 진단과 치료 방법을 계속 사용하게 될 수 있다. (3) 전 세계의 자료원으로부터 가장 좋은 최신의 진단, 치료 방법을 얻을 수 있다. (4) 실제 진료 상황에서 사용한다는 점을 들고 있다. 한편, 반대하는 사람들의 논리는 다음과 같다. (1) 출판된 논문을 근거로 하므로 다소 뒤쳐진 정보에 의한 의사결정을 할 수 있다. (2) 임상 경험과 직관의 가치를 고려하지 않는다. (3) 지리적 차이에 따른 환자들의 환경이나 특성 차이를 고려하지 않는다. (4) 건강보험회사 등에서 치료 방법을 제한하는 데 활용할 수 있다.

우리는 근거 중심 의학의 이러한 장단점을 잘 이해하고, 그 결과를 활용하여야 한다.

## 3 근거 중심 의학의 방법론

근거 중심 의학에서 임상적 결정을 위한 의학적 근거를 얻는 방법은 임상 경험이 많은 전문가들의 의견을 듣는 일에서부터 여러 가지 역학적 연구 방법을 통해 결과를 얻는 일까지 비교적 그 스펙트럼이 넓다. 이런 여러 가지 방법 중에 가장 강력한 근거를 제공하는 방법이 무작위 대조군 연구이고, 위원회 보고서나 의견, 그리고 임상가의 경험 등이 비교적 미약한 근거를 제공한다고 볼 수 있다. 자세한 내용은 3장에서 기술하였다.

근거 순위 1: 무작위 대조 연구.

근거 순위 2: 비무작위 대조 연구, 유사 실험 연구.

근거 순위 3: 비교 연구, 상관성 연구, 관찰 연구(비실험 연구).

근거 순위 4: 전문가 위원회의 보고서 또는 의견/ 훌륭한 권위자들의 임상 경험에 의한 근거.

## ❹ 문헌 데이터베이스

근거 중심 의학에서 관련 근거를 찾는 방법은 관련 문헌을 검색해 보는 것이다. 검색을 일관성 있게 수행하기 위해서는 효과적인 검색 방법을 알고, 각종 문헌 자료에 쉽게 접근할 수 있어야 한다. 지금은 컴퓨터와 인터넷의 보급으로 문헌 찾기가 상당히 좋아졌다. 25,000종에 달하는 의학 잡지 중에서 필요한 자료가 어디에 있는지 검색하는 기술을 갖춘 의학도서관 사서는 이러한 근거 찾기에 큰 도움이 된다.

우리가 쉽게 찾아볼 수 있는 데이터베이스에는 임상 문헌 중에서 자신들이 찾고자 하는 것이 어디에 있는지 직접 찾아보는 방법과 임상 증거에 대해 발표한 이차 문헌에 접근하는 것이다.

의학 문헌을 직접 찾아볼 수 있는 데이터베이스로 미국 국립의학도서관(National Library of Medicine)에서 운영하는 PubMed(http://www.ncbi.nlm.nih.gov/entrez/query.fcgi?db =PubMed)가 있고 국내에는 다음과 같은 데이터베이스를 제공하고 있다.

- 의학연구정보센터 http://www.medric.or.kr
- 보건연구정보센터 http://www.richis.org
- 학술연구정보서비스 http://www.riss4u.net
- KoreaMed http://www.koreamed.org
- 한국학술데이터베이스 검색 http://search.koreanstudies.net
- 국회도서관 http://www.nanet.go.kr
- 국립중앙도서관 http://www.nl.go.kr

MEDLINE(Medical Literature Analysis and Retrieval System Online)은 의학 정보와 생명과학에 관한 세계적인 문헌 데이터베이스이다. 제공해 주는 범위는 의학, 간호학, 약학, 치의학, 수의학과 보건학이 포함된다. MEDLINE은 Cochrane Library 등 다른 데이터베이스와 함께 근거 중심 의학이 발전하는 데 많은 기여를 하고 있다. 체계적 종설은 주로 MEDLINE을 이용하여 필요한 논문을 찾는 것으로 시작하게 된다. 최근에는 논문을 낼 때, MEDLINE에 들어 있지 않은 잡지는 다른 사람들이 찾기 어렵기 때문에 잘 싣지 않고 있다.

미국 National Library of Medicine(NLM)에서 PubMed를 통해서 무료로 이용이 가능하다. 특히 PubMed에서는 MeSH(Medical Subject Heading) 검색 용어, 초록이나 제목의 단어, 저자명, 발행일 등 자료를 활용하여 MEDLINE을 활용하여, 원하는 논문을 쉽게 찾을 수 있다. PubMed에서는 논문에 따라 초록뿐 아니라 본문 서비스까지 하는 경우도 많이 있다.

이차 문헌에 접근할 수 있도록 해 주는 데이터베이스로는 코크란 종설 데이터베이스 (Cochrane database of systemic reviews)가 유명하다(http://www3.interscience.wiley.com/cgi-bin/mrwhome/106568753/HOME). 한편, PubMed에서로 필요한 문헌을 검색하면서 출판 유형을 "review"로 제한하면, 주관적인 종설과 체계적 종설 및 메타 분석까지 포함하여 자료를 제공해 준다. 그 밖에 EmBase(http://www.embase.com/)는 주로 약물 또는 약리학에 초점을 맞추고 있는 데이터베이스이며 주로 유럽 데이터에 충실하다.

## 5 베이지안 법칙과 진단을 위한 의사결정

진단을 하는 데 필요한 정보를 얻기 전에 이미 알고 있는 질병에 걸릴 확률을 사전 확률(prior probability)이라고 하고, 정보를 얻은 후 이를 반영하여 구한 질병에 걸릴 확률을 사후 확률(posterior probability)이라고 한다. 베이지안 법칙은 사후 확률을 사전 확률에 관한 식으로 풀어 줌으로써, 우리가 새로이 알게 된 정보를 이용하여 사후 확률을 구하는데 사용한다. 베이지안 법칙은 조건부 확률을 이용하여 다음 수식으로 표현한다.

$$p[\text{질병}+|\text{증상}+] = \frac{p[\text{질병}+]\times p[\text{증상}+|\text{질병}+]}{p[\text{질병}+]\times p[\text{증상}+]+p[\text{질병}-]\times p[\text{증상}+|\text{질병}-]}$$

즉, 지역사회에서 감기의 유병률(사전 확률), 감기에 걸린 사람이 기침을 할 확률, 감기에 걸리지 않은 사람이 기침을 할 확률을 알고 있다면, 우리는 기침을 주소로 방문한 환자가 감기일 확률(사후 확률)을 구할 수 있다. 새로운 AIDS 진단법으로 검사한 환자가 양성 반응을 나타냈을 때, 이 환자가 실제 AIDS 환자일 가능성(사후 확률)은, 지역사회 내에서 AIDS 환자의 유병률(사전 확률), AIDS 환자에서 이 검사가 양성일 확률(true positive rate)과 건강한 사람에게서 이 검사가 양성일 확률(false positive rate)로 구할 수 있다.

의과대학 또는 수련 과정에서 의사들은 어떤 질병을 앓고 있는 환자가 어떤 증상과 징후를 갖는다는 것, 혹은 검사 결과가 어떻다는 것을 체계적으로 배우게 된다. 그러나 실제 환자를 대하고, 진단을 내리는 과정은 이와 반대로, 환자의 증상과 징후, 검사 결과 및 여러 가지 정보를 활용하여 진단을 내리게 된다. 이때, 의사들은 위에서 주어진 식의 확률을 경험으로 대치하여, 결론을 도출해내고 있다고 할 수 있다.

한편, 최근 컴퓨터 기술의 발달에 따라 베이지안 법칙은 컴퓨터가 주어진 자료를 바탕으로 의사가 환자를 진료하는 데 도움을 주기 위한 임상의사결정지원시스템이 각광을 받기 시작했다. 하지만, 수식에서와 같이 구체적인 사전 확률이 없이는 컴퓨터의 도움을 받기가 사실상 불가능하며, 보다 많은 역학 연구 결과가 축적되어야만 한다.

## ❻ 참고문헌


맹광호 · 이원철 · 이강숙 · 구정완 역, 『근거 중심 의학에서 임상 증례 보고 논문 작성법』, 계축문화사, 서울, 2002.

안형식 외 역. 『근거 중심 의학』, 아카데미아, 서울, 2004.

EBM 연구회 역, 『근거 중심 의학 워크북』, 아카데미아, 서울, 2007.

Welcome to Wikipedia, Available at http://en.wikipedia.org(Accessed 31 Aug 2007).

PubMed, Available at http://www.ncbi.nlm.nih.gov/sites/entrez?db=pubmed(Accessed 31 Aug 2007).

The Cochrane Library, Available at http://www3.interscience.wiley.com/cgi-bin/mrwhome/106568753/HOME.(Accessed 31 Aug 2007).

Berner, E.S., *Clinical Decision Support Systems: Theory and Practice(Health Informatics)*. Springer verlag, New York, 2007.

제9장

# 전염성 질환의 역학적 특성과 관리

## 1절. 총론 — 전염성 질환의 발생, 전파 양식 및 관리 원칙

**학습목표**

1. 전염성 질환이 생성되는 6가지 단계를 열거하고, 이 6단계 가운데 포함된 다음 내용들을 설명할 수 있어야 한다.
   1) 병원체의 종류를 열거할 수 있어야 한다.
   2) 병원체의 감염력(infectivity), 병원성(pathogenicity), 독성(virulence)을 설명할 수 있어야 한다.
   3) 전염성 질환 감염원(source of infection)이 되는 병원소(reservoir)의 종류를 열거할 수 있어야 한다.
   4) 보균자를 분류하고 각각의 역학적 중요성을 설명할 수 있어야 한다.
   5) 숙주에서 탈출한 병원체가 다른 숙주에 감염을 일으키는 전파 과정에서 직접 전파와 간접 전파의 차이를 설명할 수 있어야 한다.
   6) 전염성 질환을 일으키는 병원체의 침입 경로를 열거할 수 있어야 한다.
   7) 숙주의 저항성과 관련한 다음 용어들을 설명할 수 있어야 한다.
      (1) 자연 면역(natural immunity) (2) 획득 면역(acquired immunity)
      (3) 능동 면역(active immunity) (4) 수동 면역(passive immunity)
      (5) 집단 면역(herd immunity)
2. 감염(infection)을 정의하고, 현성 감염(apparent infection)과 불현성 감염(inapparent infection)의 특징을 비교할 수 있어야 한다.
3. 잠복기(incubation period)와 세대기(generation time)를 비교할 수 있어야 한다.
4. 전염성 질환 관리 3대 원칙을 열거하고 간단히 설명할 수 있어야 한다.
5. 예방접종 원칙과 예방접종의 중요성을 설명할 수 있어야 한다.
6. 전염병 감시 체계(communicable disease surveillance system)를 정의하고 의사의 역할을 설명할 수 있어야 한다.

## ❶ 전염성 질환 생성의 6단계

전염성 질환(communicable disease)은 말 그대로 특정 질병이 다른 사람에게 전염이 되는 질환을 말한다. 이런 전염성 질환은 그 병을 일으키는 병원체가 한 숙주로부터 다른 숙주로 전파하는 과정에 여러 단계를 거쳐 일종의 감염 사슬을 형성하는데 이 단계 중 하나라도 성공하지 못하면 감염 사슬은 성공적으로 생성되지 못한다. 이렇듯 전염성 질환이 생성되는 단계를 병원체, 병원소(病原巢), 병원체의 탈출, 전파, 침입, 숙주 등 6단계로 구분 한다(<표 9-1>).

<표 9-1> 전염성 질환이 생성되는 단계

| 탈 출 | 전 파 | 침 입 | 질병 예 |
|---|---|---|---|
| 기도 분비물 | 직접 전파(비말), 공기 매개 전파(비말 핵), 개달물 등 | 기도, 점막 | 홍역, 디프테리아, 결핵, 인플루엔자, 중증 급성 호흡기 증후군 |
| 분 변 | 음식, 파리, 손, 개달물 | 입(소화기) | 장티푸스, 소아마비, 콜레라, A형 간염, 세균성 이질, 장출혈성 대장균 감염증 |
| 혈 액 | 주사 바늘 | 피부(자상 부위) | AIDS, B형 및 C형 간염 |
| | 흡혈절족동물 | 피부(자상 부위) | 말라리아, 사상충, 일본뇌염, 황열, 뎅기열 |
| 병변 부위 삼출액 | 직접 전파(접촉, 성교), 파리 | 피부, 성기 점막, 안구 점막 등 | 단순 포진, 임질, 매독, 피부 감염증 |

자료원: 대한예방의학회 편, 『예방의학』, 2007, 200쪽에서 인용.

이 전염성 질환 생성 6단계 개념은 전염성 질환의 예방과 방역 활동에 필요한 개념으로, 전염성 질환 생성을 예방하거나 그 질병의 유행을 차단한다는 것은 곧 이 6단계 중 어느 단계를 차단한다는 것을 의미한다.

이들 전염성 질환의 생성에 관여하는 6단계를 간단히 설명하면 다음과 같다.

### 1) 병원체(Pathogen)

병원체는 전염성 질환을 일으키는 각종 원인체들, 예컨대 세균, 바이러스, 리켓치아, 곰팡이, 원충생물 등 각종 미생물들을 말한다.

이들 미생물들은 숙주 및 환경과의 상호 작용 속에서 그 특성이 끊임없이 변화하기도 한다. 원래 조류들에게만 감염되던 특정 인플루엔자 바이러스가 사람에게 감염 가능한 형태로 변한다든지, 각종 세균들이 항생제 내성을 획득하는 것, 그리고 전형적인 콜레라와 엘토르형 콜레라의 유행에서 보는 것처럼 주 유행 병원체가 바뀌는 것 등이 그 좋은 예다. 이렇듯 미생물의 특성이 변화하는 것이 역학적으로 중요한 것은 이로 인해 신종 전염병이 출현하고 과거 유행했던 전염병이 다시 만연되는 일이 발생하기 때문이다.

한편, 실제로 전염성 질환이 발병하는 과정에는 역시 병원체의 감염 능력과 병원성, 그리고 독성이 매우 중요한데, 이 세 가지는 서로 유사한 개념처럼 보이지만 정의적으로 다른 뜻을 내포하고 있다.

(1) **감염성**(infectivity)

감염성이란 병원체가 숙주 내에 침입 증식하여 숙주에 질병 혹은 면역 등 반응을 일으키게 하는 능력을 말하며, 이 감염성(%) 지표는 전체 감수성자들 가운데 실제 병원체 감염을 받은 사람들, 즉 증상을 나타낸 환자는 물론 증상이 없는 사람과 이 병으로 사망한 사람 모두의 100분비로 계산한다. 감수성자들 중에서 실제 감염자 비율이 높은 경우 그만큼 이 병원체의 감염력은 높다고 할 수 있다.

(2) **병원성**(pathogenicity)

병원성은 병원체가 질병을 일으키는 힘을 말하는 것으로, 감염된 사람들 중에서 실제 증상을 발현한 사람(이 병으로 인한 사망자 포함) 비율을 말한다. 따라서 이 병원성의 계산에서 무증상자는 제외된다.

(3) **독성**(virulence)

독성이란 증상을 발현한 사람들 중에서 매우 심각한 임상 증상이나 장애를 초래하게 하는 정도를 말한다. 사망은 가장 심각한 질병의 결과로 병원체의 독성을 평가하는 중요한 지표다. 이를 치명률(case fatality rate)이라고 부르며 실제 증상을 발현한 사람들 중에서 사망한 사람 비율로 계산된다.

### 2) 병원소(Reservoir)

병원소란 병원체가 생존하고 증식하는 장소, 즉 사람, 동물, 곤충, 식물, 흙, 물 등을 말한다. 이런 것들이 병원소가 되기 위해서는 단지 병원체가 생존하고 증식할 수 있는 장소를 제공할 뿐 아니라 동시에 병원체에게 영양소를 제공할 수 있어야 한다.

병원소는 다시 인간 병원소와 동물 병원소로 구분한다.

(1) 인간 병원소

인간 병원소는 병원체를 몸에 가지고 있는 사람, 즉 환자와 보균자(carrier)를 포함한다. 환자는 임상 증상이 있어서 비교적 용이하게 치료와 격리 등 필요한 조치를 취할 수 있는 반면, 보균자는 인식할 수 있는 임상 증상이 없이 병원체를 가지고 있다가 다른 숙주에게 전달하기 때문에 역학적으로 매우 중요하다.

보균자 중에는 처음부터 끝까지 무증상 감염 상태로 존재하는 건강 보균자(healthy carrier, 예: B형 간염바이러스 감염 등)와 잠복기 동안 일시적으로 보균자가 되는 잠복기 보균자(incubatory carrier, 예: 홍역, 인플루엔자 등의 많은 호흡기 전염병) 및 임상 증상이 모두 없어진 상태의 회복기 혹은 그 이후에 균을 배출하는 회복기 보균자(convalescent carrier, 예: 세균성 이질, 장티푸스 등의 대부분 소화기 전염성 질환)로 나눌 수 있다. 또한 보균의 기간에 따라 일시 보균자(transient carrier, 예: 홍역)와 만성 보균자(chronic carrier, 예: 장티푸스)로도 구분할 수 있다.

(2) 동물 병원소

동물 병원소란 병원체가 주로 동물에 존재하는 경우를 말하는데, 이 동물 병원소가 문제되는 것은 동물과 인간 모두에게 감염과 질병을 일으키는 경우이다. 이처럼 동물과 사람 모두에게서 발생되는 전염병을 인수 공통 전염병(zoonoses)이라고 부른다.

### 3) 병원체의 병원소로부터의 탈출

전염성 질환이 전염성을 갖기 위해서는 병원체가 병원소를 떠나 새로운 숙주로 옮겨가야 한다. 병원체가 한 숙주에서 새로운 숙주로 이동하는 경로를 보면 대체로 탈출 경로와 침입 경로가 일치하는 경우가 많다. 또 탈출 경로는 다양하지만 병원체가 신체의 여러 분비물에 섞여서 나와서 같은 침입 경로를 통해 감염을 일으키기도 한다. 예컨대, 인플루엔자 바이러스는 비말(droplet)에 섞여 나와서 다른 숙주를 감염시키며, 세균성 이질은 대변과 같이 나와서 이에 오염된 음식, 손 등을 거쳐 다시 입으로 침입한다.

말라리아나 사상충의 경우는 흡혈절족동물을 통해서, HIV나 B형, C형 간염 바이러스는 주사 바늘을 통해서 탈출한다. 중증 호흡기 증후군 바이러스와 같이 비말, 소변, 대변 등 다양한 탈출 경로를 갖는 것들도 많으며, 질병의 자연사 경과에 따라서 탈출 경로를 달리하기도 한다.

### 4) 전 파

병원소(숙주)에서 탈출한 병원체는 짧든 길든 일정 기간 외계에서 생존해야 한다. 외계에서 생존하고 증식할 수 있는 능력에 따라서 전파 방법이 달라진다. 전파는 전파 수단에 따라 크게 직접 전파와 간접 전파로 나눌 수 있는데, 직접 전파는 병원소와 새로운 숙주 간 병원체의 이동에 중간 매개체 없이 바로 전파되는 것이다. 간접 전파는 공기나 물, 음식과 같은 중간 매개체를 거친 후 전파되는 경우에 해당하는 용어이다. 중간 매개체에서의 생존력이 약한 병원체는 직접 전파 이외에 다른 전파 수단이 없는 반면, 간접 전파로 전파되는 많은 전염병들은 역시 직접 전파로도 전염이 가능하다.

직접 전파에는 ① 피부 접촉(skin contact)에 의한 것, ② 환자가 기침할 때 발산하는 비말(droplet)에 섞여 다른 사람의 호흡기나 점막에 침입하는 것 ③ 병변 부위의 삼출액을 통해 바로 점막에 침입하는 성 접촉(sexual contact), 그리고 ④ 모체의 병원체가 태반을 통해 태아에게 감염되는 수직 전파(vertical transmission) 등이 있다.

간접 전파는 매개하는 물질이 무엇인가에 따라 공기가 매개하는 경우는 공기 매개 전파(air-borne transmission), 식품이 매개하는 경우는 식품 매개 전파(food-borne transmission), 혈액이 매개하는 경우는 혈액 매개 전파(blood-borne transmission) 등이 있다.

곤충 등 생물이 매개하는 경우는 생물 매개(vector-borne) 전파가 되며, 이 밖에 환자가 쓰던 수건, 침구나 물건(개달물, fomites) 등에 의해서 전파되는 경우를 포함하여 무생물에 의해 전파되는 모든 경우를 매개물에 의한 전파(vehicle-borne transmission)로 통칭하기도 한다. 전염병의 전파를 그 전파 양식(mode of transmission)에 따라 사람-사람 전파(person-to-person transmission), 공동 매개물에 의한 전파, 기타 전파로 대별하기도 한다.

### 5) 새로운 숙주로의 침입

병원소로부터 탈출과 전파에 성공한 병원체는 새로운 숙주에 침입하게 된다. 침입 경로는 탈출 경로 및 전파 수단과 밀접한 관계를 가지는데 주요한 탈출, 전파, 침입의 예를 표로 정리하면 <표 9-1>과 같다. 소화기 전염병을 일으키는 병원체의 탈출과 전파에 관여하는 분변(feces), 음식(food), 파리(fly), 손(finger), 개달물(fomites)을 특히 소화기 전염병 관리에서 '5F'라고 부르기도 한다.

### 6) 숙주의 저항성

전염성 질환 생성 과정의 마지막 단계가 숙주의 저항성이다. 병원체가 감염 숙주를 떠나 앞의 다섯 단계를 거쳐 다른 숙주에게 도달한다 하더라도 그 숙주가 저항력을 가지고 있으면 전염성 질환은 더 이상 발병하지 못하게 되는 것이다.

숙주의 저항성에는 숙주 개인의 신체 저항 능력에 따라 형성되는 개인 면역성과 그 숙주가 속한 인구 집단의 저항성에 따라 형성되는 집단 면역의 두 가지가 있다.

### (1) 개인의 면역성

병원체가 탈출, 전파, 침입에 성공하였다고 하더라도 모두가 숙주 내에서 증식하여 질병을 일으키는 것은 아니다. 숙주도 오랜 세월 동안 병원체로부터 자신을 방어하기 위한 각종 방어 시스템을 잘 발달시켜 왔기 때문이다. 병원체와 숙주 접촉이 많은 경우는 감염을 성공시키지 못하며, 감염에 성공한다고 하더라도 질병을 일으키는 경우는 더 적다. 숙주의 피부나 점막의 물리적 방어 체계, 위산과 같은 화학적 방어 체계와 같이 침입을 방지하는 체계가 있으며, 이미 침입한 병원체에 대해서는 면역이라는 강력한 저항 체계가 있다.

이런 개인 면역은 다시 선천적으로 형성되는 선천 면역과 후천적으로 획득하는 후천 면역(또는 획득 면역)으로 구분되며, 후천 면역은 또 항체나 항독소를 숙주 스스로 생성하는지 외부에서 주입해 주어야 하는지 여부에 따라 능동 면역과 수동 면역으로 나눈다.

<표 9-2>는 이들 개인 면역의 종류와 관련 전염성 질환의 예를 정리한 것이다.

<표 9-2> 개인 면역의 종류

<table>
<tr><td>선천 면역</td><td colspan="4">종간 면역, 종족 간 면역 및 개인 간 면역의 차이</td></tr>
<tr><td rowspan="5">후천 면역</td><td rowspan="3">능동 면역</td><td>자연 능동 면역</td><td colspan="2">두창, 홍역, 수두 등</td></tr>
<tr><td rowspan="2">인공 능동 면역</td><td>백신</td><td>두창, BCG, 홍역, 디프테리아, 인플루엔자 등</td></tr>
<tr><td>독소</td><td>파상풍</td></tr>
<tr><td rowspan="2">수동 면역</td><td>자연 수동 면역</td><td colspan="2">경태반면역(홍역, 소아마비, 디프테리아 등)</td></tr>
<tr><td>인공 수동 면역</td><td colspan="2">B형 간염 면역글로불린, 파상풍 항독소</td></tr>
</table>

### (2) 집단 면역(herd immunity)

집단 면역은 지역사회 주민 가운데 질병에 대한 면역을 가지고 있는 인구 비율, 즉 예방접종 수준에 따라 형성되는 면역을 말하며, 대체로 예방접종 수준이 높을수록 집단 면역 수준도 높아서 그 전염성 질환의 발생을 저지하는 데 유리하다. 따라서 집단 면역은 질병 예방에 필요한 최소 예방접종 수준을 결정한다든지, 질병 유행 발생 여부를 예측한다든지, 그리고 질병 유행의 역동적 모델링 등 지역사회 전염병 정책 수립에 있어서 매우 중요한 지표가 된다.

## ② 현성 감염 및 불현성 감염

앞서 살펴본 것처럼 감염(infection)이란, 병원체가 숙주에 침입한 뒤 증식하여 세포와 조직에 병리 변화를 일으킴으로써 숙주에 증상과 증후를 발현하게 하거나, 면역 반응을 일으키는 상태를 말한다. 이런 감염의 진단은 전통적으로 임상 증상, 혈청학적 검사 혹은 병원체 분리 등에 의하여 이루어지는데, 최근에는 분자 생물학적인 방법도 진단에 이용된다.

이처럼 병원체 감염에 의해서 발생되는 질병을 전염성 질환 또는 감염병이라고 부르는 것이다. 원래 감염병이란 감염을 통해서 질병이 발생한다는 점에서 붙여진 이름이고, 전염병이란 감염된 사람 혹은 동물 등의 병원소로부터 감수성이 있는 새로운 숙주로 병원체 혹은 병원체의 산물이 전파라는 과정을 통해 발생한다는 점에서 붙여진 용어이다.

이런 감염성 전염병을 그 중증도에 따라 분류하면, 감염되었음에도 불구하고 증상이 전혀 나타나지 않는 불현성 감염(inapparent infection)과 증상이 나타나는 현성 감염으로 구분하며, 현성 감염은 증상 정도에 따라 경미한 증상과 중등도 증상, 그리고 심각한 증상으로 구분해서 병・의원에서의 치료 여부와 입원 여부를 결정하게 된다(<그림 9-1>).

| 감 염 | | | | |
|---|---|---|---|---|
| 불현성 감염 (무증상 감염) (A) | 질 병 | | | |
| | 경미한 증상 (B) | 중등도 증상 (C) | 심각한 증상 (D) | 사망 (E) |
| | | | | |

<그림 9-1> 감염성 전염병의 중증도에 따른 분류

현성 감염자와 더불어 불현성 감염자를 파악하는 것은 감염의 전체 규모를 파악하는 데도 필요하며, 무엇보다 질병 관리에 매우 중요하다. 불현성 감염은 증상이 없으므로 본인이 감염 사실을 모르고 있으며 혈청학적 검사로 면역 여부를 조사하여 감염 여부를 확인할 수 있다. 한편, 증상이 나타나더라도 병・의원을 찾지 않는 경우 역시 진단이 되지 않기 때문에 어떤 병에 감염되었는지를 모르고 지나가게 된다. 또한 병・의원을 찾더라도 전형적인 증상이 나타나지 않고 확진을 위한 검사를 하지 않은 경우는 의사의 잠정적인 진단 아래 치료를 하는 경우가 있는데, 이 경우도 진단이 정확하게 되지 않아 감염의 규모를 파악하는 데 제한점으로 작용한다.

불현성 감염자와 함께 미처 진단을 받지 않은 사례(missed case)의 파악도 매우 중요하다. 그것은 이들도 병원체를 배출할 수 있기 때문에 전염병 전파 관리를 위해서는 반드시 이들에 대한 파악을 철저히 하지 않으면 안 된다.

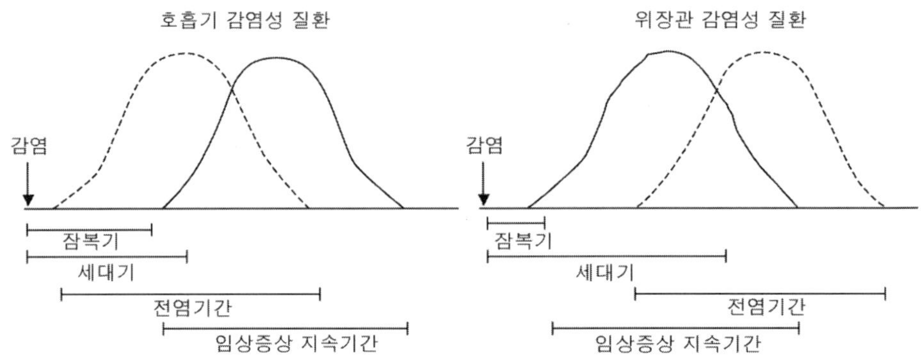


<그림 9-2> 호흡기 감염성 질환과 위장관 감염성 질환의 잠복기와 세대기

## ③ 잠복기와 세대기

잠복기(incubation period)란, 숙주가 병원체, 즉 균에 감염되었을 때부터 임상적인 증상이 나타나기 시작할 때까지의 기간을 말하며, 세균이 숙주 내에서 임상적인 증상을 일으킬 수 있을 만큼 증식하는 데 필요한 시간에 해당한다.

한편, 세대기(generation time)란, 균에 감염되었을 때부터 그 균이 숙주 내에서 증식한 후 다시 배출되어 다른 숙주에 대한 전염력이 가장 높을 때까지의 기간을 말한다.

잠복기와 세대기 사이의 관계는 전염병 전파를 이해하는 데 매우 중요하다. 예컨대 많은 호흡기계 전염성 질환은 잠복기 말기부터 전구기에 삼출성 상태가 심해서 기침이나 객담, 콧물 등 분비물이 증가하므로 이 기간에 병원체가 다량 배출되어 전염성이 강하고, 이 시기가 지나면 전염력이 감소하는 것이 보통이다.

이에 비해, 위장관계 전염성 질환에서는 일반적으로 증상이 심한 시기가 지난 뒤 병원체가 배출되는 것이 보통이며 따라서 대체로 호흡기 전염병에 비하여 전염 기간이 길다. 이런 이유로 해서 위장관계 전염성 질환의 경우는 환자 발견 뒤에 시행하는 격리조치가 전파 예방에 효과적이다. 또한, 증상이 없어진 뒤에도 지속적으로 병원체를 배출하므로 이 시기 중에도 격리를 지속하는 것이 필요하다(<그림 9-2>).

## ④ 전염성 질환 관리의 3대 원칙

전염성 질환 관리란 전염성 질환 생성 과정 6단계 중 특정 단계 혹은 여러 단계에 개입하여 전염병이 발생하지 못하게 하는 것을 말한다.

전염성 질환의 종류에 따라서는 어느 한 가지만 차단함으로써 큰 성과를 거둘 수도 있으나, 많은 경우 여러 단계에 걸쳐 다양한 개입 조치를 시행해야 한다. 따라서 효과적인 전염성 질환 예방과 관리 방법을 시행하기 위해서는 질병별 역학적 특성을 구명하고, 자연사를 포함한 생성 과정 전반에 관한 내용을 정확하게 파악하는 것이 필수적이다.

일반적인 전염성 질환의 예방과 관리 방법에는 병원소 관리와 전파 과정의 차단, 그리고 숙주 관리 등 3가지가 있다.

### 1) 병원소 관리

병원소 관리란 병원체가 존재하는 병원소를 제거하거나, 병원소로부터 병원체의 탈출이 일어나지 못하도록 하는 것이다.

사람 병원소의 경우 병원체를 배출하는 환자를 신속하게 발견하여 치료함으로써 감염성을 없애는 것이 대표적인 관리 방법이다. 그러나 보균자도 병원소 역할을 하기 때문에 효과적으로 보균자를 찾아내어 감염력을 없애는 것이 필요하다. 일부 전염성 질환의 경우 적절한 치료를 하면 환자가 완전히 치유되기 전부터 전염력이 감소하여 전염성 질환의 전파를 막을 수 있다. 매독 환자의 경우 페니실린을 2회 내지 3회 주사하거나, 개방성 폐결핵 환자의 경우 항결핵제를 투여하기 시작하면 완전히 치유되지 않은 상태에서도 전염력이 크게 줄어드는 것이 그 좋은 예이다. 한편, 장티푸스 등 위장관계 전염병의 경우는 적절한 치료로 증상과 증후가 완전히 없어졌음에도 불구하고 계속 병원체를 배출하는 경우가 적지 않다.

### 2) 전파 관리

전염성 질환의 전파 고리를 차단하는 관리 방법에는 전염력을 가진 환자 등 병원소를 격리하는 방법과 환경위생과 식품위생 및 개인위생 등을 철저히 하는 방법이 있다.

### (1) 건강 격리와 환자 격리

건강 격리 혹은 검역(quarantine)이란 전염성이 있는 환자와 접촉한 사람이나, 유행 지역에서 비유행 지역으로 이동해 온 사람 등 전염병에 감염되었을 가능성이 있는 사람들에 대하여 일정 기간 동안 이동을 제한하면서 질병 발생 여부를 적극적으로 감시하는 것을 말한다.

건강 격리 기간은 감염이 의심되는 시점부터 해당 전염병의 최장 잠복 기간으로 한다. 국제 검역 대상 전염의 격리 기간은 콜레라가 120시간, 페스트와 황열은 144시간, 천연두는 336시간으로 되어 있는데 과거에 그 질병에 이환된 경험이 있거나 예방접종을 받아 면역을 갖고 있다고 인정될 때에는 검역 대상에서 제외한다.

환자 격리(isolation)란 전염병을 전파시킬 우려가 있는 환자를 전염력이 없어질 때까지 감수성자와의 접촉 기회를 차단하는 것을 말한다. 격리 기간을 정하기 위해서는 환자의 가검물로 병원체 배출 여부를 검사하여야 한다. 콜레라, 장티푸스, 파라티푸스 및 세균성 이질 등의 위장관계 전염병의 경우 전염병 예방법에 의하여 환자의 증상과 증후가 없어진 뒤 48시간 간격으로 두 차례 세균학적 검사를 시행하여 계속해서 음성이면 격리를 해제한다.

일반적으로 격리 기간은 전염병별로 정하고 있는데, 디프테리아 7일, 페스트, 장티푸스, 파라티푸스, 두창 및 세균성 이질은 14일 동안 격리한다.

건강 격리와 환자 격리로 전염성 질환의 전파를 줄일 수 있으나 격리 조치를 꺼려하면서 환자임을 숨기는 사례(hidden case)나 임상 증상이 경미하여 전염성 질환인지 모르고 지나쳐 버리는 사례(missed case), 그리고 불현성 감염자나 잠복기와 회복기에 있는 보균자 등이 있을 때는 전파를 완전하게 차단하기가 어려운 경우도 적지 않다.

### (2) 위생 관리

병원소를 탈출한 병원체는 통상 새로운 숙주에게 들어가기까지 상당한 기간을 외부 환경에서 생존하게 된다. 따라서 위생 조건을 개선하여 전파 과정을 차단하는 것도 매우 효과적인 전염병 관리 방법이라고 할 수 있다. 이런 위생 관리에는 환경위생과 식품위생, 그리고 개인위생이 있다.

#### ① 환경위생

식수나 식품에 의해서 매개되는 전염성 질환의 경우 환자 혹은 보균자의 배설물을 통해 배출된 병원체가 식수나 식품에 의해 전파되기 때문에 환자와 보균자의 배설물을 위생적으로 처리하고, 이로 인하여 오염된 식수와 식품은 안전하게 공급하는 일이 중요하다.

비말 혹은 비말 핵을 통하여 전파되는 호흡기 전염병의 경우는 환자가 있는 장소나 환자가 사용한 물건들을 소독하는 방법이 있다.

인수 공통병의 경우는 동물 병원소의 배설물을 위생적으로 처리하여야 한다. 쥐를 통하여 전파되는 인수 공통병과 곤충 매개 전염병의 전파 관리를 위하여 구충과 구서 등 매개 동물과 곤충에 대한 위생 관리도 중요하다.

전염병에 의해 환자 혹은 동물이 사망한 경우 그 환자가 사용하던 물건에 대해 적절한 소독을 해야 하고, 시신과 동물의 사체는 화장하는 것이 원칙이다.

② 식품위생

식품위생은 식수와 식품 매개 전염병, 식중독의 예방과 관리에 가장 중요한 요소이다. 특히 최근에 식품 유통이 대규모화되고 다변화되면서 식품위생은 그 중요성이 더 커졌다. 과거에 비하여 식품 유통 고리(food chain)에 보다 많은 사람들이 관련되어 있으며, 수많은 공정들이 있고, 그 기간이 길어져 매우 복잡한 양상을 띠고 있다. 따라서 식품의 생산과 가공에서 보관과 유통, 그리고 조리와 음식물 보관까지 단계별로 철저한 관리를 해야 한다.

③ 개인위생

개인위생은 ① 식수 및 식품 매개 전염병 예방을 위한 손 세척, ② 육체적 접촉이나 호흡기 분비물의 비말 전파와 같은 직접 전파의 예방 방법, ③ 전염병 매개 곤충 혹은 동물과의 접촉을 피하는 방법, ④ 병원체에 오염된 곳 혹은 오염될 가능성이 있는 장소 접근을 피하는 것과 같이 개인이 전염병에 걸릴 위험성을 극소화시키는 행동을 말한다.

세균성 이질과 같은 식수 혹은 식품 매개 전염병이 유행하고 있는 경우, 대상 지역사회 주민들을 대상으로 손 씻기와 끓인 물 먹기 등 개인위생을 철저히 수행함으로써 비교적 단시간에 유행을 중단시킬 수 있다.

### 3) 숙주 관리

병원소와 전파 과정에 대한 관리만으로는 병원체가 새로운 숙주에 도달하는 것을 완전히 차단할 수 없는 경우도 적지 않다. 이 경우 병원체가 침입하더라도 숙주가 저항성이 있으면 감염은 일어나지 않기 때문에 평소 숙주의 저항성을 키워 주는 일이 중요하다.

숙주의 면역을 증강시키는 방법에는 예방접종과 항독소 또는 면역 글로불린 등을 접종하는 방법이 있는데, 항독소나 면역 글로불린 접종은 이미 병원체에 노출되어 감염의 위험이 있다고 생각되는 경우 짧은 기간 안에 면역 효과를 기대할 때 사용한다.

예방접종은 전염병을 예방하는 가장 효과적인 방법으로 에드워드 제너가 1796년에 처음으로 우두 예방접종을 사용하였고, 1890년대 말부터 병원체들이 발견되면서 많은 백신이 개발되어 전염병 퇴치에 크게 기여하였다.

한편, 적절한 영양과 운동 등을 통하여 일반적인 건강 상태를 유지하는 것도 전염성 질환 감염에 대한 저항성을 높이는 데 기여한다.

## 5 예방접종과 전염성 질환 관리

예방접종은 예방접종 대상 전염성 질환을 예방하는 데 있어서 가장 효과적인 방법으로 1796년 영국의 개업 의사 에드워드 제너가 처음으로 우두를 사용하면서 시작되었다. 19세기 말부터 병원체들이 발견되면서 일부 전염성 질환에 대해 백신이 개발되어 전염병의 퇴치에 크게 기여하였다.

예방접종 대상 전염병의 경우 예방접종을 실시한 후 환자 발생이 90% 이상, 많게는 거의 100%까지 감소하였으며, 천연두는 예방접종 사업으로 박멸된 대표적인 전염병이다. 다음 박멸 대상 질환으로 세계보건기구는 2000년대 초에 폴리오를 목표로 하고 있으며, 홍역과 B형 간염, 풍진, 볼거리와 일부 인플루엔자 등이 다음 박멸 대상 전염병으로 논의되고 있다.

예방접종 사업은 3단계로 구분하는데, 1단계는 유행이 일어나지 않는 정도까지 발생 수준을 낮추는 '관리'(control) 단계이고, 2단계는 한 나라 혹은 일정 지역에서 해당 전염성 질환 발생 수준을 최소한도까지 낮추는 '퇴치'(elimination) 단계이며, 3단계는 전 세계적으로 환자가 발생하지 않아 더 이상의 관리가 필요치 않은 상태로까지 낮추는 '박멸'(eradication) 단계이다.

예방접종 사업의 최종 목적인 세 번째 단계인 박멸은 한 국가 혹은 한 지역의 노력만으로는 달성이 불가능하고, 전 세계적인 공동의 노력에 의해서만 가능하다.

### 1) 예방접종 대상 전염병

WHO와 UNICEF는 1980년대 초부터 예방접종 확대 사업(Expanded Programme on Immunization)을 본격적으로 시작하였다. 당시 홍역, 폴리오, 디프테리아, 파상풍과 백일해는 모든 나라에서 시행할 것을 권장하였고, 결핵과 황열은 발생 위험이 높은 나라에서만 접종하도록 하였다. 1992년에는 B형 간염을 접종하도록 권고하여 1997년도까지 모든 나라가 국가 예방접종 사업에 포함시킬 것을 권장한 바 있으며, 최근 근절 혹은 관리가 가능한 23개 질환을 선정하여 예방접종 사업을 추진하고 있다.

나라마다 대상 전염병의 발생 상황, 경제적 여건, 과학기술과 보건 의료 기반 수준 등에 따라 예방접종 대상 전염병의 범위가 다르다. 우리나라는 1999년에 전염병 예방법을 개정할 때 제2군 전염병에 백신으로 예방 가능한 전염병을 독립하여 분류하였고, 대상 전염병을 결핵, 디프테리아, 백일해, 파상풍, 폴리오, 홍역, 유행성이하선염, 풍진, 일본 뇌염, B형 간염 등 10개 전염병으로 정한 바 있으며, 향후 대상 전염병은 더 확대될 것으로 본다.

### 2) 예방접종 사업이 갖추어야 할 요소

예방접종 사업은 ① 효능 있는 백신 생산, ② cold chain 유지 등의 안전한 백신 공급, ③ 질 높은 접종 시행 등을 통해 접종률을 극대화하여 전염병 발생을 최소화 내지 근절하는 것이 목적이다.

이 예방접종 사업을 시행하기 위해서는 ① 예방접종 기록 관리, ② 백신의 안전성 및 효능 모니터링, ③ 예방접종 후 이상 반응 감시, ④ 전염병의 감시, ⑤ 발병 시 사례 혹은 유행 조사 등을 통하여 사업이 적절하게 운영되고 있는지를 평가하고 필요에 따라 예방접종 사업의 전략과 방법을 수정 혹은 보완해 나가는 감시와 조사 체계가 있어야 한다(<그림 9-3>).

| 백신 개발과 예방접종 실시 | | 감시와 조사 |
|---|---|---|
| 효율적인 백신의 개발<br>↓<br>백신의 생산과 유통 관리<br>↓<br>철저한 예방접종 실시<br>↓<br>대상 전염병의 감소, 근절 및 박멸 | ←<br>→ | 백신의 안전성과 효능 모니터링<br>↕<br>예방접종 후 이상 반응 감시<br>↕<br>예방접종 기록 관리<br>↕<br>전염병 발생 감시<br>↕<br>발병 시 사례 혹은 유행 조사 |

<그림 9-3> 예방접종 사업 흐름도

## 6 전염성 질환 발생 감시 체계

미국의 질병관리센터의 정의에 의하면, '감시 체계(surveillance system)란, 공공 보건정책을 기획, 실행, 평가하기 위해 필요한 기본적인 자료들을 지속적 체계적으로 수집 분석하며, 이를 필요로 하는 사람들에게 적기에 배부하는 것이고, 최종적으로 수집 분석된 자료를 질병의 예방과 방역에 사용하는 것'이다.

따라서 전염성 질환 발생 감시 체계는 '전염성 질환 관리 정책을 기획, 실행, 평가하기 위해 전염성 질환 발생 자료를 지속적이고 체계적으로 수집 분석하여 적시에 의료인들에게 배포함으로써 전염성 질환의 예방과 방역 활동에 활용하는 것'으로 정의할 수 있다.

### 1) 전염성 질환 감시 체계의 목적

전염병 감시 체계의 목적은 ① 전염성 질환 발생 현황 파악, ② 전염성 질환 발생 추이 관찰, ③ 전염성 질환 발생의 조기 경보, ④ 새로운 전염성 질환 발생 예측 및 ⑤ 전염성 질환 관리 사업 평가 등을 과학적으로 수행하기 위해서이다.

### 2) 전염성 질환 감시 체계의 종류

전염성 질환 감시 체계에는 수동적 감시 체계(passive surveillance system)와 능동적 감시 체계(active surveillance system)가 있다. 수동적 감시 체계는 전염병 예방법에 따라 병·의원과 보건소/보건지소/진료소, 약국 등으로부터 신고를 받아서 운영하는 감시 체계를 말하며, 능동적 감시 체계는 감시 체계 운영자가 정해진 기간에 직접 보건 의료 기관 현장을 방문하여 발생된 환자 자료를 수집하고 신고가 안 된 환자 발견에도 적극 나서는 방법이다.

유행이 없는 평상시에는 신고를 받아서 운영하는 수동적 감시 체계가 운용되지만, 새로운 유행이 발생하거나, 신종 질환이 출현하거나, 특정 질병이 새로운 인구 집단에서 발견되는 경우 등에는 능동적 감시 체계가 필요하다. 물론 능동적 감시 체계는 환자 발견 효과는 크지만 상당한 인력과 비용, 그리고 시간의 투입이 필요하므로 상시적으로 운영하기는 어렵다.

### 3) 전염성 질환 감시 체계 구성 요소

전염성 질환 감시 체계는 다음 4가지의 구성 요소로 이루어진다. 즉, ① 감시 체계 대상 질병, ② 자료의 수집, 분석, 그리고 환류 체계, ③ 민간 의료 기관과 공공 의료 기관 간의 협조, ④ 효과적인 대처이다. 이 중 가장 최우선적으로 결정할 요소는 신고 대상 질병의 선정이다.

전염성 질환 가운데 감시 체계 대상은 대체로 신고 대상 법정전염병들이며 이 대상 질병의 선정은 객관적인 기준이 있을 경우와 그렇지 못할 경우에 따라 크게 두 가지의 방법으로 이루어진다. 객관적인 기준이 있을 경우에는 이 기준에 따라 그 대상 질병을 결정하는데, 이때 주로 많이 사용되는 지표는, 다른 분야(정부 부처)에서의 관심도, 발생 빈도, 중증도, 일반 인구 집단으로 전염될 가능성, 예방 가능성, 사회 경제적 부담, 위험도 인식 정도, 최근 5년간의 질병 유행 양상, 그리고 공공 보건정책에 미치는 영향 등이다.

그러나 자료에 근거한 신뢰성 있는 지표가 없는 경우에는 주관적인 판단에 근거하여 감시 체계 대상 질병을 결정하게 되는데, 주로 전문가들의 의견 교환을 통해 정한다. 즉, 이런 기준에 근거한 주관적이거나 객관적인 지표에 의해 질병별로 점수를 부여하여 상대적인 중요도를 평가하고 전문가들이 실질적인 문제점인 비용, 시간, 노력의 투입 정도를 감안하여 국가 질병 감시 체계 대상 질병들을 결정한다.

### 4) 전염성 질환 감시 체계의 효과

전염병 질환을 효과적으로 관리함에 있어서 가장 중요한 것은 감시 체계를 원활하게 운영하여 발생된 질병을 조기에 발견함으로써 조기 방역을 가능하게 하는 일이다. 1997년 홍콩에서 처음 조류 독감 환자가 발생되었을 때 세계보건기구가 앞장서 전 세계적인 감시 체계를 운영함으로써 한 지역에서 발생한 전염병을 조기에 발견하고 국가 간 네트워크를 형성하여 질병 확산에 아주 효과적으로 대처했던 것이 그 대표적인 사례라고 할 수 있다.

## 2절. 각론 — 우리나라 주요 전염성 질환의 역학적 특성과 관리 방법

**학습목표**

1. 우리나라 전염병 예방법상 법정전염병을 분류하고, 내용을 설명할 수 있어야 한다.
2. 법정전염병에 대한 의사의 신고 의무와 관련 활동에 대해 설명할 수 있어야 한다.
3. 다음 내용에 해당하는 주요 전염성 질환을 열거하고 그 역학적 특성과 관리 원칙을 간단히 설명할 수 있어야 한다.
   1) 식수 및 식품 매개 전염병: 세균성 이질, 콜레라, 장티푸스, 장출혈성 대장균 감염증
   2) 사람 간 접촉에 의한 전염병: 인플루엔자, 무균성 뇌막염, 장바이러스 질환
   3) 중증 급성 호흡기 증후군(SARS), 바이러스성 B형 간염, 결핵
   4) 성 접촉 매개 질환: 성병, 후천성 면역 결핍증
   5) 곤충 매개 전염병
   6) 인수 공통 전염병
   7) 예방접종 대상 전염병
4. 해외여행 관련 질병의 역학적 특성과 예방적 관리 방법을 설명할 수 있어야 한다.
5. 병원 감염의 역학적 특징과 관리 방법을 설명할 수 있어야 한다.
6. 식중독의 역학적 특성과 예방적 관리 방법을 설명할 수 있어야 한다.
7. 주요 신종 및 재출연 전염병을 열거하고 이들의 재등장 이유와 중요성을 설명할 수 있어야 한다.

## ① 우리나라의 법정전염병

법으로 정한 전염성 질환을 '법정전염병'이라고 부른다.

우리나라의 경우, 법정전염병은 2004년 1월에 개정된 전염병예방법 제2조에 포함되어 있는 '제1군 전염병' 6개, '제2군 전염병' 9개, '제3군 전염병' 18개와 필요에 따라 보건복지부 장관이 지정하는 '제4군 전염병' 및 '지정 전염병'을 말한다(<표 9-3>).

이 법에서 말하는 '제1군 전염병'이란, 전염 속도가 빠르고 국민 건강에 미치는 위해 정도가 너무 커서 발생 또는 유행 즉시 방역 대책을 수립하여야 하는 전염병을 말하며, '제2군 전염병'은 예방접종을 통하여 예방 또는 관리가 가능하여 국가 예방접종 사업의 대상이 되는 질환을 말한다. 또한, '제3군 전염병'이란, 간헐적으로 유행할 가능성이 있어 지속적으로 그 발생을 감시하고 방역 대책의 수립이 필요한 전염병을 말하며, '제4군 전염병'은 국내에서 새로 발생한 신종 전염병 증후군, 재출현 전염병 또는 국내 유입이 우려되는 해외 유행 전염병 가운데 법에 의한 방역 대책 수립이 필요하다고 인정되어 보건복지부령이 정하는 전염병을 말한다. 한편, '지정 전염병'은, 제2군 내지 제4군 전염병 외에 유행 여부의 조사를 위하여 감시 활동이 필요하다고 인정되어 보건복지부 장관이 지정하는 전염병을 말한다. 보건복지부령으로 정하는 제4군 전염병과는 달리, '지정 전염병'의 경우에는 상황에 따라 보건복지부 장관이 정하고 있으므로 그 대상 질병은 수시로 변경되며 그 내용은 그때그때 보건복지부 홈페이지(http://www.mohw.go.kr/index.jsp)에서 확인할 수 있다.

<표 9-3> 우리나라 법정전염병(전염병예방법 제2조)

|  |
|---|
| 1. 제1군 전염병<br>콜레라, 페스트, 장티푸스, 파라티푸스, 세균성 이질, 장출혈성 대장균 감염증 |
| 2. 제2군 전염병<br>디프테리아, 백일해, 파상풍, 홍역, 유행성이하선염, 풍진, 폴리오. B형 간염, 일본 뇌염 |
| 3. 제3군 전염병<br>말라리아, 결핵, 한센병, 성병, 성홍열, 수막구균성수막염, 레지오넬라증, 비브리오패혈증, 발진티푸스, 발진열, 쯔쯔가무시증, 렙토스피라증, 브루셀라증, 탄저, 공수병, 신중후군 출혈열(유행성 출혈열), 인플루엔자, 후천성 면역 결핍증(AIDS) |
| 4. 제4군 전염병<br>국내에서 새로 발생한 신종 전염병 증후군, 재출현 전염병 또는 국내 유입이 우려되는 해외 유행 전염병으로서 보건복지부령이 정하는 전염병 |
| 5. 지정 전염병<br>제2군 내지 제4군 전염병 외에 유행 여부의 조사를 위해서 감시가 필요하다고 인정되어 보건복지부 장관이 지정하는 전염병 |

한편, 우리나라 전염병예방법 제11조 및 제12조는 정기 및 임시 예방접종 대상 전염성 질환을 따로 지정하고 시장, 군수, 구청장에게 이를 실천하도록 규정하고 있다. 즉, 법 제11조는 디프테리아, 폴리오, 백일해, 홍역, 파상풍, 결핵, B형 간염, 유행성이하선염, 풍진 등 9개와 기타 보건복지부 장관이 지정한 전염병을 정기 예방접종 대상 질병으로 규정하고 있으며, 법 제12조는 보건복지부 장관의 명령이 있거나 시장, 군수, 구청장이 전염병 예방상 필요하다고 인정하는 경우 당해 시장, 군수, 구청장이 임시 예방접종을 시행하도록 하고 있다.

## 2 법정전염병 발생 시 의사의 신고 의무 등

우리나라 전염병예방법 제4조는, "의사 또는 한의사가 전염병 환자 등, 또는 예방접종 후 이상 반응자를 진단하였거나 의사가 그 시체를 검안하였을 때에는 전염병 환자, 예방접종 후 이상 반응자 또는 그 동거인에게 소독 방법과 전염 방지의 방법을 지시하고, 제1군, 제2군, 제4군 전염병 및 제3군의 탄저와 예방접종 후 이상 반응의 경우에는 즉시로, 탄저를 제외한 제3군 및 지정 전염병의 경우에는 7일 이내에 전염병 환자 등, 예방접종 후 이상 반응자 또는 그 시체의 소재지를 관할하는 보건소장에게 그 성명, 연령, 성별, 기타 사항을 신고하여야 한다"라고 규정하고 있다.

이와 아울러, 이 법은 지방자치단체의 장이 성병 환자나 기타 전염성이 우려되는 질환을 가지고 있는 사람들에 대한 건강진단과 전염성 질환 예방에 필요한 예방접종 등을 시행해야 할 의무와 함께, 제1군 전염병 및 기타 보건복지부 장관이 정한 전염병 환자를 격리 수용해서 치료받도록 하는 의무를 부과하고 있다.

## 3 우리나라 주요 전염성 질환의 역학적 특성과 관리 방법

앞에서 살펴본 것처럼, 전염성 질환은 주로 그 전염력의 정도에 따라 전염병예방법상 제1군, 제2군, 제3군, 제4군 및 지정 전염병으로 구분하기도 하지만, 역학 분야에서는 병원체의 전파 경로를 차단함으로써 질병을 관리하는 것이 주목적이므로 병원체의 전파 경로를 중심으로 전염성 질환을 분류하는 것이 보통이다. 한편, 예방접종을 통한 질병 관리가 매우 중요하고 효과적이기 때문에 예방접종이 가능한 대상 전염성 질환들에 대해서는 전파 경로에 따른 질병과 별도로 묶어서 분류하기도 한다(<표 9-4>).

<표 9-4> 전파 경로에 따른 전염병의 분류

| 구 분 | 전 염 병 |
|---|---|
| 식수 및 식품 매개 전염병 | 콜레라, 장티푸스, 파라티푸스, 세균성 이질, 장출혈성 대장균 감염증, 비브리오 패혈증, 레지오넬라증, A형 간염 |
| 사람 간 접촉에 의한 전염병 | 급성 호흡기 감염, 인플루엔자, 수두, 무균성 뇌막염과 장바이러스 감염, 단순포진, CMV 감염, 성홍열, 수막구균성수막염, 중증 급성 호흡기 증후군, 결핵, 한센병, B형과 C형 간염 |
| 성 접촉에 의한 전염병 | 임질, 매독, 클라미디아, 후천성 면역 결핍 바이러스 감염/ 후천성 면역 결핍증 |
| 곤충 매개 전염병 | 페스트, 말라리아, 황열, 뎅기열, 일본 뇌염, West-Nile 뇌염, 발진열 |
| 인수 공통병 | 탄저, 공수병, 튤라레미아, 브루셀라증, 렙토스피라증, 신증후군 출혈열 |
| 병원 감염 | 반코마이신내성황색포도상구균, 반코마이신내성장구균 |
| 예방접종 대상 전염병 | 디프테리아, 백일해, 파상풍, 홍역, 유행성이하선염, 풍진, 폴리오, B형 간염, 일본 뇌염 |

### 1) 식수 및 식품 매개 전염병

식수 및 식품 매개 전염병은 통상 분변-구강 경로(feco-oral route)로 전파되는 소화기계 전염병을 통칭하는 용어이다. 현재 우리나라에서 문제가 되고 있는 세균성 이질, 콜레라, 장티푸스, 파라티푸스 등이 여기 속하고, 이들을 관리하는 방법도 원칙적으로 동일하다.

식수 및 식품 매개 질환은 특히 식수와 식품위생이 불량한 후진국들에서 사망률 수위를 차지할 뿐 아니라, 선진국에서도 완전히 해결이 되고 있지 않은 보건 문제이다.

우리나라에서 아직도 발생 빈도가 높은 몇 가지 식수 및 식품 매개 전염병의 역학적 특성과 관리 방법을 살펴보면 다음과 같다.

#### (1) 세균성 이질

① 역학적 특성

1970년에 8백여 명의 세균성 이질 환자가 공식적으로 보고되어 정점을 이룬 이후 한동안 감소 추세였으나, 1998년에 906명으로 다시 급증한 이후 여전히 전국적으로 유행하고 있다.

병원체는 과거에 주로 Shigella dysenteriae가 유행했었으나 최근에는 S. sonnei에 의한 세균성 이질이 발생 보고되고 있다. 임상 증상은 그리 심하지 않으며, 적절한 치료를 통해 최근에는 이 질병으로 인한 사망은 거의 보고되지 않는다.

계절별로는 원칙적으로 연중 발생하는 것으로 알려져 있으나, 가을(9월, 10월)과 봄(4월과 5월)에 환자 수가 가장 많이 발생하고 여름(7월과 8월)에 비교적 환자 수가 적은 것으로 보고되고 있다. 우리나라에서 여름철에 발생이 적은 것은 방학 기간 학교 급식 등 집단 급식이 줄어들고 따라서 학교에서의 유행이 줄어들기 때문인 것으로 보인다.

② 관리 원칙

세균성 이질은 제1군 법정전염병으로, 의사나 한의사가 환자를 진단하거나 유사 환자를 발견했을 때는 즉시 보건소에 신고해야 하고, 발견된 환자는 즉시 격리 입원시켜야 한다.

환자가 임상적으로 회복되었다 하더라도 격리를 바로 해제해서는 안 되며, 항생제 치료 종료 후 48시간 이후 24시간 간격으로 2회 대변 배양 검사가 음성임을 확인한 후에 격리를 해제해야 한다.

극소량의 병원체로도 전파가 가능하기 때문에 접촉자들에 대한 관리와 교육이 중요하다. 유행 지역에서는 지역사회 내 설사 환자에 대한 모니터링을 강화하고 이들 환자에 대해서 이질균이 분리되기 전이라도 보건소에 신고하고, 매개물과 전파 경로에 대한 역학 조사를 실시해야 하며 이에 따른 방역 조치 수행이 요구된다.

(2) 콜레라

① 역학적 특성

Vibrio cholera에 의해 발생하는 급성 위장관 감염증으로, 심한 설사를 주 증상으로 하는 질환이다. 역사적으로 콜레라는 6회에 걸쳐 세계적인 범유행이 있었으며 현재는 7차 범유행이 진행 중이다. 현재 진행 중인 7차 범유행의 원인균은 V. cholera O1 EL Tor형이며, 우리나라에서는 1980년 이후 일부 여행객을 통한 수입 콜레라가 있었을 뿐 거의 발생 보고가 없다가 1990년대 들어서면서 거의 매년 환자가 보고되고 있고 2001년에는 160명이 넘는 콜레라 환자가 발생한 일이 있었다. 최근에 유행하는 엘 토르형은 임상증상이 비교적 가볍고 불현성 감염이 많으며, 소아에서는 경증의 설사만을 주 증상으로 하는 경우가 많다. 치명률도 1% 미만이다.

② 관리 원칙

환자에 대한 신고 및 격리 조치는 세균성 이질과 같다. 환자가 임상적으로 회복이 되었다 하더라도 항생제 치료 후 48시간 후 24시간 간격으로 2회 배양 검사에서 음성이 나와야 격리를 해제할 수 있다.

콜레라는 검역 전염병으로, 확진된 환자와 접촉한 사람이나 음식물을 같이 섭취한 공동 노출자는 마지막 노출 시점으로부터 5일간 발병 여부를 감시하여야 한다.

기본적인 유행에 대한 조치도 세균성 이질과 같다. 유행 지역에서 안전한 급수와 급식을 위한 보건교육과 위생 관리를 강화하는 것이 중요하며 대규모 환자 발생 시는 신속하게 효과적인 치료 및 격리 시설을 확보한다. 해외여행자들에게 콜레라 예방접종을 권유하고 있지는 않지만, 콜레라는 국제 검역 전염병이므로 환자가 발생한 경우 각국 보건 당국은 이를 세계보건기구에 신고하고, 국가 간 육로, 항공, 해로 등에 대한 검역 조치를 하도록 되어 있다.

### (3) 장티푸스

#### ① 역학적 특성

Salmonella Typhi가 병원체인 장티푸스는 환경위생이 불량한 국가들에서 다발하지만, 위생 상태가 비교적 양호한 선진국에서도 외부 유입 등으로 일정 수준의 환자가 존재하는 것이 보통이다. 우리나라도 과거에 비하면 환경위생의 향상으로 환자 수가 감소했다고 할 수 있으나 오랜 토착화 과정에서 이미 만연된 보균자 때문에 아직도 크고 작은 유행이 빈번하고 있으며 1990년도 중반 이후로도 매년 300~400명의 환자가 꾸준히 보고되고 있다.

1980년대 중반 이전에는 여름철에 발생의 정점을 이루었으나, 1980년대 중반 이후 현재까지는 봄(3월~5월)에 가장 많은 환자 발생이 보고되고 있고, 성별 연령별 발생률의 차이는 뚜렷하지 않다.

이 병은 환자나 보균자의 대소변에 오염된 음식물과 물로 전파되며, 파리로 인하여 음식물이 오염되면 증식 후 전파가 가능하다. 우리나라 장티푸스 발생의 주 감염원은 오염된 우물물, 상수, 약수 등 물이 70% 정도를 차지하고 있다.

#### ② 관리 원칙

장티푸스는 제1군 법정전염병에 해당하기 때문에 환자를 진단한 의사나 한의사는 반드시 이를 관할 보건소에 신고하고 격리 조치를 취해야 한다. 임상적으로 완전히 증상이 회복되었다 하더라도 항생제 치료 종료 48시간 이후부터 24시간 간격으로 연속 3회 대변 검사를 실시하여 균 음성이 나올 때까지는 격리를 해지해서는 안 된다.

장티푸스 유행 시 조치로는 환경위생 못지않게 보균자의 관리가 중요하다. 만성 보균자들을 등록, 교육하고 관리하는 국가 시스템이 필요하다. 유행지에서의 식수는 반드시 소독하거나 끓여 마시고, 음식물 관리를 철저히 해야 한다. 또한, 장티푸스가 유행하는 지역을 단체로 여행한 경우 일행 중에 환자가 있었으면 나머지 사람들에 대해서 증상이 없더라도, 모두 검진을 통해 보균자 여부를 확인해야 한다. 가족과 같이 환자와 긴밀한 접촉이 있는 경우에는 예방접종도 고려해 볼 수 있다.

#### (4) 장출혈성 대장균 감염증

① 역학적 특성

E. coli O157 같은 대장균에 의해 발병하는 장출혈성 대장균 감염증은 1982년 미국에서 유행이 처음 확인된 이래, 현재 세계 곳곳에서 유행이 보고되고 있으며, 우리나라에서도 2000년 제1군 법정전염병으로 새로 지정한 이후 계속 산발적인 환자 발생과 식품에서의 균 분리가 보고되고 있다. 주 감염원은 병원균에 감염된 쇠고기다. 특히 갈아 만든 쇠고기(햄버거)를 덜 익혀 먹거나 충분히 소독 안 된 우유 등이 주요 유행의 원인으로 알려져 있다.

② 관리 원칙

장출혈성 대장균 감염증 환자나 이 병이 의심되는 환자는 발견 즉시 보건소에 신고하고 입원 격리시켜야 한다. 이들에 대한 격리는 치료 종료 48시간 후부터 24시간 간격으로 2회 대변 배양 검사가 음성일 때까지 해야 하며, 이들의 배설물에 대한 관리도 철저히 시행해야 한다.

신속하게 감염원을 파악하여 차단하는 것이 무엇보다 필요하며, 사람과 사람 사이의 전파를 줄일 수 있도록 철저한 환자 격리와 보건교육이 필요하다. 오염이 의심되는 식수나 식품을 같이 섭취한 공동 노출자나 밀접한 접촉자는 발병 여부를 잘 관찰하며 설사 환자는 음성이라는 판정을 받을 때까지 식품 취급이나 육아, 어린이 돌보기 등을 금지시킨다.

### 2) 사람 간 접촉에 의한 전염병

#### (1) 인플루엔자

① 역학적 특성

인플루엔자는 바이러스에 의해서 발병하는 급성 호흡기 전염병으로 매년 전 세계적으로 크고 작은 유행을 일으키며, 그로 인한 직·간접 피해가 가장 큰 질병 중의 하나이다.

우리나라도 예외 없이 매년 크고 작은 유행이 있고, 전 세계에서 분리되는 다양한 인플루엔자 바이러스들도 매년 분리되고 있다. 인플루엔자 바이러스는 A, B, C 3가지 유형이 있는데, 사람에서 유행을 일으키는 것은 주로 A형과 B형이다.

인플루엔자 바이러스 A의 숙주 범위는 각종 조류와 가금류, 돼지, 말, 밍크 등 매우 넓다. 1997년 홍콩에서, 그리고 2004년 1월 베트남에서 인간 발생의 예가 확인된 A형 H5N1도 조류 독감의 한 예인데, 이것은 조류에서 직접 사람으로 감염된 것으로 보고 있다. 2004년 5월 현재 조류 독감의 사람 간 전파는 아직 확인되지 않았다.

인플루엔자 바이러스의 기본적인 전파 방법은 비말에 의한 직접 전파이다.

② 관리 원칙

인플루엔자는 현재 제3군 법정전염병이다. 환자 격리는 현실적으로 진단의 지연 때문에 추천되지 않는다. 환자에 대한 치료는 보존적인 치료와 항바이러스제가 사용된다.

환경 소독이나 검역은 필요가 없다. 접촉자에 대해서는 항바이러스제로 예방 화학 요법을 실시할 수 있으며, 심한 유행인 경우는 밀집 환경이 되지 않도록 조치를 한다.

인플루엔자의 경우 많은 나라가 표본 의사 감시(sentinel doctor surveillance) 체계를 운영하여 유행을 파악하고 있다. 우리나라도 1997년부터 시행하여 인플루엔자 유행을 감시하는 주요 방법이 되고 있으나, 참여 의사 수가 일본의 1/10도 안 되는 등 의사의 참여율이 부족하다.

인플루엔자는 예방접종과 항바이러스제를 이용한 예방 화학 요법이 모두 가능하다. 그러나 인플루엔자 예방접종의 주목적은 인플루엔자로 인한 합병증과 사망률이 높은 노인 등 취약 계층을 위한 것이기 때문에 인플루엔자에 걸려도 합병증이 거의 생기지 않는 건강한 성인에게는 굳이 추천하지 않는 것이 보통이다.

### (2) 무균성 뇌막염과 장바이러스 질환

① 역학적 특성

무균성 뇌막염은 발열을 동반하는 급성 임파구성 뇌막염을 말하며, 이 병의 80~90%가 장바이러스(enterovirus)에 의해 발생된다. 장바이러스는 사람만을 숙주로 하며 대부분 분변-구강 오염에 의해 소화기를 통해 침투하지만 물이나 식품 등을 통해서도 전파한다.

무균성 뇌막염은 세계적으로 널리 분포하며, 우리나라와 같은 온대 지역에서는 강한 계절성을 보여 주로 5~8월 사이에 집중적으로 발생한다. 국내에서는 3~4년 주기로 유행이 있었는데 최근에는 1993년, 1997년과 2002년 전국적인 대규모 유행이 있었다.

1996~2001년간 국내 15세 미만 소아의 무균성 뇌막염 발생률은 입원 환자를 기준으로 평균 연간 1,000명당 3명 정도이고 연령별로는 영아와 4~6세에서 발생률이 가장 높다.

장바이러스는 입으로 침입하여 편도선 등 인후 주변 임파절에서 증식하거나 위장을 통과한 후 장에 도달하여 소장과 소장의 임파절(Peyer's patch)에서 일차 증식한다.

장바이러스에 의한 무균성 뇌막염은 대부분 자연 회복되며 치명률도 매우 낮다. 그러나 심근염 등으로 인한 심혈관계 합병증이 있거나 출생 직후 감염된 신생아의 경우 치명적일 수 있다.

② 관리 원칙

장바이러스 질환의 예방을 위해서는 손을 자주 씻고 영유아의 분변 관리 등 개인위생의 실천이 중요하다. 또한 환자와의 직접 접촉을 피하여야 한다. 상수원의 오염을 줄이기 위하여 노력하여야 하며 정수 시설의 확충과 철저한 관리가 필요하다.

유행 시기에는 물을 끓여 마시거나 적절한 정수 시설을 갖추어 안전한 물을 마실 수 있도록 하여야 한다. 예방접종은 폴리오를 제외하고는 개발된 것이 없다.

### (3) 중증 급성 호흡기 증후군(SARS)

① 역학적 특성

중증 급성 호흡기 증후군(Severe Acute Respiratory Syndrome, 이하 사스)은 전염력이 높은 중증의 새로운 전염병으로 21세기 들어서 공식적으로 기록된 첫 신종 전염병이다. 2003년 2월 세계보건기구에 첫 환자 발생이 보고된 이후 불과 수개월 만에 우리나라를 포함한 전 세계 30여 개 국가로 확산되었고, 2003년 7월 5일 'SARS Free' 선언으로 유행이 일단락되기까지, 세계적으로 막대한 경제적 손실과 심리적 공황 상태를 야기하였다.

사스의 원인 바이러스는 새로운 코로나 바이러스로서 사스 코로나 바이러스(SARS-Corona Virus, 이하 SARS-CoV)라고 명명되었다.

질병 명에서 보듯이 사스는 임상적으로 정의된 질병이다. 즉, ① 급작스런 고열(38℃)과 호흡기 질환 소견(기침, 호흡 곤란, 저산소증)이 하나 이상 있으며, ② 발병 전 10일 이내에 사스 감염 위험 지역의 여행력(환승 포함)이 있거나 발병 전 10일 이내에 사스 환자 또는 의심 환자와 밀접한 접촉을 한 경우는 사스 의심 환자로 정의한다.

환자에서의 균 배출은 비말, 대변, 소변 등으로 이루어지며, 환자의 발생은 사회적 활동이 많은 20~30대와 면역력이 약한 고연령 층에서 많고 성별로는 남성에서보다 여성에서 더 많은 것으로 알려져 있다. 특기할 일은, 이 병이 처음에 병원을 중심으로 유행이 일어났으며 실제로 전체 환자의 약 1/5이 병원에서 일하는 의료인이었다는 점이다.

사스의 치명률은 연령, 기저 질환에 따라 큰 차이를 보이는데, 특히 65세 이상에서는 50% 이상의 치명률을 보였다.

우리나라에서는 2003년 유행 기간 동안 75명이 신고되어 이 중 3명의 추정 환자와 17명의 의심 환자가 발견되었다. 2차 감염 사례나 사망 사례는 없다.

사스의 전파 경로는 감염성 호흡기 비말이나 개달물에 눈, 코, 입 등 점막이 직접 노출됨으로써 발생하는 것으로 판단된다. 밀접한 접촉자나 환자를 직접 돌보는 의료인이 주요 전파 대상자였다는 점은 이러한 사실을 지지한다. 현재까지의 증거로는 공기 매개 전파를 완전히 배재할 수는 없다.

② 관리 원칙

환자는 발견 즉시 입원 격리시키고 보건소에 신고한다. 환자의 격리는 음압 시설과 환자의 배설물을 위생적으로 처리할 수 있는 곳에 실시하며, 의료인도 환자를 볼 때는 N95마스크와 고글을 포함한 각종 개인 보호구를 철저히 착용한다. 치료는 환자의 증상과 임상기에 따라 대증 요법과 항바이러스제, 그리고 스테로이드를 사용하는 것이다.

환자의 격리와 검역이 유행 시 주요 조치가 된다. 사스가 유행하는 지역에서 들어오는 모든 입국자에 대해서 검역 설문과 발열 조사를 실시하고, 10일간 추적 조사를 실시하여 국가 간 감염을 막는다. 특히 사스는 병원이 유행의 증폭 장소가 되기 때문에 평소에 병원 감염에 대한 교육과 감염 예방 원칙을 준수해야 한다.

현재까지 이 병에 대한 예방접종은 개발되어 있지 않다. 사스가 유행할 때는 유행지로의 여행을 제한하고 국가 간 검역을 철저히 하는 한편, 병원 내 감염에 대한 평상시 교육과 손 씻기 등에 관한 대 국민 교육이 필요하다.

### (4) 바이러스성 B형 간염

① 역학적 특성

B형 간염은 제2군 전염병인 동시에 예방접종을 통하여 예방 또는 관리가 가능한, 예방접종 대상 전염병이기도 하다.

B형 간염은 Hepatitis B Virus(HBV)에 의해 감염이 되며 성인에서 발병되는 경우에는 황달이나 뚜렷한 자각 증상이 심하게 나타나지 않으면서 6개월 이내에 자연적으로 회복되는 것이 보통이다. 그러나 신생아에서는 90% 이상, 유년기에서는 20~50%, 성인에서는 5% 정도에서 만성 간염으로 진행되기도 하는 것으로 알려져 있다.

우리나라 만성 간 질환 및 간암 환자의 60~70%가 B형 간염 표면항원(Hepatitis B Surface Antigen: HBsAg) 양성으로 B형 간염은 만성 간 질환과 간암의 가장 중요한 원인으로 생각된다.

B형 간염은, HBV 예방접종이 도입되기 전까지는 우리나라 성인의 급성 바이러스성 간염 중 가장 흔한 원인으로, HBsAg 양성률이 약 7~10% 정도이었으나, 1983년 HBV 예방접종이 도입된 후 B형 간염 표면항원(Hepatitis B Surface Antigen: HBsAg) 양성률은 1986년 이후로 점차 감소하여 남자는 3%대, 여자는 2%대 수준인 것으로 알려져 있다.

B형 간염은 수직(모자) 감염, 오염된 혈액에 의한 감염, 성 접촉 등으로 전파된다.

② 관리 원칙

B형 간염은 예방접종으로 예방이 가능하다. 1981년에 미국에서 HBV 보유자의 혈장에서 추출한 HBsAg으로 만든 혈장 백신이 최초로 임상에 실용화되기 시작하였으며, 우리나라에서도 개발이 되어 1983년 이후 혈장 B형 간염백신이 널리 접종되고 있다.

### (5) 결 핵

① 역학적 특성

결핵은 여러 가지 결핵균군에 속하는 세균에 의한 감염성 질환으로 인류의 가장 오래된 질병 중의 하나이다. 이 중 주로 인간에게 병을 일으키는 균이 Mycobacterium tuberculosis, 즉 결핵균이다. 현재 전 세계 인구의 약 1/3 정도가 결핵균에 감염되어 있으며, 매년 800만 명 이상의 신환자가 발생하고, 200만 정도가 결핵으로 사망하고 있는 것으로 추정되고 있다.

결핵은 주로 개발도상국에 많으며 선진국에서의 결핵 발생은 주로 노년층에 국한되어 있다. 최근에는 선진국들에서도 HIV 감염 증가와 빈곤, 노숙자, 마약 중독자들 때문에 결핵 감소를 더디게 하고 있다.

우리나라는 지난 40여 년 동안 결핵이 감소하여 지금은 결핵균 양성자가 전 국민의 1% 미만이지만, 아직도 전형적인 후진국형 결핵 발생 양상을 보이고 있다. 즉, 20대에 발생률이 최고에 도달하였다가 연령이 증가하면서 점차 감소하다가 50대에 들어서면서 다시 증가하기 시작하여 65세 이상의 연령층에서 발생률이 가장 높은 양상을 보여 준다.

결핵은 결핵 환자(도말양성 폐결핵, 후두 결핵)가 기침, 재채기, 혹은 말을 할 때에 튀어나오는 비말 핵(droplet nuclei)에 의하여 타인에게 전염된다. 과거에는 결핵을 앓는 소의 젖을 마심으로써 소 결핵균에 의한 결핵 감염이 흔하였다. 다른 감염 경로, 예를 들면 피부 혹은 태반을 통한 결핵 감염은 드물며 역학적으로도 중요하지 않다.

② 관리 원칙

결핵 관리에서 가장 중요한 것은 전염성 결핵 환자의 화학 치료이다. 화학 치료는 결핵의 전염성을 차단하여 새로운 감염의 발생을 방지하는 가장 효과적인 방법이며 이것이 결핵 관리의 핵심이다. Isoniazid, Rifampicin, Pyrazinamide, Ethambutol 그리고 SM과 같은 1차 항결핵 약제를 병합하여 신환자를 완치시킨다면 결핵의 이환, 사망, 결핵의 전파, 그리고 내성 결핵의 발생을 방지할 수 있다. 이외에 전염성 환자의 접촉자 중 아직 감염되지 않은 자들을 대상으로 미리 예방적 치료(prophylactic treatment)를 제공하여 새로운 감염을 방지하는 방법이 있다.

두 번째 관리 방법은 결핵 잠복 감염자(latent TB infection)의 치료와 비시지 예방접종이다. 잠복 감염자의 치료는 미래의 결핵 발병을 예방하기 위하여 일부 선정된 발병 고위험군을 대상으로 치료하는 것이며, 비시지 예방접종은 유아 및 소아에서 결핵성 뇌막염과 속립성 결핵처럼 상대적으로 위중한 형태의 결핵 발병을 예방하는 데 주목적이 있다.

### 3) 성 접촉 매개 질환(성병, 후천성 면역 결핍증)

#### (1) 성병(Sexually Transmitted Infections)

① 역학적 특성

성병은 성적 접촉에 의하여 전염될 수 있는 질병군에 대한 총괄적인 명칭으로 매독, 비임균성 요도염, 성기 단순포진, 연성하감, 임질, 콘딜롬, 클라미디아와 같이 전염병 예방법의 규정에 포함된 질환과 이외에 트리코모나스 질염, 칸디다증 등 많은 질병이 성적 접촉에 의하여 매개되는 사실에 입각하여 이들을 통틀어 '성병'이라고 총칭한다.

1999년 세계보건기구 통계에 의하면 전 세계적으로 치료 가능한 성병 환자가 3억 4천만 명이 발생한 것으로 추정하고 있다. 많은 성병이 적절한 항생제로 치료가 가능함에도 불구하고 세균성 성병은 선진국과 개발도상국에서 여전히 주요한 공중보건 문제가 되고 있다.

우리나라는 병의원과 보건소를 대상으로 한 성병 표본 감시 체계를 운영하고 있는데, 2002년의 신고 현황을 보면, 임질이 남자 15,000여 명, 여자가 5,000여 명이며 성기 단순포진이 남자가 460여 명, 여자가 300여 명이었고 매독은 남녀 각각 80여 명, 50여 명 수준이었다. 성 파트너의 수가 많을수록, 치료를 받지 않거나 불충분한 치료 등에 의해 감염력이 있는 기간이 길수록 일반 인구에서 성병의 전파는 빠르게 일어난다.

② 관리 원칙

성병 관리 정책의 목표는 첫째로, 전파 억제를 통한 성병 발생 감소이며, 둘째로, 진단과 치료를 통한 치료 가능한 성병의 유병률을 낮추며, 마지막으로 성병에 의한 합병증을 막는 것이다.

이를 위하여 성병 관리 정책은 안전한 성 행태의 증진과 콘돔 사용 촉진을 위한 교육·홍보, 성병의 진단과 치료의 접근도를 높이는 것이다.

효과적인 성병 관리 정책 수행을 위하여 성병의 예방과 치료 서비스는 모성 건강 서비스와 연계되어야 하며, 에이즈 감염에 취약한 계층을 포함하여야 한다.

#### (2) 후천성 면역 결핍증(Acquired Immune Deficiency Syndrome: AIDS)

① 역학적 특성

후천성 면역 결핍증 또는 에이즈는 1981년 미국 샌프란시스코에서 일부 남성 동성애자들 사이에서 발생한 주폐포자충(Pneumocystis carinii)에 의한 폐렴 및 카포시 육종(Kaposi's sarcoma)이 보고되면서 알려진 병이다. 이 질병들은 원래 정상인에서는 잘 생기지 않고 주로 면역이 떨어진 사람들에서 생기는 것으로 역학 조사 결과 남성 동성애자뿐 아니라 주사용 마약 사용자나 혈우병 어린이들에서도 생기는 것으로 밝혀졌다.

1983년에 에이즈의 원인 병원체인 HIV(Human Immunodeficiency Virus, 인간 면역 결핍 바이러스)가 발견되었고 1985년에 진단법이 개발되면서 이 병이 이미 전 세계적으로 유행하고 있음을 알게 되었다.

2005년 말 현재 전 세계적으로 HIV/AIDS 감염자는 3,860만 명이며, 2005년 한 해에만 280만 명이 이 병에 의해 사망하고 새로이 HIV에 감염된 경우도 410만 명으로 추계되고 있다. 사하라 이남 아프리카 지역에만 2005년 말 현재 2,450만 명의 HIV/AIDS 감염자가 있다.

아시아 지역은 다른 지역에 비해 HIV 감염자가 많지 않은 편이었지만 최근 몇 년 간 급속한 증가로 830만 명에 이르고 있고, 가장 많은 인구를 가진 지역이기 때문에 세계의 관심이 아프리카에서 아시아로 옮겨지고 있다.

우리나라는 1985년에 첫 HIV 감염자가 보고된 이후 1999년까지는 완만하게 증가되어 1999년 누적 감염자 수는 1,000여 명 수준이었으나, 2000년 이후 2003년까지 신규 감염인 증가율이 35.1%로서 최근 2004년부터는 다시 15% 전후의 증가율을 보이고 있다. 2005년 한 해 동안 680명의 감염자가 새로 확인되어 국내 누적 감염인 수는 모두 3,829명으로 증가하였다. 전체 누적감염자 중 남자가 90.7%로 대부분을 차지하며 감염 경로는 역시 감염자의 98.4%가 성 접촉에 의한 것으로 확인되었다. 연령별로는 30대가 33.5%로 가장 많은 수를 차지하고 있다.

② 관리 원칙

HIV/AIDS 관리의 기본 방향은 HIV/AIDS 전파 차단과 감염자 인권의 보호 · 증진 및 HIV/AIDS 감염자에 대한 치료와 지지이다. UNAIDS에서는 국가 에이즈 관리 정책 수행을 위해서는 관계 부처 간 업무협의 기구와 정부, 민간 분야 및 시민사회가 공동 정책을 추진할 수 있는 기구가 필요하며, 민간단체의 HIV/AIDS 예방 정책을 지원하고 HIV/AIDS 사회 경제적인 영향 평가를 수행하여야 한다고 권고하고 있다.

HIV 전파 차단을 위해서는 대국민 HIV/AIDS 교육 · 홍보, 젊은이 대상 성 교육, 고위험군(윤락 여성 및 동성애자) 대상 교육 · 홍보와 일반 인구 및 고위험군을 대상으로 콘돔 사용 촉진 정책을 수행한다.

### 4) 곤충 매개 전염병

곤충 매개 전염병이란 이, 벼룩, 모기, 파리 등 곤충을 매개로 하여 전염되는 질병을 말하는 것으로 매개 곤충의 종류에 따라 분류할 수 있다. 몸에 기생하는 이는 인체에 기생하면서 발진티푸스와 재귀열 등을 매개하며, 벼룩은 가축, 야생동물, 특히 야생 설치류에 기생하면서 페스트와 발진열 등을 매개한다. 모기는 바이러스, 원충 및 윤충 질환의 주요 매개체 역할을 하여 말라리아, 일본 뇌염, 사상충증, 황열 및 뎅기열 등을 매개한다.

우리나라에서 문제가 되고 있는 몇 가지 곤충 매개 전염병들과 그 역학적 특성 및 관리 방법을 살펴보면 다음과 같다.

#### (1) 페스트(Plague, Pest)

① 역학적 특성

원인균은 페스트균(*Yersinea pestis*)이며, 쥐벼룩에 의하여 매개되는 급성 열성 곤충 매개 전염병으로, 1348년부터 1349년까지 유럽에서 2,500만 명이 이 병으로 사망하는 대유행이 있었다.

페스트를 일으키는 원인균은 전 세계에 존재하고 있으며, 최근 미국의 서부와 중남부, 아프리카 및 아시아 등지에서 발생하고 있다. 호주와 뉴질랜드를 제외한 전 대륙의 야생동물이 자연 발생원이라고 생각된다. 우리나라에는 설치류와 매개 곤충인 쥐벼룩이 존재하고 균 생존에 적합한 온대 지역이어서 삼림형 페스트가 발생할 가능성이 있지만 아직까지 발생이 보고된 적은 없다.

② 관리 원칙

제1군 법정전염병이며, 환자가 발생하면 보건 당국에 신고한다. 특히 이 병은 세계보건기구의 감시 질환이므로 세계보건기구에도 신고하여야 한다.

특이 요법은 항생제 치료인데, Streptomycin이 가장 좋고, Tetracycline, Clorampenicol, Bactrim 등의 항생제를 투여한다.

외국에서 들어오는 선박이나 항공기 내의 쥐를 구제하고, 입국자를 철저히 검역한다. 발생 지역에서는 예방접종을 실시하고, 쥐 및 쥐벼룩을 구제한다.

#### (2) 말라리아

① 역학적 특성

말라리아는 세계적으로 가장 많이 발생하는 곤충 매개 전염병의 하나로, Plasmodium vivax에 의한 '삼일열 말라리아'와 P. falcifarum에 의한 '열대열 말라리아', 그리고 P. malariae에 의한 '사일열 말라리아'가 있다. 우리나라에서 가장 빈번히 발견되는 말라리아는 Plasmodium vivax에 의한 '삼일열 말라리아'다.

말라리아는 1970년대까지만 해도 우리나라에서 비교적 많은 환자 발생 신고가 있었지만, 1979년에 이 병이 완전히 퇴치된 것으로 확인이 되었다. 그러나 1993년 파주 지역 현역 군인 가운데 1명의 말라리아 환자가 발견되면서 우리나라에 다시 유행이 시작되었다. 이후 매년 환자 발생이 급격히 증가하기 시작하여 2000년에 4,142명 발생을 정점으로 2001년에

2,556명, 2002년에 1,799명이 발생하였고 이후 다소 감소하는 경향을 보이고 있다.

발생 지역은 대부분 경기도 또는 강원도 북부 지역으로 휴전선 부근에 밀집되어 있다.

말라리아의 병원소는 사람이며 암컷 모기가 사람을 흡혈함으로써 전파된다.

② 관리 원칙

말라리아는 제3군 법정전염병으로 환자 및 병원체 보유자를 발견하면 보건 당국에 신고하여야 한다. 말라리아의 전파를 막기 위해서는 발병한 환자를 빨리 발견하여 치료를 함으로써 다른 사람으로의 전파를 막을 수 있다. 기본적인 치료 방법은 Chroloquine을 3일 투여한 다음 재발 방지를 위해 Primaquine을 14일간 투여한다.

### (3) 황열(Yellow fever)

① 역학적 특성

황열 바이러스(yellow fever virus)에 의해 발생되는 이 병은 현재 아프리카와 아메리카 대륙의 열대 및 아열대 지역에서만 주로 발생하고 있다. 우리나라에는 Aedes aegypti 모기가 없어 유행은 있을 수 없으나 황열 유행 지역에서 질병에 걸려 국내에 유입되는 사례는 있을 수 있다.

전형적인 황열은 약 3일 동안 발열, 두통, 권태감, 오심, 구토가 지속된 후 1~2일간 증상이 없어졌다가 다시 나타나면서 신부전, 간부전이 오고 황달과 현저한 서맥을 동반한 고열이 나타난다.

② 관리 원칙

생후 9개월 이상인 사람이 유행 지역을 방문할 때는 약독화 생백신을 투여한다. 유행 지역에서는 모기에 물리지 않도록 해야 한다. 제4군 법정전염병에 속하며, 국제 검역 전염병으로 환자 발생 시 즉시 보건 당국 및 세계보건기구에 신고하여야 한다. 특별한 치료법은 없다.

### (4) 발진열(Murine typhus, Endemic typhus)

① 역학적 특성

원인균이 발진열 리케차(Rickettsia typhi)인 이 병은 쥐가 많이 살고 있는 장소에서 발생한다. 계절은 늦여름부터 가을에 많고, 산발적으로 발생한다. 우리나라에서는 1959년에 처음으로 3예가 보고되었으며 1970년대 이후 거의 매년 수십 명의 환자 발생이 보고되고 있다.

병원체에 감염된 쥐를 흡혈한 쥐벼룩(Xenopsylla cheopis) 변을 통해 병원체가 배설되며, 이것이 사람 피부 상처를 통해 침투하거나 구강 점막 및 눈의 결막을 통해, 또는 비말 감염으로 전파된다.

잠복기는 보통 2주 정도이며, 갑자기 또는 서서히 발현하며 두통, 근육통, 발열이 나타나고 초기에는 기침을 하는 환자가 많지만 가래는 없다. 발진은 발진티푸스에 비하면 지속 기간이 짧고 개수도 적으며 출혈성인 경우도 적다. 항생제가 없던 시대에는 10~15일이 지나면 해열되기 시작하여 2~3일 내에 완전하게 해열된다. 치명률은 2% 정도이다.

② 관리 원칙

제3군 법정전염병이기 때문에 환자와 의사(疑似) 환자를 발견하면 보건 당국에 신고하여야 한다. 사람과 사람 사이에는 전파가 되지 않으므로 환자의 격리, 환경 소독, 검역 및 접촉자에 대한 예방접종도 필요 없다. Tetracycline이나 Clorampenicol과 같은 항생제를 사용하면 48시간 이내에 해열된다.

쥐와 쥐벼룩을 구제한다. 쥐벼룩에 물리지 않도록 하며, 잔류 효과가 있는 살충제(10% DDT, 린덴)를 쥐의 통로, 쥐구멍, 쥐 집 등에 뿌려서 발진열 리케차의 숙주인 쥐를 없애야 한다.

(5) 쯔쯔가무시증(Tsutsugamushi disease, Scrub typhus, Mite-borne typhus fever)

① 역학적 특성

Oriental tsutsugamusi 감염에 의한 이 병은 동남 시베리아와 일본으로부터 북부 호주와 서쪽으로 파키스탄까지 넓은 지역에 퍼져 발생하며, 벌목된 지역이나 들판 등 좀 진드기가 서식하는 풀숲 등에서 놀거나 일하는 성인들에게 주로 발생한다.

국내에서는 1951년 서부 전선에 주둔한 영국군 2명과 미군 4명에게서 이 병이 발견된 이후 한동안 환례 보고가 없었다. 그러나 1985년 고열성 출혈성 질환이 의심되는 환자들에 대한 혈청학적 검사에서 9명의 쯔쯔가무시증 양성자를 발견한 데 이어 1986년 진해에서 다시 21명의 환자를 확인하였으며 1990년대 중반 이후 점차 증가하고 있는 추세이다. 1998년에 1,140명의 환자 발생이 보고되었고 2003년에도 1,436명의 환자가 발생되었다.

임상 증상은 좀 진드기 유충에 물린 부위에 생긴 궤양이 검은 가피로 덮이는 반흔이 특징적이며, 심한 두통과 발열 그리고 갑작스런 오한과 함께 몸통과 팔다리에 발진이 나타난다.

② 관리 원칙

제3군 법정전염병이므로 환자 격리는 필요하지 않으나 환자 또는 의심 환자를 발견한 경우 반드시 이를 보건 당국에 신고하여야 한다.

감염 위험 지역에는 살충제를 이용하여 좀 진드기를 구제하고, 좀 진드기 기피제를 사용한다.

### 5) 인수(人獸) 공통 전염병

인수 공통 전염병(Zoonosis)이란, 사람과 척추동물 모두에서 발생하는 공통 전염병을 말한다. 여기서 공통 전염병이란, 사람과 기타 척추동물이 동등한 자연 숙주로서 서로가 서로에게 전염원 역할을 한다는 것을 의미한다.

자연계에 이런 인수 공통 전염병이 발생하는 것은 병원균과 자연 생태계 간의 상호 작용 때문이라고 본다. 즉, 감염 병원체, 숙주 동물, 질병 매체들 사이의 상호 관계에서 개체 고유성이 깨질 만큼 어느 한쪽의 영향이 커지는 경우 어느 한쪽의 질병이 다른 쪽에도 발생된다고 보는 것이다.

인수 공통 전염병은 최근 신종 전염병의 유행과 관련해서 점차 중요한 보건문제로 인식되고 있다. 가축 숙주에 의한 인수 공통 전염병으로 그동안 국내에서 발생 보고된 질병들은 공수병, Q열, 탄저병, 리스테리아증, 결핵 등이 있고, 야생동물 숙주에 의한 인수 공통 전염병으로는 일본 뇌염, 공수병, 발진열, Q열, 브루셀라증, 야생토끼병, 리스테리아증, 렙토스피라증, 사상충병 등이 있다.

(1) **탄저**(Anthrax)

① **역학적 특성**

탄저균(Bacillus anthracis) 감염에 의한 이 병은, 원래 초식동물의 질병이며, 육식동물과 사람은 우연히 감염되는 숙주이다.

가축에 대한 철저한 예방접종이 이루어지고 있는 선진국에서는 사람에게서 거의 발생하지 않고 있지만, 개발도상국에서는 수입한 동물 가죽이나 털로 제품을 만드는 사업장 근로자나 감염된 동물을 다루는 수의사와 농부 등에서 발생되는 하나의 직업병이라고 할 수 있다. 동물 탄저가 흔히 발생하는 중앙 및 남부 아메리카, 동·남부 유럽, 그리고 아시아와 아프리카의 농업 지역에 사람 탄저도 토착화되어 있다.

우리나라에서는 1905년에 최초로 탄저 발생 보고가 있었고, 사람에서는 1952년 8월 경기도 평택 지역에서 탄저에 걸린 쇠고기를 먹은 사람 중에서 3명의 환자가 발병한 일이 있다.

이후 1960년대와 1970년대 지방 농가에서 환자 발생 보고가 있었으며, 최근까지도 간간히 많은 수는 아니지만 환자 발생과 사망 사례가 보고되고 있다.

탄저병의 전파는, 가축이나 야생 초식동물이 죽을 때 흘리는 피 속의 병원체 세균을 통해 이루어진다. 또한 감염된 동물과 접촉하거나 오염된 육류를 섭취하는 경우, 경구 감염되거나 오염된 모피 등에서 세균 아포를 흡입함으로써 호흡기로 감염된다.

② **관리 원칙**

탄저는 제3군 법정전염병이므로 환자나 의심 환자를 발견하면 반드시 이를 보건 당국에 신고하여야 한다. 환자에 대하여는 역학 조사를 실시하여 감염원을 찾아 조치하고 테러 가능성 여부도 확인하며, 환자는 즉시 항생제로 치료한다.

실험실에서 탄저균을 다루는 연구원들, 오염된 털이나 가죽을 가공하는 사업장 근로자들, 생물 무기에 노출될 위험이 있는 군인 등 고위험군은 예방접종을 권장하고 개인 위생을 지키도록 교육하여야 한다. 위험 지역에 있는 동물들도 예방접종을 하여야 한다.

탄저균에 노출된 동물 가죽을 팔아서는 안 되며, 탄저균 감염이 의심되는 동물은 먹거나 사료로 쓰면 안 된다. 탄저가 의심되는 동물은 항생제로 치료하고 치료 후 예방접종을 하여야 한다. 탄저로 의심되어 사망한 동물은 도살장에 보내 소각하는 것이 가장 좋은 방법이다.

### (2) 공수병(Rabies)

#### ① 역학적 특성

공수병 바이러스(rabies virus)의 신경계 감염으로 뇌척수염을 일으키는 공수병은 야생동물을 병원소로 살아가는 바이러스가 야생동물이 가축을 물 때 전파되고, 감염된 가축이 사람을 물 때 사람에게 전파되므로 산발적으로 환자가 발생한다. 아메리카에서는 박쥐에 물려 공수병이 발병한 사례가 보고되고 있지만 우리나라는 대부분 개에 물려 발병한다.

이 병은 세계적으로 발생하고 있지만 사람에서의 발생은 드문 편이다. 우리나라에서는 1917년에 처음으로 17마리의 개에서 이 병이 발생된 기록이 있고 이 후로 개가 이 병에 발병한 사례는 간헐적으로 보고가 있어 왔다.

사람에서의 공수병 발생 보고는 1963년 103명, 1966년 101명이 있었고, 1975년에 13명이 신고된 이래 전혀 없거나 소수에 한정되어 있었다. 1984년에 신고된 1명을 끝으로 없었으나 1990년대에는 몇몇 환례가 뉴스에 보도된 적이 있었다.

이 병의 병원소는 개과에 속한 많은 야생동물과 가축이다. 우리나라에서는 개가 주요 병원소이며, 늑대에 물려 발병한 예도 있고, 최근에는 야생 너구리에 물려 발병한 예도 있다.

이 병의 잠복기는 보통 1개월 내지 3개월이다. 잠복 기간은 광견에 물릴 때 침입한 바이러스의 양, 물린 위치, 교상의 정도에 따라 달라져, 물린 부위가 중추 신경계에서 멀수록 잠복기가 길어진다. 초기에는 발열, 두통, 전신 쇠약감 등의 비특이적 증상을 보인다.

후기에는 불면증, 불안, 혼돈, 부분적인 마비, 환청, 흥분, 타액의 과다 분비, 연하 곤란, 물을 두려워하는 증세 등을 보이고, 수일(평균 4일) 이내에 사망하게 되는 치명적인 질환이다.

#### ② 관리 원칙

제3군 법정전염병이므로 환자나 의심 환자는 반드시 보건 당국에 신고하여야 한다.

개와 고양이에게 예방접종을 실시하고, 야생동물에서 발생하는 공수병을 예방하기 위해서는 야생동물의 밀도를 줄여서 번식에 의한 감수성 동물의 증가를 막는 공수병 사이클 차단이 효과적이다. 또한 동물의 국제 교역을 금지한다. 즉, 공수병 상재 지역으로부터 동물의 수입을 억제하거나 검역 기간을 연장, 수입과 동시에 사독백신을 접종한다.

### (3) 브루셀라증(Brucellosis)

① 역학적 특성

브루셀라균군에 의해 발생되는 인수 공통 전염병으로, 세계적인 발생을 보이며, 특히 동물을 다루는 특정 직업인에서 주로 발생한다. 염소나 양, 소의 소독되지 않은 젖이나 젖으로 만든 치즈를 먹은 경우에도 산발적, 또는 집단적으로 발생할 수 있다.

우리나라에서는 1955년 미국에서 도입된 165두의 젖소에 대한 혈청학적 검진에서 2두가 양성 반응을 보인 것이 최초의 보고이다. 인체 감염은 1939년 서울에 살던 일본인에서 B. abortus가 배양된 적이 있다.

2002년 10월 경기 파주에 거주하는 41세 남자가 멸균 처리를 하지 않은 생우유를 마시고 발열 등의 증상을 보여 입원 치료를 받던 중 브루셀라증에 감염된 예를 국립보건원이 보고한 일이 있다. 2003년에도 총 16명의 환자가 발생한 일이 있고, 앞으로도 환자가 더 발생할 가능성이 있다.

병원소는 주로 소, 돼지, 염소, 양 등이며, 사슴, 물소 등도 감염될 수 있다. 특히 개에서 항체 양성률이 높다. 감염된 동물의 조직, 체액 등과 직접 접촉하거나 멸균 처리가 되지 않은 유제품 등의 식품 매개 감염 및 비말 감염이 가능하다. 치료하지 않는 경우 치명률은 2% 이하이다.

② 관리 원칙

제3군 법정전염병이므로 환자나 의심 환자는 반드시 보건 당국에 신고하여야 한다. 환자는 리팜핀, 또는 스트렙토마이신과 함께 독시사이클린으로 6주간 치료하는 것이 효과적이다.

가장 이상적인 방법은 이 병에 감염된 가축에서 병원체를 박멸하는 일이다. 가축을 대상으로 예방접종을 실시하고, 우유, 유제품을 살균한다. 작업 시 적절한 보호 장비를 사용하고 직업적으로 노출된 사람은 다른 열성 질환과 감별 진단을 실시하고 불명열이 3일 이상 지속하는 경우 검진을 받도록 해야 한다.

### (4) 렙토스피라증(Leptospirosis)

① 역학적 특성

렙토스피라균(Leptospira species) 감염에 의해 발생되는 이 병은 지구상에 널리 퍼져 발생이 되는 곤충 매개 전염병이다.

원인 병원체에 감염된 동물의 오줌이 묻어 있는 풀이나, 흙, 물 등에 사람의 점막이나 상처난 피부가 접촉될 때 전파된다. 직접 접촉은 가축을 기르는 사람, 수의사, 농부 등의 직업과 관련된 집단에서 흔하다. 따라서 우리나라의 경우 농촌에서 결실기에 홍수로 쓰러진 벼를 일으켜 묶는 작업을 할 때 많이 발생한다.

우리나라에서는 1920년 창경원 족제비에서 최초로 균이 분리되었으며, 인체 감염은 1942년 성주읍 한 환자의 소변에서 균이 분리된 것이 최초이다. 1990년대 후반 이후 매년 100여 명의 환자 발생이 보고되고 있다.

이 병의 합병증으로는 간부전, 신부전, 급성 호흡부전, 중증의 출혈이 있으며, 적절한 치료를 받지 못할 경우 치명률도 높다.

② 관리 원칙

제3군 법정전염병이므로 환자나 의심 환자는 반드시 보건 당국에 신고하여야 한다.

위험 환경에 노출되는 직업인들은 장갑과 장화를 신고 긴 소매가 달린 옷을 입도록 해야 한다. 위험 지역 주거환경에서는 구서 작업을 철저히 해야 한다. 가축들에 대해 예방접종을 할 수는 있지만 이것으로 균이 배설되는 것을 완전히 막아 주지는 못한다.

### (5) 신증후군 출혈열

① 역학적 특성

한탄 바이러스(Hantaan virus)와 서울 바이러스(Seoul virus) 등의 감염에 의한 급성 열성 질환인 이 병은 한국 전쟁 중인 1951년 미군 병사 800여 명과 한국군 26명에서 처음 환자 보고가 있었으며 이후로 거의 매년 환자 발생이 보고되고 있다.

신증후군 출혈열에 합당한 임상적 특징을 보이는 이 병의 원인 병원체는 1976년 한국에서 이호왕 교수가 처음 분리하고 이것을 '한탄 바이러스'로 명명하였다.

사람과 쥐의 혈청 검사로 이 병이 세계적으로 분포하고 있다고 추정된다. 이 병은 연중 발생하지만 우리나라에서의 유행은 5~7월과 10~12월이다. 특히 등줄쥐의 서식이 많은 6월과 11월에 환자 발생이 정점에 도달한다.

이 병의 병원소는 등줄쥐와 집쥐이며, 사람은 우연 감염이다. 감염된 설치류의 소변, 대변, 타액 등을 통하여 분비되는 배설물이 건조되어 먼지 등과 함께 부유하다가 호흡기를 통해 감염된다고 추정하고 있다. 임신부의 감염이 태아로 전파되는 수직 전파도 확인이 되었다.

병의 잠복기는 보통 2~3주이고, 발열기, 저혈압기, 핍뇨기, 이뇨기, 회복기 등 5단계의 특징적인 임상 양상을 보이나 최근에는 비정형적인 임상 양상을 보이는 경우가 증가하고 있다.

② 관리 원칙

제3군 법정전염병이므로 환자나 의심 환자는 반드시 보건 당국에 신고하여야 한다.

특이 요법은 없고 쇼크, 저혈압, 신부전에 대한 대증 요법을 철저히 한다.

야외 작업 시에는 보호 장구를 착용하고 들이나 풀밭에 눕거나 옷을 벗어 놓지 말아야 한다. 야외 활동 후 귀가 시에는 옷을 세탁하고 목욕을 한다. 또한 설치류를 방제한다. 1990년에 백신이 개발되어 시판되고 있으나 예방 효과는 적은 것으로 알려져 있다.

### 6) 예방접종 대상 전염병

앞서, 9장 1절에서 설명하고 있는 것처럼, 예방접종이 가능한 전염성 질환들은 예방접종만으로도 상당부분 해당 질병을 예방할 수 있기 때문에 질병 역학적으로 매우 중요한 의미를 갖는다. 우리나라에서는 1999년에 전염병예방법을 개정하면서 접종으로 예방 가능한 전염병을 제2군 전염병으로 독립하여 분류하고, 대상 전염병을 결핵, 디프테리아, 백일해, 파상풍, 폴리오, 홍역, 유행성이하선염, 풍진, 일본 뇌염, B형 간염 등 10개 전염병을 정하고 있다. 주요 예방접종 대상 전염병들의 역학적 특성과 관리 방법을 살펴보면 다음과 같다.

#### (1) 디프테리아

① 역학적 특성

디프테리아 병원균, Corynebacterium diphtheriae 감염에 의한 디프테리아는 전 세계적으로 유행하는 전염병으로 겨울과 봄에 더 빈번히 발생한다. 대부분의 나라에서 예방접종을 시행하면서 최근에는 발생이 급속하게 감소하였다. 우리나라에서도 1980년대까지 환자 발생이 있었으나, 그 이후에는 환자 발생이 빠르게 감소하였다.

사람만이 보균자이며 감염 후 2~6주 동안 병원체를 배출한다. 항생제 치료를 하면 4일 이내에 전염력이 없어진다. 호흡기를 통해서 사람 사이에 전파가 이루어지고 있으며, 드물게 피부 병변이나 감염 환자의 분비물에 의하여 전파된다.

잠복기는 2~5일이며, 병원체가 생산하는 독소가 세포의 단백질 형성을 방해하여 국소적으로 조직을 파괴하고, 막을 만든다. 주요 감염 장소는 비강과 편도, 인두, 피부, 눈, 생식기 등이다. 질병 부위에 따라 비강 디프테리아, 인두/편도 디프테리아, 후두 디프테리아, 피부 디프테리아 등으로 구분한다. 심근염, 신경염, 중이염, 호흡곤란 등의 합병증을 야기하고, 치명률은 5~10%이고, 5세 미만 혹은 40세 이상 연령에서 치명률이 20% 이상으로 더 높다.

② 관리 원칙

디프테리아 환자로 진단되면 즉각 환자 격리를 하고 항생제 치료를 한다. 환자와 접촉한 사람들을 파악하여 접촉자들에 대하여 7일 이상 증상 발현 여부를 감시하고, 균 배양 검사를 하고 예방적 항생제 치료를 실시한다.

예방접종이 가장 효과적인 관리 방법이다. 디프테리아 예방접종은 파상풍, 백일해와 함께 디프테리아 독소를 혼합한 백신(DTaP, DT, Td)을 사용한다. 우리나라는 DTaP를 생후 2개월부터 2개월 간격으로 기초 접종하고 생후 15~18개월과 4~6세에 추가 접종한다.

(2) 백일해

① 역학적 특성

Bordetella pertussis에서 생성되는 항원과 독소로 인체에 병리적인 반응을 일으키고 호흡기 증상이 나타나는 백일해는 전 세계적으로 발생하는 전염병이다. 우리나라의 경우 1980년대 이후 급격하게 발생이 감소하였으나 최근 그 발생 건수가 증가하는 경향을 보이고 있다. 주로 1세 미만 영아와 유아에서 발생하는 이 병은 비말이나 호흡기 분비물에 의하여 전파되며, 이차 발병률이 80%로 감염력이 매우 높다. 예방접종 이전에는 3~5년마다 유행이 있었으나, 예방접종 이후에는 이런 주기성이 없어진 듯하다.

② 관리 원칙

백일해로 의심되는 경우 확진을 위한 검체를 채취하고 즉시 격리하여 항생제 치료를 시행한다. 항생제 치료는 전염력 감소에도 효과가 있다. 격리 기간은 항균제 치료 후 5일까지로 하고, 디프테리아와 마찬가지로 접촉자들에 대해서는 예방적 화학 요법을 시행한다.

예방은 접종이 가장 효과적인 방법이다. 디프테리아, 파상풍, 백일해 혼합 백신(DTaP, DT, Td)을 사용한다. 과거에는 whole-cell 백신을 사용하였는데, 국소 부작용이 많이 발생하여 현재는 무세포 백신(acellular vaccine)이 개발되어 사용되고 있다.

(3) 파상풍

① 역학적 특성

그람 양성의 혐기성 간균인 Clostridium tetani에 의해 전염되는 파상풍은 주로 오염된 상처를 통해서 전파되며, 수술, 화상, 자상, 인공유산, 동물에 의한 교상 등에 의해 발생이 가능하다. 이 병의 발생은 전 세계적으로 이루어지고 있으며, 특히 유기물이 함유된 흙이 풍부하고 따뜻한 인구 밀집 지역에서 호발한다. 우리나라의 경우 1980년대 이후 발생이 크게 줄어서 5명 이하의 파상풍 환자가 신고되고 있다.

병원체 포자가 상처로 침입하여 독소를 만들고 이 독소가 혈액 혹은 임파선을 통하여 전신으로 퍼져 증상을 일으킨다. 임상 증상은 국소 침범형과 전신 침범형, 뇌 침범형이 있는데, 전신 침범형이 가장 흔하다. 치명률은 약 11%로 추정되며, 60세 이상 연령군(18%)과 예방접종을 하지 않은 경우에는 두 배 정도 치명률이 더 높은 것으로 알려져 있다.

② 관리 원칙

파상풍에 노출되지 않도록 하고, 수술 기구 등을 철저하게 소독해야 하는 일반적 관리 방법이 있기는 하나, 예방접종이 가장 효과적인 관리 방법이다. 디프테리아, 파상풍, 백일해와 함께 디프테리아 독소를 혼합한 백신(DTaP, DT, Td)을 사용한다. 상처 치료 시에 예방접종 완료 여부와 상처의 오염 정도에 따라 예방접종(Td) 혹은 항파상풍 사람 면역글로불린(Immune globulin)을 투여한다.

### (4) 홍 역

① 역학적 특성

전염력이 매우 강한 바이러스성 감염성 질환인 홍역은 호흡기 비말(droplet)을 통하여 사람 간에 전파되며, 홍역 바이러스는 공기 중에서 2시간 동안 생존이 가능하므로 갇힌 공간에서 공기 전파가 가능하고, 환자의 비인두 분비물과 직접 접촉으로 전파가 가능하다.

홍역은 전 세계적으로 발생하는 질병으로, 늦은 겨울과 봄에 발생한다. 질병 부담이 큰 어린이 호흡기 전염병이기 때문에 모든 나라가 홍역 퇴치 사업에 노력하고 있을 뿐 아니라 세계보건기구를 중심으로 전 세계적인 박멸 사업 시행도 논의 중에 있다.

국내 홍역 발생은 신고 체계의 문제로 실제 환자 발생은 신고되는 환자 수보다 훨씬 많을 것으로 추정한다. 발생 환자 수는 예방접종 사업 이후 크게 감소하여 1980년에 5,097명의 발생이 있은 뒤 지속적으로 감소하였다. 1994년에 홍역 유행이 있어 7,883명의 환자가 신고되었고, 그 이후 발생이 다시 감소하여 매년 100명 미만이 신고되었다. 그러나 2000년과 2001년에는 2만 명이 넘는 환자가 보고되는 대유행이 있었다. 현재 우리나라에서는 홍역 퇴치 사업을 추진하고 있다.

홍역은 사람이 유일한 숙주이며 비인두 호흡상피에 바이러스가 감염되어 증식한다.

홍역의 임상 증상은 잠복기, 전구기, 발진기로 분류한다. 잠복기를 거쳐 전구기에 이르면 발열, 식욕 부진, 결막염, 기침 및 콧물 등의 증상이 나타나고, 39.5℃까지 오르면서 4일 이상 지속된다. Koplik 반점은 발진 시작 2일 전에 나타나 발진 후 2일까지 지속된다. 발진기는 6~7일 정도인데 귀 뒤에서 발진이 시작되어 몸통과 사지로 퍼져 나간다.

홍역의 합병증에는 중이염, 폐렴, 장염, 뇌염 등이 있으며, 치명률은 1,000명당 1~3명 정도이다. 사망 원인은 폐렴과 뇌염이 90% 이상 차지하며, 폐렴은 주로 소아에서, 뇌염은 주로 청소년과 성인에서의 주된 사망 원인이다.

② 관리 원칙

환자는 보존적 대증 치료를 시행하며, 환자와 접촉자를 관리하여 전파가 되지 않도록 하여야 한다. 홍역의 격리 기간은 발진 발생 후 5일까지이며, 접촉자들에 대해서는 필요에 따라 예방접종 혹은 면역글로불린을 투여할 수 있으며, 홍역 발생 여부를 관찰하여야 한다.

홍역 예방은 예방접종을 시행하여 집단 면역 수준을 95% 이상으로 올리는 것이다.

### (5) 볼거리

① 역학적 특성

볼거리 바이러스에 의해서 전염되는 볼거리는 비말과 침에 의한 공기 매개로 전파되며, 환자의 타액과의 직접 접촉으로도 전파가 가능하다. 인플루엔자와 전염력이 비슷하나 홍역이나 수두보다는 낮다.

전 세계적으로 발생하며 겨울과 봄에 많이 유행한다. 우리나라는 국가 예방접종 사업 시행 이후 감소가 있었으나, 매년 적게는 수십 명, 많게는 수천 명씩 환자들이 발생하고 있으며 3~4년의 주기적인 발생 증가 양상이 관찰되고 있다.

잠복기는 14~18일 정도이며, 전구기에 근육통과 식욕 감퇴, 미열 등의 비특이적인 증상이 있다. 감염자 중 20%는 증상이 없고, 40~50%는 비특이적이거나 일차적인 호흡기 증상이 있으며, 이하선염은 30~40%에서 발생한다. 합병증으로는 중추신경계 감염, 고환염, 췌장염, 귀머거리 등이 있다.

② 관리 원칙

환자는 보존적 대증 치료를 시행하며, 환자 격리를 시행하여 전파가 되지 않도록 해야 한다. 볼거리 백신은 홍역과 풍진 혼합 백신이 사용되는데, 이것은 약독화 백신으로 접종 시기는 생후 12~15개월과 4~6세 두 차례이다. 볼거리가 유행할 때는 생후 6개월 이후부터 예방접종을 한다.

### (6) 풍 진

① 역학적 특성

풍진은 전 세계적으로 발생하는 바이러스성 전염병으로 늦은 겨울에서 봄에 걸쳐 발생한다. 우리나라의 경우 1999년까지는 이 병이 법정전염병으로 지정되어 있지 않아 공식적인 정부 통계로 발생률의 추이를 살펴볼 수는 없다. 그러나 1995년과 1996년도에 일부 학교에서 유행이 있었으며, 2001년도 홍역 퇴치를 위한 MR 일제 예방접종 이후 2002년 24명, 2003년 9명으로 크게 감소하였다.

병원소는 사람이며, 공기 매개나 비말로 전파된다. 전파에 있어 불현성 감염자가 중요하며, 잠복기는 14일(12~23일)이며, 20~50% 가량이 불현성 감염이며 미열과 임파선염, 상기도 감염 증세가 나타난 뒤 1~5일 후에 발진이 시작된다. 발진은 얼굴에서 시작하여 발쪽으로 진행하며 약 3일간 지속된다. 임파선염은 발진 1주일 전 시작되어 수 주간 지속된다.

대부분 회복되지만, 어린이보다 어른에게서 관절염, 혈소판감소성자반증, 뇌염, 신경염 등의 합병증이 드물게 발생한다. 산모가 임신 초기에 풍진에 감염되면 태아 사망과 선천성 풍진 증후군이 발생하는데, 이 증후군에는 귀머거리, 백내장, 심장 결손, 지능 저하 등이 있다.

② 관리 원칙

환자는 보존적 대증 치료를 시행하며, 환자 격리를 발진 후 5일까지 시행하여 감수성 있는 임부들이 접촉되지 않도록 하여야 한다. 풍진 노출이 의심되는 임신 초기 임산부는 감염 여부 파악을 위하여 혈청학적 검사를 시행하여 그 결과에 따라 조치를 취한다.

풍진 예방접종은 홍역, 볼거리 등과 함께 혼합 백신을 사용하는데, 이 백신은 약독화 백신으로 접종 시기는 생후 12~15개월, 4~6세 사이 두 차례 접종한다. 풍진이 유행하는 시기에는 생후 6개월 이후부터 예방접종을 시행한다.

(7) 폴리오

① 역학적 특성

폴리오바이러스에 의한 폴리오는 주로 온난한 기후 지역에서 여름에 발생하는 것으로 알려져 있으며, 세계보건기구에서 폴리오 박멸 사업을 시행한 이후 몇몇 국가들을 제외하고는 거의 대부분의 나라에서 퇴치 단계에 들어갔다.

우리나라의 경우, 전염병 신고 자료에 의하면 1980년도에 14명의 환자 발생이 보고된 이후 지금까지 발생 사례가 신고되지 않고 있다. 급성 이완성 마비 감시 사업을 시행하여 의심 사례에 대한 폴리오 여부를 확인하는 등, 강화된 감시 체계를 가동하면서도 폴리오 환자가 발견되지 않고 있으므로 우리나라에서는 이제 근절(elimination) 단계에 들어갔다고 볼 수 있다.

② 관리 원칙

폴리오는 두창에 이어 두 번째로 예방접종에 의해 지구상에서 박멸될 질병으로 예상될 만큼 철저한 예방접종이 이 병의 기본 관리 전략이다. 접종을 위한 백신에는 경구용 생(生)백신(OPV)과 주사용 사(死)백신(IPV)이 있으며, 생후 2개월, 4개월, 6개월과 4세에서 6세 사이의 4차에 걸친 예방접종이 권유된다. 경구용 생백신 접종 후 드물게 마비가 발생하고 있는데, 주사용 사백신은 마비 발생은 없으나 가격이 비싸고 주사를 하여야 한다는 단점이 있다.

환자가 발생하면 대증 치료를 한다. 분변에 의하여 전파되므로 장내 배설물 격리와 환자의 분비물과 대변에 오염된 물품을 소독하여야 한다. 접촉자들의 경우 환자로부터 폴리오바이러스에 노출되었을 가능성은 높으나, 예방접종은 도움이 안 된다.

### (8) 일본 뇌염

① 역학적 특성

일본 뇌염 바이러스에 의해 전염되는 일본 뇌염은 대표적인 모기에 의한 곤충 매개 전염병이면서 동시에 인수 공통 전염병이다. 동물에서 말, 돼지, 가금류가 감염되고, 주로 야간에 동물과 사람을 흡혈하는 Culex 속의 모기에 의하여 전파된다. 동북아시아와 동남아시아에서 주로 발생하고 있는데, 우리나라는 1970년대까지 매년 수백 명에서 수천 명의 일본 뇌염 환자가 발생하였다. 1980년 초반 이후 발생이 급격하게 감소하여 간헐적으로 소수의 환자 보고가 있을 뿐인데, 이는 생활 조건의 향상과 모기 방제 및 철저한 예방접종이 주원인으로 추론되고 있다.

이 병은, 감염되더라도 불현성 감염이 대부분이다. 현성 감염인 경우에는 급성으로 진행하여, 고열(39~40℃)과 두통, 현기증, 구토, 복통, 지각 이상 등의 증상이 나타난다. 경과가 좋은 경우 약 1주 전후로 열이 내리면서 회복이 되지만, 병이 진행하는 경우에는 의식 장애, 경련, 혼수에 이르며 대개 발병 10일 이내에 사망한다. 합병증으로는 연축성 마비와 중추 신경계 이상, 기면, 진전 등이 있다.

② 관리 원칙

사람 간의 전파는 이루어지지 않으므로 환자와 접촉자에 대한 관리는 필요 없고, 매개체인 모기에 대한 관리와 예방접종으로 숙주의 면역력을 높이는 방법이 주요 예방 방법이다. 일본 뇌염 백신은 불화 성화 사백신이며, 기초 접종으로 12~24개월 사이에 2회 접종, 1년 후에 1회 접종을 시행하고, 추가 접종으로 만 6세와 12세에 각 1회 시행한다.

### (9) 천연두

① 역학적 특성

세계보건기구는, 그동안 지구상 많은 인명을 앗아갔던 천연두가 1979년을 기점으로 지구상에서 완전히 박멸되었다는 선포를 한 바 있다. 그러나 2001년 소위 '911 테러' 이후 미국은 물론 세계보건기구에서도 천연두 바이러스를 이용한 생물 테러 가능성에 대하여 큰 우려를 표하고 있다.

우리나라의 경우 1879년 지석영이 종두법을 처음 시술한 뒤, 우두 접종이 널리 시행되었다. 1961년 이후 환자 발생 신고가 없었고, 따라서 1978년 이후 두창 예방접종을 중단하였다.

이로 인해 과거에 두창에 감염되었던 사람을 제외한 우리나라 대부분의 사람들이 두

창에 대한 면역력은 없으며, 따라서 이와 같은 상황에서 두창이 유입되면 거의 모든 연령에서 두창이 발생하여 그 건강상 위해는 엄청날 것으로 예측하고 있다.

사람만이 병원소이기 때문에 전파는 환자의 비말(droplet) 혹은 분무(aerosol)에 의하여 일어난다. 특히, 기침과 출혈 양상이 있을 때 전염력이 강하며, 천연두는 밀접한 접촉에 의해서 전파되는 대표적인 전염병이다.

② 관리 원칙

천연두 환자는 주로 대증 요법으로 치료한다. 최근 항바이러스 제재가 개발되고 있으나, 천연두가 발생하고 있지 않은 상태로 천연두에 대한 효과를 확인할 수는 없다. 따라서 천연두 환자를 격리 치료하며 환자의 분비물에 오염된 물건은 철저하게 소독을 하여야 한다. 필요에 따라 환자 접촉자들을 중심으로 고리 예방접종(ring vaccination) 방법을 사용한다.

천연두 예방과 관리의 가장 중요한 전략은 예방접종이다. 예방접종을 하면 최소 10년 동안 천연두를 예방할 수 있으며, 감염이 되더라도 접종하지 않은 사람에 비하여 증상이 경미하게 진행이 되며 사망률도 낮은 것으로 알려져 있다.

실제 예방접종 시행은 천연두에 의한 생물테러 혹은 생물무기로서의 사용 가능성에 의하여 결정하여야 하나, 이 가능성은 정확하게 알 수 없으므로 사용과 관련된 명확한 기준을 만들지 못하고 있다.

## 4 해외여행 관련 전염성 질환과 예방적 관리 방법

최근 우리나라 사람들의 해외여행이 증가하면서 여러 가지 여행 관련 질병에 이환되는 경우가 늘고 있다. 특히 동남아 지역 여행객 중에 설사 환자가 크게 증가하고 있으며, 동남아, 중남미 지역 여행객 중에는 뎅기열이나 말라리아 등 모기 매개 질환자도 발견되고 있다.

질병관리본부 발표에 의하면 태국, 필리핀, 베트남, 캄보디아 등 동남아 지역을 여행하는 사람들 중에 집단 설사 환자가 매년 수백 명씩 발생하고 있으며, 이들 중 절반 이상이 7월과 8월에 발생되는 것으로 되어 있다. 이들 환자의 대부분은 단순한 설사 증세를 보이는 경미한 경우이지만 이 중에는 세균성 이질, 장티푸스, 콜레라 같은 법정전염병 환자도 수십 명씩 발견이 되고 있다.

### 1) 해외여행 관련 질병들

해외여행을 하게 되는 경우 기후나 시차, 그리고 달라지는 식생활 등으로 여러 가지 질병에 걸릴 위험이 증가한다고 할 수 있는데, 이들 해외여행 관련 질병들 중에는 역시 소화기계 급성 전염성 질환이 가장 흔하다. 특히 '여행자 설사'(travelers' diarrhea 또는 turista)로 불리는 세균성 소화기 증상은, 위생 상태가 불량한 개발도상국가들에 도착해서 1주 내지 2주 이후부터 물 설사와 복통, 그리고 구토와 고열 증상을 보이는 질병으로 주로 시겔라(shigellae), 살모넬라(salmonellae), 비브리오(vivrios) 같은 박테리아와 파보 바이러스(parvovirus), 로타 바이러스(rotavirus) 같은 바이러스, 그리고 지아르디아 람브리아(Giardia lamblia) 같은 원충류에 오염된 음식물이나 물을 마신 경우 발병한다. 이런 전염성 질환 이외에도 해외여행 시에는 성병, 고도 질환, 기생충 감염, 손상, 심부정맥 혈전증, 시차 부적응증 등 여러 가지 질병에 걸릴 위험이 있으며 이런 해외여행 시의 질병들은 임산부나 만성질환자 등 소위 고위험군에서 더 특별한 주의가 요구된다.

### 2) 해외여행 시에 흔한 전염성 질환 예방과 관리

#### (1) 예방접종 및 예방적 화학 요법

평소에도 해외여행과 무관하게 접종이 필요한 정기 예방접종, 즉 홍역, 풍진, 볼거리, 파상풍, 디프테리아, 수두 등에 관한 접종을 받아두는 것이 중요하며, 아프리카나 중남미 지역을 여행하는 경우에는 별도로 황열 예방접종을 받아야 한다.

그 외에도 필요에 따라 장티푸스, 수막구균, 광견병, A형 및 B형 간염, 일본 뇌염 예방접종이 권장되기도 한다.

수인성 전염병 발생이 많은 지역을 여행하는 경우 테트라사이클린 제재를 여행 전에 예방적 화학 요법으로 복용함으로써 여행자 설사를 예방하기도 하고, 말라리아가 많이 발생하는 지역들, 예컨대 아프리카나 오세아니아(파푸아뉴기니, 솔로몬 제도 등), 중남미, 그리고 동서남아시아 등 지역으로 여행을 할 때는 예방적 화학 요법인 클로로퀸이나 메플로퀸 등을 복용하는 것이 권장되기도 한다.

#### (2) 일반적인 환경 및 개인위생

해외여행 시에 질병에 걸리는 것을 예방하기 위해서는 예방접종이나 예방적 화학 요법 외에도 일반적인 환경 및 개인위생에도 주의를 하는 것이 필요하다.

즉, 말라리아나 뎅기열 같은 모기 매개 질병을 예방하기 위해서는 모기에 물리지 않도록 모기장이나 곤충 기피제를 사용하는 한편 긴소매 상의와 긴바지를 착용하는 것이 중요하며, 특히 뎅기열을 매개하는 모기는 낮 시간에도 활동하기 때문에 사람이 사는 거주지 주변이나 집안에서 자주 발견되는 뎅기열 매개 모기에 물리지 않도록 주의를 해야 한다.

또한 콜레라나 이질, 장티푸스 같은 수인성 전염병을 예방하기 위해서는 외출 후 또는 식사 전에 손을 깨끗이 씻고, 음식물은 되도록 익혀 먹고 물은 끓여 마시도록 해야 한다. 위생 처리가 안 된 불결한 음식을 먹지 않는 일과 이런 수인성 전염병 환자의 배설물이 묻은 옷 등은 철저히 소독해야 한다.

## 5 병원 감염의 역학적 특성과 예방적 관리

### 1) 병원 감염의 개념과 역학적 특성

병원 감염(nosocomial 또는 hospital-acquired infections)이란, 병원에 입원할 당시에는 감염 사실이 없고 또 잠복 상태도 아니었던 환자가 입원 기간 중에 새로운 형태의 병원체에 감염된 경우를 말하며, 통상 입원 후 48시간 이후에 발생한 감염이 여기 해당된다. 수술 부위 감염은 수술 뒤 30일 사이에 발생한 것까지도 포함된다.

미국에서는 현재 약 2백만 명의 환자가 병원에서 감염되는 것으로 보고되고 있고 이 중 약 9만 명이 이로 인해 사망하는 것으로 되어 있다.

우리나라에서 병원 감염 문제가 거론되기 시작한 것은 1980년대 초 서울 시내의 한 병원에서 네지오넬라증의 집단 발생이 사회적으로 큰 관심을 끌면서부터이다. 우리나라에서의 병원 감염 실태는 아직 전국적인 통계가 없어서 정확히는 알 수 없지만, 부분적인 조사에 의하면 퇴원 환자 100명 당 5명 내지 10명 안팎 정도가 병원에서 다른 병원체에 감염이 되어 추가적인 치료를 받은 것으로 알려져 있다.

전 국민 의료보험 실시 이후 의료 이용량 증가와 병원의 대형화 등으로 보균자의 입·퇴원이 증가하고 있으며 감염 우려가 있는 노인 만성 환자가 증가하고 있기 때문에 병원 감염 문제는 앞으로 더욱 중요한 보건문제가 될 것으로 본다.

<표 9-5>와 <표 9-6>은 미국과 우리나라에서의 신체 부위별 병원 감염 빈도와 병원 감염을 일으키는 주 병원체별 분포를 보여 주고 있다.

<표 9-5> 부위별 병원 감염 분포 (단위: %)

| | 미국(n=101,821) | 한국(n=3,162) |
|---|---|---|
| 요로 감염 | 34.5 | 30.3 |
| 수술 부위 감염 | 17.4 | 15.5 |
| 혈류 감염 | 14.2 | 14.5 |
| 폐 렴 | 13.2 | 17.2 |
| 기 타 | 20.7 | 22.5 |

· 「1996년도 국내 병원 감염률 조사 연구」, 『병원 감염 관리』, 1997; 2(2): 157~176.
· Adapted from Center for Disease Control and Prevention. National Nosocomial Infections Surveillance(NNIS) system report, January 1990 to March 1996. Am J Infect Control 1996 ; 24: pp.380~388.
(참고: 이 표는 대한예방의학회 편, 『예방의학』, 2007, 269쪽에서 인용한 것임)

<표 9-6> 병원 감염의 병원체 분포 (단위: %)

| | 미국(n=101,821) | 한국(n=3,772) |
|---|---|---|
| Staphylococcus aureus | 13 | 17 |
| Escherchia coli | 12 | 12 |
| Coagulase-negative staphylococcus | 11 | 5 |
| Enterococcus spp. | 10 | 8 |
| Pseudomonas aeruginosa | 9 | 14 |
| Enterobacter spp. | 6 | 4 |
| Candida albicans | 5 | 7 |
| Klebsiella pneumoniae | 5 | 8 |
| Other | 29 | 25 |

· 「1996년도 국내 병원 감염률 조사 연구」, 『병원 감염 관리』, 1997; 2(2): 157~176.
· Adapted from Center for Disease Control and Prevention. National Nosocomial Infections Surveillance(NNIS) system report, January 1990 to March 1996. Am J Infect Control 1996 ; 24: pp.380~388.
(참고: 이 표는 대한예방의학회 편, 『예방의학』, 2007, 270쪽에서 인용한 것임)

<표 9-5>에서 보는 바와 같이, 미국의 경우 부위별 병원 감염 분포는 요로 감염이 34.5%로 가장 많았고, 수술 부위 감염 17.4%, 혈류 감염 14.2%, 폐렴 13.2%의 순을 보이고 있으며, 우리나라에서도 요로 감염이 30.3%로 가장 많았고 폐렴 17.2%, 수술 부위

감염 15.5%, 혈류 감염 14.5%의 순을 보였다.

한편, <표 9-6>에서 보는 것처럼, 병원 감염을 일으키는 원인 병원체의 경우, 미국은 모든 부위에서 Staphylococcus aureus 13%, Escherichia coli 12%, Coagulase-negative staphylococcus 11% 순이었고, 부위별 병원체의 종류는 요로 감염의 경우 Escherichia coli가, 수술 부위 감염과 폐렴의 경우에는 Staphylococcus aureus가, 그리고 혈류 감염에서는 Coagulase-negative staphyloco-ccus가 가장 많았다. 이에 비해, 우리나라에서는 모든 부위에서 Staphylococcus aureus 17%, Pseudomonas aeruginosa 14%, Escherichia coli 12%, Klebsiella pneumoniae 8% 순이었고, 수술 부위 감염 및 폐렴과 혈류 감염에서는 Staphylococcus aureus가 그리고 요로 감염에서는 Escherichia coli가 가장 많았다.

### 2) 병원 감염의 예방과 관리

병원 감염 관리의 목적은 환자가 병원에 입원하고 있는 동안 다른 병원체에 감염되는 위험을 감소시켜서 병원 감염을 줄이는 데 있다. 이를 위해 미국에서는 1970년부터 병원 감염 감시 체계를 운영하고 있으며, 전국적인 병원 감염 실태를 파악하고 있다.

우리나라에서도 1992년 제정된 「병원감염관리준칙」에 의해 80병상 이상 병원에서는 병원 감염 관리 위원회를 설치하고 감염 관리 전담 요원을 배치·운영토록 하고 있다. 또한 1995년부터는 의료 기관 서비스 시험 평가 시 병원 감염 항목을 포함하여 평가함으로써 병원 감염 관리의 활성화를 유도해 왔다.

철저한 전국 병원 감염 감시 체계의 운영과 개별 병원에서의 정기적 감염 실태 조사 및 항균제 내성균에 대한 관리 등, 자율적 병원 감염 관리 체계 운영을 통해서 불필요한 병원 감염으로 인한 질병 부담을 줄이는 데 노력해야 할 것이다.

## 6 식중독의 역학적 특성과 관리

### 1) 식중독의 역학적 특성

식중독(food poisoning)이란, 살모넬라와 같은 식품 매개 전염성 병원체나 이들 병원체가 식품 내에서 증식하는 동안 생성하는 독소 등에 의해 일으키는 신체상 건강 장애를 말한다. 다시 말하면, 이들 병원성 미생물이나 독성 화학 물질에 오염된 식품을 섭취한 후 단시간 내에 갑작스럽게 발생하는 소화기계 질환들을 총칭하는 용어로서, 전파 방법이나 증상이 식품 매개 전염병과 흡사한 경우가 많다. 그러나 이 둘은 그 역학적 특성이 완전히 다르며 따라서 최종 진단 또한 실험실적 검사를 통해 구분이 된다.

식중독은 그 원인 물질에 따라 생물학적 식중독과 화학적 식중독, 자연독 식중독 등으로 구분한다.

생물학적 식중독은 일정한 수 이상으로 증식한 세균과 바이러스 또는 이들이 생성한 독소를 함유한 식품을 섭취한 경우 발생하는 식중독을 말하며, 화학적 식중독은 비소, 주석, 구리와 납의 염화 산화제들과 농약 등의 화학 물질에 의한 식중독으로 수 분 내 위장관 증상이 나타나는 것을 말한다. 한편, 자연독 식중독에는 복어독과 같은 동물성 자연독과 독버섯에 의한 식물성 자연독 식중독이 있다.

우리나라의 경우 식중독은 절반 이상이 병원성 박테리아에 의해 발생되며, 바이러스나 기타 복어독, 장독소성대장균 및 일반 세균 등에 의한 식중독도 각각 20% 수준인 것으로 알려져 있다. 세균별로 보면, 살모넬라, 황색포도상구균과 장염비브리오가 전체 발생 건수의 약 40%와 전체 환자 수의 약 25%를 차지한다. 그러나 원인이 밝혀지지 않은 식중독도 전체의 1/4 수준이나 된다.

우리나라에서의 식중독 발생 빈도를 보면, 1996년 이후 연간 80건 이상 보고되어 왔으며 2000년대에 들어 다소 감소하다가 최근 다시 증가하는 경향을 보이고 있다.

계절적으로는, 4월부터 9월까지의 하절기를 중심으로 집중적으로 발생하며, 학교, 회사, 공장 등 집단 급식 장소에서 전체 식중독의 약 50%에서 80%까지 발생하고 있는데, 특히 학교에서의 발생이 60% 이상을 차지하고 있다.

한편, 최근에는 난방이 잘 되는 아파트에 거주하는 사람이 많아지고 있어서 식품 보관을 잘못하는 경우 식중독이 계절과 무관하게 연중 지속적으로 발생할 가능성도 없지 않다.

### 2) 식중독의 예방과 관리

식중독의 경우, 세균성 소화기계 전염병과 병원체가 유사한 경우가 많기는 하나 전파 방식을 포함한 역학적 특성이 다르기 때문에 그 관리 방법도 다르다. 실제로 식품 매개 전염병은 전염병 예방법에서 법정전염병으로 관리되고 있지만, 식중독의 경우는 식품위생법으로 관리되고 있기 때문에 관련법령과 주무부서도 다르다.

세균성 이질, 콜레라, 장티푸스 등의 식품 매개 전염병은 사람에서 사람으로 전파가 잘 이루어져서 신속한 환자 격리와 관리가 중요한 반면, 식중독은 통상 1차 감염으로 종식된다. 따라서 식중독의 경우 감염원이 된 매개 음식의 파악과 차단이 제일 중요하며 환자 격리는 필요치 않다. 또한 식품 매개 전염병은 세균에 의한 경우 대부분 항생제 치료를 필요로 하고 일부는 예방 목적으로 예방접종이 사용 가능한 반면, 식중독은 세균에 의한 경우라도 항생제 치료는 불필요한 경우가 대부분이다.

이처럼 식품 매개 전염병과 식중독은 역학적 특성이 서로 다르지만 식품 매개로 인한 소화기 전염병 유행이 발생한 경우, 유행 초기에는 이 둘을 구분하는 것이 매우 어렵다. 또한, 두 가지가 서로 혼합되어 나타날 수도 있기 때문에, 그 특성이 확인되기까지는 식품 매개 전염병에 준해서 관리를 하는 것이 원칙이다. 또한 식품위생과 관리 측면에서는 식중독과 식품 매개 전염병의 관리 대책은 원칙적으로 같기 때문에 이 둘을 구분하지 않는다.

## ⑦ 신종 및 재출현 전염병의 역학적 특성과 관리 방법

### 1) 신종 및 재출현 전염병 발생 현황

신종 및 재출현 전염병(Emerging and Re-emerging Infectious Diseases)이라는 말은 1992년 미국의 의학원(Institute of Medicine, IOM)이 정의한 것으로서, '1992년 현재 지난 20년간 발생이 증가했거나 앞으로도 계속 증가할 가능성이 있는 전염성 질환'을 말한다. 이 정의에 따라 미국 의학원은 당시 신종 및 재출현 전염병의 예로, 에볼라 바이러스에 의한 에볼라 출혈열(Ebola hemorrhagic fever), 한타 바이러스에 의한 호흡기 증후군(Hantavirus-induced pulmonary syndrome), 헬리코박터균에 의한 위염(gastric ulcer), 그리고 C형 간염(hepatitis C infection) 등을 들었다.

실제로 1940년대 이후 페니실린을 포함한 여러 가지 항생제가 개발되면서 거의 모든 나라에서 사망률 1위를 차지했던 전염성 감염 질환들이 크게 감소해 왔다. 그러나 1970년 이후 항생제에 내성을 보이는 균들이 증가하고 또 새로운 세균들이 등장하면서 전 세계적으로 이미 최소한 30여 가지 이상의 새로운 전염병 또는 사라져 가던 감염성 질환들이 재출현한 것으로 알려져 있다. 한때 많은 나라에서 자취를 감추었던 말라리아나 뎅기열 등이 다시 유행하기 시작하고 최근에 AIDS나 SARS, 광우병, 조류 독감 같은 신종 전염병들이 세계적으로 크게 유행하는 것이 그것이다.

### 2) 신종 및 재출현 전염병의 발생 배경

최근 전 세계적으로 신종 및 재출현 전염병의 발생이 증가하고 있는 이유에 대해서 미국 의학원(IOM)은 사회적인 면, 보건산업 분야, 음식 생산, 인간의 행위, 환경의 변화, 공중보건 하부 구조의 취약, 미생물의 적응과 변화 등으로 그 이유를 다음 <표 9-7>과 같이 정리해서 설명하고 있다

<표 9-7> 신종 및 재출현 전염병 유행의 배경 요인과 사례

| 배경 요인 | 사 례 |
|---|---|
| 사회적 상황 변화 | 경제적 빈곤; 전쟁/분쟁; 인구 증가와 이주; 도시 슬럼화 |
| 보건 의료 상황 변화 | 새로운 의료 장비 도입; 조직/장기 이식; 면역 억제 약물의 사용; 광범위한 항생제의 사용 |
| 식품 생산 관리 변화 | 식품 공급의 세계화; 식품 가공과 포장의 변화 |
| 인간 행태 변화 | 성적 행동 변화; 약물 남용; 여행; 식습관의 변화; 옥외 여가 활동; 육아 보육 시설 |
| 환경 변화 | 산림 벌채/재조림; 수자원 생태계 변화; 홍수/가뭄; 기근; 지구 온난화 |
| 공중보건 체계 변화 | 질병 예방 사업의 감축/축소; 부적절한 전염병 감시 체계와 진단 능력의 부족; 역학자, 실험실 세균학자, 매개곤충 관리자 등 전문 요원의 부족 |
| 매생물의 적응과 변화 | 독성과 독소 생산 양식의 변화; 약제 내성 출현; 만성질환 공동 인자 미생물의 출현 |

자료원: Institute of Medicine. 1992. Emerging Infections: Microbial Threats to Health in the United States. National Academy Press, Washington, D.C.

### 3) 신종 및 재출현 전염병에 대한 예방 대책

전염성 질환 역학 전문가들은 앞으로도 이들 신종 및 재출현 전염병이 계속 발생될 것이고 따라서 이들 질병은 한동안 전 세계 인류를 크게 위협하게 될 것이라고 전망하고 있다. 그리고 그 가장 큰 이유로 인구의 폭발적 증가와, 인도주의의 변화, 전염병 관리를 위해 영향력을 발휘할 수 있는 사람들의 지도력 부족 등을 꼽고 있다.

이와 같은 신종 및 재출현 전염병의 위협에 대한 대처 방안으로는 역시 세계적인 공조와 협력, 전염병 발생에 대한 신속한 정보 교환, 그리고 지구를 하나의 공동체로 보고 전 세계 인류의 행복을 위한 인도주의 실천이 무엇보다 필요하다고 할 수 있다.

물론, 이들 신종 및 재출현 전염병을 사전에 예방하기 위한 예방 백신 개발에 노력하는 한편 환자 관리를 위한 약제 개방에도 많은 공동 노력을 기울여야 할 것이다.

또한 이들 신종 및 재출현 전염병을 일으키는 병원체가 생물학적 무기(biological weapons)로 사용되는 일이 없도록 국제적인 감시 감독 체계가 만들어져야 한다.

## ❽ 참고문헌


대한예방의학회, 『예방의학』, 계축문화사, 서울, 2004.

박종구, 『현대역학』, 연세대학교출판부, 1999.

국립보건원, 『법정전염병 진단·신고 기준』, 보건복지부, 2000.

국립보건원, 전염병 정보망 홈페이지 Access at http://dis.mohw.go.kr/index.asp

천병철, 『감염성 질환의 역학과 관리 총론. 역학조사관 교육과정교재』, 국립보건원, 2000.

American Public Heatlh Association. Control of Communicable Diseases Manual, 17the ed. APHA, Washingtion DC, 2000.

Gieseck, J., *Modern Infectious Disease Epidemiology*, Oxford University Press, N.Y., 1994.

Last, J.M., *Dictionary of Epidemiology*, 4th ed. Oxford University Press, 2001.

Mausner, J.S. & Kramer, S., *Epidemiology — An Introductory Text*, W.B.Saunders Company, N.Y., 1984.

Webber, R., *Communicable Diseases Epidemiology & Control*, Cab International, Wallingford, UK., 1998.

WHO, Immunization policy. Global Programme For Vaccines And Immunization, Expanded Pprogramme On Immunization, WHO, GOV/GEN/95.03 Rev.1, 1995.

## 제10장
# 비감염성 만성질환의 역학적 특성과 관리

### 1절. 비감염성 만성질환 역학 총론 — 만성질환의 정의와 관리 원칙

**학습목표**

1. 비감염성 만성질환을 정의할 수 있어야 한다.
2. 비감염성 만성질환이 증가하는 이유를 설명할 수 있어야 한다.
3. 비감염성 만성질환의 자연사와 예방 및 관리상의 의의를 설명할 수 있어야 한다.
4. 비감염성 만성질환의 예방과 관리 원칙을 설명할 수 있어야 한다.

## ① 비감염성 만성질환의 정의

만성질환은 비감염성 질환, 퇴행성 질환이라고 불리며 일반적으로 원인이 확실하지 않고, 여러 가지 위험 요인을 가지며, 오랫동안의 잠복기를 갖고 질병의 장기 과정을 거치며 기능적 손상과 장애를 초래하고, 완치되지 않는 특징을 가지고 있다. 최근에 '생활습관병'이라는 말은 만성질환으로의 발병에 나쁜 식습관으로 인한 과도한 에너지 섭취, 신체 비활동성, 흡연 등 행동 요인의 기여를 강조하기 위함이다.

## ② 비감염성 만성질환이 증가하는 이유

만성질환의 유병률과 장애는 평균 수명이 증가되고 치명적인 질병이 관리되면서 증가되는 추세이다. 1995년에는 남자는 69.6세, 여자는 77.4세에서 2010년에는 남자는 75.5세, 여자는 82.2세로 평균 수명이 향상될 것이다. 만성질환의 기초위험 요인은 사회, 경제, 문화적 변화를 반영하는 '세계화' '도시화' '고령화'이다. 세계화의 부정적 건강 영향은 "영양소 섭취의 전환"(Nutrition transition)으로 총칼로리, 지방, 염분, 당분 섭취의 증가이다. 또한 도시 산업화로 인한 환경오염도 일익을 담당하였으며 좌업 생활로 인한 운동부족 등이 원인이 되고 있다. 세계화, 도시화와 마찬가지로 고령화는 세계적인 추세이며 70세 이상의 연령층이 2000년도에 269만이고, 2050년에는 1000만으로 증가될 것이다.

## ③ 비감염성 만성질환의 자연사와 예방 및 관리상 의의

만성질환 관리의 목표는 예방을 통한 질병의 발생을 감소시키고 장애의 시작을 지연시키며 질병의 중증화를 완화시키며 생명을 연장시키는 데 있다.

만성질환이 노화의 불가피한 결과가 아니라고 받아들이는 것이 만성질환 관리의 첫 번째 단계이다. 질병의 자연사를 이해하는 것은 예방법의 해결적인 근간을 제시한다. 예방적 개입 조치 없이 만성질환의 과정은 질병이 없는 상태로부터 무증상 생물학적 변화, 임상적 질병, 손상, 장애, 사망으로 이어지는 연속체로 볼 수 있다. 단순한 선상 모델이지만 만성질환의 신체적, 사회적 현상은 이 연속선의 다양한 단계에서 복잡한 상호 관계에 기인한다.

<표 10-1> 주요 만성질환의 발생 관련 요인들

| 잠재된 사회 경제적, 문화적 정치적 환경적인 결정 인자 | 수정 가능한 위험 요인 | 중간 위험 요인 | 주요 만성질환 |
| --- | --- | --- | --- |
| | 불건강한 식습관<br>운동 부족<br>흡연 | 혈압 상승<br>혈당 상승<br>이상 지질혈증<br>과체중/비만 | 심장병<br>뇌졸중<br>암<br>만성 호흡기 질환<br>당뇨병 |
| 세계화<br>도시화<br>고령화 | 수정 불가능한 위험 요인 | | |
| | 연령<br>유전 | | |

<표 10-1>은 만성질환의 원인을 나타내며 예방과 관리는 상호 연관이 있으며 때때로 바꿔 쓰기도 하지만 예방은 질병의 발생 이전이나 초기에 개입 조치를 말하며 반면에 관리는 질병 과정의 후기에 하는 노력을 말하고 집단에서 예방법을 강화하는 것을 말한다.

## 4 만성질환 관리의 기본적 원리

건강과 질병의 뿌리에 있는 사회, 경제, 정치적인 것을 포함하는 포괄적 접근이 전통적 교육보다 좀 더 효과적이며 내재해 있는 지역사회 규범의 변화는 건강을 보편화시키고 향상시킨다. 전체 인구 집단이 목적인 지역사회 접근이 만성질환으로 인한 사망률을 감소시키는 데 가장 기여할 것이며. 만성질환 관리 프로그램은 모든 관리 사업의 우선순위를 정하고 발전시키고 수행하는 데 위험 집단이 활발하게 참여한다면 좀 더 효과적이다. 만성질환과 관리 프로그램은 지역사회 조직(학교, 교회, 사회 집단 등)이 적극적으로 참여한다면 더 효과적이고 만성질환 관리 프로그램은 전통, 문화적 규범에 기초를 둔다. 확실히 정의된 목적은 효과적인 개입 조치를 계획하고, 수행하는 기본이며 개입 조치 전략은 특별한 위험 집단의 요구에 기초하도록 선택되어야 한다. 다양한 개입 조치 전략이 건강증진 프로그램의 효과를 증가시키면 효과적인 개입 조치는 수행 중 평가와 전략의 적절한 수정을 요한다.

만성질환의 원인은 다요인적이므로 예방을 위해 위험 요인 행동 수정을 해야 하므로 포괄적인 건강 증진 서비스를 제공할 수 있도록 건강 증진 서비스 강화를 해야 한다. 개인적 생활 습관과 생활양식뿐 아니라 사회적 환경의 종합적인 접근이 필요하며 만성질환은 복합적인 병인들이 오랜 기간 누적된 결과이므로 젊을 때부터 생활 습관을 수정하여야 하며 만성질환의 지속적 관리 체계를 구축하기 위해서 여러 보건 관련 기관이 협조하여 만성질환 관리를 한다.

**학습목표**

1. 흡연의 문제점과 관리 방법을 설명할 수 있어야 한다.
2. 음주의 문제점과 관리 방법을 설명할 수 있어야 한다.
3. 신체 활동 및 운동 부족의 문제점과 관리 방법을 설명할 수 있어야 한다.
4. 나쁜 식습관의 문제점과 관리 방법을 설명할 수 있어야 한다.
5. 비만의 문제점과 관리 방법을 설명할 수 있어야 한다.
6. 스트레스의 문제점과 관리 방법을 설명할 수 있어야 한다.

## ① 흡연의 문제점과 관리 방법

### 1) 흡연 실태

「2005년 국민 건강 · 영양 조사」에서 성인 남자 흡연율은 50.3%, 성인 여자의 흡연율은 3.1%였다. Health Plan 2010의 목표는 남자는 30%, 여자는 2.5%이며 미국의 Healthy People 2010의 목표는 24%에서 12%가 목표이다. 「2005년 국민 건강 · 영양 조사」에 따르면 흡연자의 금연 시도율은 남자 61%, 여자 59.5%이며 금연 방법으로는 자신의 의지

84.7%, 금연 패치 6.3%, 니코틴 껌 5.9%, 금연초 10.8%, 의사 처방 약물 치료 0.9%, 금연 교육 및 상담 1.3%, 기타 4.2% 순으로 나타났다. 직장에서의 간접흡연 시간은 1시간 미만이 남자 37.7%, 여자 24.9%, 1시간 이상 남자 21.2%, 여자 16.2%, 가정에서의 간접흡연 시간은 1시간 미만은 남자 19.2%, 여자 55.5%, 1시간 이상은 남자 3.5%, 여자 13.5%로 나타났다.

### 2) 담배의 성분

담배는 4,000종 이상의 화학 물질로 구성되어, 필터를 통한 주류 연기보다 담배 자체의 연소로 나오는 비주류 연기에 독성 물질이 더 많아 간접흡연도 문제이고, 환경호르몬인 다이옥신류, 중독성이며 심혈관 질환의 원인인 니코틴이 포함되며, 그중 타르를 비롯한 발암성 물질이 주를 이룬다.

### 3) 흡연으로 인한 질병과 그 피해 규모

미국에서는 1964년 Surgeon General의 「흡연과 건강」이라는 보고서가 발표된 후로 대대적인 금연 운동과 더불어 60%대에서 20%대로의 괄목할 만한 흡연율 감소를 가져왔으며, 이는 1968년도 최고로 상승했던 관상동맥 질환 사망률이 2000년도 58% 감소하였고 뇌졸중으로 인한 사망률 역시 68% 감소와 관련이 있다고 보고되었다. 그러나 폐암으로 인한 사망은 그 후 25년까지 증가되었으며 우리나라도 비슷한 양상을 보일 것으로 예측되고 있다.

오늘날 암을 일으키는 수많은 원인 중에서 예방 가능한 가장 중요한 원인은 흡연이며 흡연자 3명 중 1명은 언젠가는 암에 걸리며, 4명 중 1명은 암으로 사망한다. 흡연은 폐암 외에도 구강, 인후, 후두, 식도, 췌장, 자궁경부, 신장, 방광, 대장과 직장 등에서 발생하는 암과 밀접한 관련이 있다.

흡연은 폐암의 가장 중요한 원인이며 전체 폐암 환자의 87%는 흡연으로 인한 것이며 남자 흡연자는 비흡연자에 비해 폐암으로 사망할 확률이 22배나 높고, 여성 흡연자는 12배나 높다.

모든 식도암의 80%는 흡연으로 인해 생긴 것이며 흡연자가 식도암에 걸릴 위험은 8배에서 10배가량 더 높다. 흡연자가 후두암에 걸릴 위험은 여성은 8배, 남성은 10배가량 더 높다. 흡연은 혀, 침샘, 구강, 인후부에서 생기는 암의 중요한 원인으로 남성에서 구강암의 92%, 여성에서 61%가 흡연으로 인한 것이며 방광암 환자의 40~70%는 흡연으로 인한 것으로 흡연자는 2~3배 정도 높다. 또한 췌장암으로 인한 사망의 30%는 흡연으로 인한 것으로 비흡연자보다 2배 이상 잘 걸리며 하루에 2갑 이상 피우는 흡연자는

5배나 췌장암에 잘 걸린다.

흡연 여성은 질암에 걸릴 위험이 2배가량 높으며 자궁경부암의 약 31%는 흡연으로 인한 것이고 하루에 10개비 이상 피우는 남성은 비흡연자보다 2배 정도 잘 걸린다.

흡연 남성이 항문암에 걸릴 위험은 8배 이상 높고, 흡연 여성은 9배 이상 높으며 흡연은 남성과 여성 모두에게 대장암과 대장암의 선행 병변인 선종을 유발시켜 대장암에 걸릴 위험이 75~100%정도 더 높다. 흡연은 만성폐쇄성 폐 질환의 가장 중요한 원인으로 폐기종의 90%는 흡연으로 인한 것이고 만성폐쇄성 폐 질환으로 인한 사망이 82%이며, 천식으로 인한 사망률은 흡연자가 2배 이상 높았다.

또한 흡연은 혈관을 수축시켜서 뇌혈류를 즉각 감소시키고 혈관내벽을 손상시켜 기름찌꺼기가 쌓이면서 동맥경화증이 발생하고 흡연자는 말초혈관 질환에 걸릴 위험이 16배나 높으며 실제로 흡연은 모든 말초혈관의 76%를 유발시킨다.

흡연은 태아와 신생아에게 다양한 합병증을 일으키며 흡연 여성의 임신 성공률은 30%가 낮고, 유산할 위험이 1.5~3.2배가량 높으며 니코틴은 태반을 통과하여 태아의 혈압을 상승시키고 호흡운동을 저해시켜 태반 이상, 조기 양수 파열, 조산, 자궁내 성장 지연과 저체중, 자연유산, 사산, 기형아 등의 위험이 높다.

간접흡연에 대한 노출은 저체중아, 유아 돌연사 증후군 생식에 영향을 주며 어린이의 호흡 질환, 중이염, 기침, 천식에 영향을 주고 폐암, 관상동맥 질환, 불쾌감 유발, 코 자극에서 관련이 있다는 증거가 충분한 것으로 나타났다.

<그림 10-1>, <그림 10-2>는 담배 소비량과 폐암 사망률의 상관관계를 나타낸 것으로 담배 소비량이 감소됨에도 불구하고 25년 후까지 폐암 사망률이 증가하는 것을 예측할 수 있다.

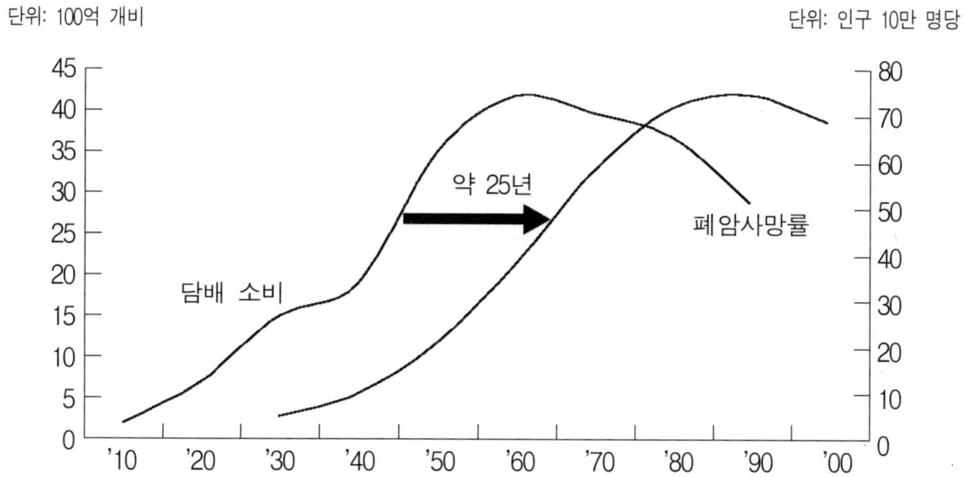


<그림 10-1> 미국인의 담배 소비량과 폐암 사망률

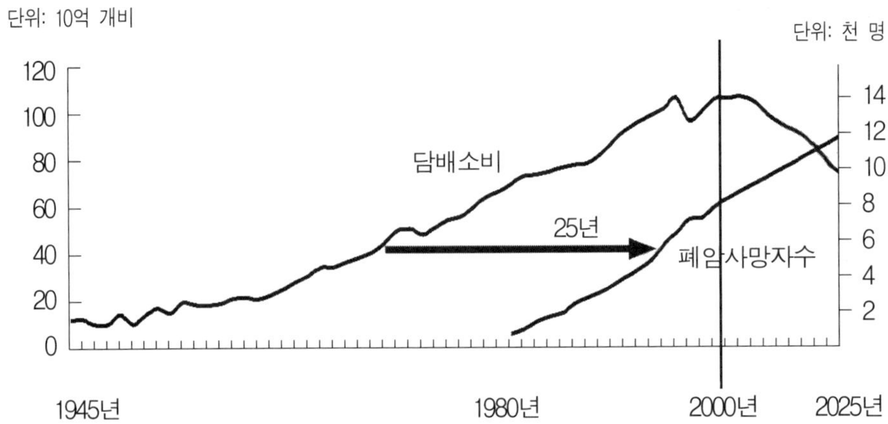

<그림 10-2> 한국인의 담배 소비량과 폐암 사망률

### 4) 흡연 관리 — 금연 상담

금연 상담을 위한 5A's에서 방문한 모든 환자에게 "현재 담배를 피우십니까?"(Ask)라는 질문을 통해 흡연 여부를 확인하고, 금연에 대한 행동 변화 단계와 현재 흡연 상태를 파악하며(Assess) 동기 유발 상담을 통하여 금연에 대한 동기를 부여하고 금연 성공을 확신하도록 격려하고 지지한다. 금연을 실행할 준비가 되었는지 여부를 물어보고 '예'인 경우 환자에게 개별화된 맞춤식 조언을 제공하며(Advise) 금연을 지지할 수 있는 다양한 방법들을 활용한다. '아니오'인 경우 금연 권고와 금연 책자를 제공하여 금연할 준비가 되도록 한다. 다음으로 금연 처방을 하는데 금단 증상, 흡연을 유혹하는 습관/기분/상황, 체중 증가, 스트레스에 대처할 수 있도록 맞춤식 조언 니코틴 대체 요법과 금연 약물을 처방, 금연 책자나 금연 클리닉/금연 콜센터 안내 번호를 제공하며(Assist) 금연 지원 서비스에 의뢰하거나 다음 방문일을 정한다(Arrange).

## 2 음주의 문제점과 관리 방법

### 1) 음주 실태

「2005년 국민 건강·영양 조사」에서 고도 위험 음주자 비율은 남자 14.9%, 여자 2.5%였으며 Health Plan 2010의 목표는 남자는 30%, 여자는 2.5%이며 미국의 Healthy People 2010의 목표는 알코올 섭취 및 약물 남용이 17%에서 6%가 목표이다. 「2005년 국민 건강·

영양 조사」에서 평생 음주 경험은 남자 94.7%, 여자 80.8%이며 고위험 음주 행동 빈도는 주1회 정도가 남자 29.7%, 여자 6.7%였으며 거의 매일은 남자 16.6%, 여자 2.5%였다. 평균 음주량은 소주 1~2잔 32.5%, 소주 3~4잔 21.7%, 소주 5~6잔 12.6%, 소주 7잔 이상이 33.3%였으며 문제 음주 현황은 1998년 13.1%, 2001년 20.9%, 2005년 7.7%였다.

### 2) 알코올과 건강

건강 음주는 하루 평균 음주량이 1잔 이하인 경우이며 남성에서 하루 72g 이하의 음주는 심근경색 환자의 사망을 감소시키며 당뇨병 환자에게도 적정 음주는 HDL 콜레스테롤 증가, 혈액 응고 기전 억제, 인슐린 감수성 증가를 통해 관상동맥 질환의 위험을 감소시킨다.

DSM-IV-TR 진단 기준의 알코올 사용 장애는 최근 1년 동안 음주 때문에 반복적으로 나타나는 증상으로 진단한다. 즉, ① 자신의 역할 수행 장애(결근, 근무 태만, 가사 소홀) ② 신체적으로 위험한 상황 초래(음주 운전, 기계 조작, 수영) ③ 법적인 문제 발생(교통사고, 구금) ④ 대인 관계에 문제 발생(언쟁, 싸움) 중 1가지 이상에 해당되면 알코올 남용이다. 알코올 의존은 다음의 7가지 즉, ① 내성(tolerance): 같은 음주 효과를 위해 더 많은 양의 음주가 필요 ② 금단 증상(withdrawal) ③ 의도한 것보다 많은 양의 음주(intent) ④ 조절 음주의 실패(control) ⑤ 음주와 관련하여 많은 시간 소비(preoccupation) ⑥ 자신의 역할 수행 장애(role) ⑦ 음주로 인한 질병이 있음을 알면서도 음주(knowledge) 중 3가지 이상에 해당되는 경우이다.

### 3) 음주로 인한 질병과 그 피해 규모

하루 30g 이상의 음주는 혈압을 상승시킨다. 교감 신경계의 활성도 증가, 혈압 수용체의 민감도 증가, 신경 전달 물질 및 호르몬 분비의 변화, 세포내 마그네슘의 감소 및 칼슘 증가로 인한 혈관 평활근의 수축 때문이다.

과음은 지방간, 알코올성 간염, 알코올성 간경변, 간암을 초래한다. 하루 25g 이상의 음주에서 간암의 위험이 증가하기 시작하며 하루 80g 이상으로 10년 이상 음주하면 간암의 위험은 5~7배로 높아진다.

알코올에 직접 노출되는 구강, 식도, 인후의 점막 손상이 일어난다. 점막 손상과 나쁜 영양 상태로 설염이나 구내염이 흔하다. 치아 소실, 잇몸 질환, 충치가 많이 발생한다. 알코올은 하부 식도 괄약근의 운동을 억제하여 역류성 식도염을 유발하고, 과음자에서 식도암 발생 위험이 높은 바렛 식도가 많이 동반된다. 하루 25g 이상의 음주 시 구강암, 후두암, 식도암이 증가하기 시작하며 하루 100g 이상의 음주 시 구강암은 5.75배, 후두

암은 3.95배, 식도암은 3.59배, 대장암은 1.21배, 직장암은 1.42배이다.

하루 7잔 이상의 과음은 허혈성 뇌졸중의 위험을 증가시킨다. 주당 14잔 이상의 음주는 치매의 위험을 증가시킨다.

### 4) 음주 관리 — 음주 상담

음주 상담을 위한 5A's에서 방문한 모든 환자에게 "현재 술을 드십니까?"라고 음주 여부를 확인하며(Ask) 음주 평가 도구를 이용하여 현재 음주 상태와 금주나 절주에 대한 동기 수준을 파악한다(Assess). '예'인 경우 금주나 절주를 진지하게 고려하고 성공을 얼마나 확신하는지 여부를 물어보며 '아니요'인 경우 현재의 음주량을 넘지 않도록 조언한다. 환자에게 개별화된 맞춤식 조언을 제공하는데 현재 환자의 음주 상태를 인식시키고 적정 음주 수준을 설명하며 금주 책자를 제공, 음주 일기, 금주/절주를 방해하는 요인에 대하여 이야기를 한다(Advise). 개별화된 금주/절주 처방을 하며(Assist) 금주 전문가나 정신과에 의뢰하며 필요하다면 약물을 처방한다(Arrange).

## 3 신체 활동 및 운동 부족의 문제점과 관리 방법

### 1) 운동 실태

「2005년 국민 건강·영양 조사」에서 운동 실천율(주 5일 이상, 30분 이상)이 18.8%였으며 Health Plan 2010의 목표는 운동 실천율은 30.0%이며 미국의 Healthy People 2010의 목표는 운동 실천율을 15%에서 30%가 되는 것이다. 신체 활동 실천율은 걷기 60.1%, 중등도 21.8%, 고강도 15.2%이며 일일 30분 이상 걷는 인구는 20~29세 61.2%, 30~39세 58.1%, 40~49세 61.7%, 50~59세 66.1%, 60~69세 63.9%, 70세 이상 50.0%로 나타났다.

### 2) 운동과 건강

규칙적인 운동은 관상동맥 질환으로 인한 조기 사망, 당뇨병, 대장암의 위험을 낮춘다. 또한 고혈압 환자에게 혈압을 낮추고 정신적 건강 상태를 향상시키며 건강한 뼈, 근육, 관절을 유지해 준다.

운동 부족은 관상동맥 질환의 비교 위험도 1.9의 위험 요인이다. 관상동맥 질환으로 인한 사망의 35%가 신체 비활동성에 기인한다. 신체 비활동성의 경제적인 영향은 질병이나 장애로 인한 생산성 손실로 알 수 있다.

### 3) 운동 부족으로 인한 질병

습관적인 신체 활동 상태는 다양한 건강 이익을 가지고 있다. 운동은 전반적인 생리적 기능과 효율을 향상시킨다. 특정 의료적 문제를 갖는 환자들의 경우 운동은 보조적 치료로서 중요하다. 꾸준한 신체적 운동은 관상동맥 질환 환자에게도 권고된다.

종양, 뇌졸중과 비만 상태의 치료와 질환의 1차 및 3차 예방을 위한 넓은 범위에서 운동의 적용이 적절하다는 근거가 증가되고 있다. 운동이 장수하게 하는 것은 아니지만 젊게 오래 살게 한다는 속담이 있다. 성별에 따른 연령보다 사망률을 관찰하였는데 신체 활동의 증가에 따른 사망률은 감소를 보이고 있다. 좌업 생활 그룹과 낮은 신체 활동 사이에서 사망률이 가장 큰 감소를 보이고 있다. 신체 활동 증가에 따른 사망률 감소를 보이고 있으며 이것은 중등도의 신체 활동 증가와 건강 이익에 대하여 표현하고 있다.

몇몇 질환들(관상동맥 질환 포함)은 치료와 적절한 운동을 동반하는 것이 질환의 진행에 영향을 주고, 운동은 치료의 보조적 작용을 한다. 요법 기능 및 결과를 향상시키며 일상생활의 기능과 활동 범위 및 삶의 질 향상을 증가시킨다.

### 4) 운동 관리 — 운동 상담

운동 상담을 위한 5A's에서 방문한 모든 환자에게 "규칙적으로 운동하십니까?"(Ask)라고 질문하며 현재의 신체 활동 수준과 운동 관련 위험 요인 평가를 위해 건강을 증진시키기에 충분한 정도의 운동을 하고 있는가를 질문하여(Assess) '예'인 경우 운동의 효과를 재차 강조하고 현재 운동량을 유지하도록 권고하며 '아니오'인 경우 운동 관련 위험 요인이 있는지 곧바로 운동을 시작하거나 신체 활동량을 늘리도록 조언하여(Advise) 환자에게 개별화된 맞춤식 조언을 제공하는데 현재의 신체 활동 수준을 설명, 운동이 건강에 이로운 효과, 운동을 방해하는 요인, 현실적인 운동 목표를 정하도록 한다. 다음으로 개별화된 운동 처방을 한다(Assist).

① 빈도: 최소 주 3~5일이 적당하며 6~7일 이상 수행하는 것은 손상의 위험을 증가시킨다.

② 기간: 일반적으로 20~60분 정도를 목표로 한다. 한 번에 수행해도 되지만 10분씩

여러 단계로 수행해도 무방하다. 강도와 기간 사이에는 역 상관을 가지고 있다.

③ 강도: 운동 강도를 평가하는 것은 다양한 방법이 있다. HR, HRR, 산소 섭취량, 자각도, 대사당량 등이 있으며 이 중 하나를 운동에 사용하도록 하며, 보통 HR과 RPE을 사용한다. 최대 맥박수의 55~90%로 한다.

④ 운동 종류: 대근군을 이용한 운동이 바람직하며 걷기를 포함한 달리기, 수영, 자전거 타기, 크로스컨트리 스키, 줄넘기, 스케이팅, 계단 오르기, 에어로빅 댄스 등을 포함한 운동들이다.

⑤ 운동 유지: 빈도, 기간, 강도를 증가시키는 것이 운동의 3가지 중요한 요소이다. 사람들에게 너무 빠르지 않게, 너무 갑작스럽지 않도록 상담한다. 운동의 유지는 단순하며 강도에 대한 단계를 계속 인지하고 있는 것이 중요하다. 3가지 중요 요인들을 운동 중에 감소시키는 것은 피트니스를 감소시키며, 빈도 또는 기간을 감소시킨다면 강도로 유지해 나가도록 한다.

⑥ 저항 운동: 목표는 국소적 근육의 강화이며 대보는 8~10번 반복하는 것으로 한 주에 2~3회 하는 것이다.

⑦ 유연성 운동: 스트레칭은 운동을 하기 전 준비 운동으로 적절하다. 유연성 운동은 관절 운동의 범위를 증가시키고 근육의 기계적 특성을 향상시킨다.

## ④ 나쁜 식습관의 문제점과 관리 방법

### 1) 영양 실태

「2005년 국민 건강·영양 조사」에서 적정 체중 인구 비율은 63.3%였으며 Health Plan 2010의 목표는 적정 체중 인구 비율은 67%이며 미국의 Healthy People 2010의 목표는 비만율이 23%에서 15%가 되는 것이다. 탄수화물: 지방: 단백질 에너지 구성비는 1980년 77.3: 9.6: 13.1, 1990년 69.2: 13.9: 16.9, 2005년 64.3: 20.3: 15.4로 지방 섭취 비율이 증가하는 것으로 나타났다. 주요 식품 섭취량은 배추김치, 우유, 라면, 맥주, 소주, 돼지고기, 쇠고기, 닭고기 순으로 나타났으며 영양소 섭취 부족 비율은 13~19세에 남자 19.3%, 여자 16%로 제일 높게 나타났으며 65세 이상에서 남자 13.7%, 여자 15.4%로 나타났다.

### 2) 영양과 건강

섬유소를 많이 먹을수록 당뇨병의 위험이 떨어지며 비타민의 Beta-carotein, lutein은 세포 분화와 관련하여 암에 보호 효과가 있으며 Lycopene은 전립선암을 예방하며 황산화제인 비타민 C는 위암, 자궁암, 폐암을 예방한다. 유제품, 칼슘, 비타민 D는 대장암, 폐경 이전의 유방암을 보호하는 효과가 있다. 비타민 D는 근육의 기능을 좋게 하여 골다공증의 위험을 낮춘다.

### 3) 불건강한 식습관으로 인한 질병

흰쌀이나 케이크 같은 당질 지수(GI)가 높은 식품은 당뇨병의 위험이 올라가며 설탕이 들어 있는 음료수의 경우 당뇨의 위험이 1.8배가 높은 것으로 나타났다.

암과 관련된 식습관은 총열량, 고지방식이, 붉은 육류, 가공 육류, 알코올이 위험도를 증가시키며 채소와 과일은 위험도를 낮추는 것으로 나타났다. 포화 지방과 동물성 지방은 유방암과 전립선암의 위험을 높이며 붉은 육류와 엽산은 대장암과 관련성이 높다. 염분과 불에 탄 고기의 질산 화합물은 위암에 관련성이 높다. 콩류 단백질과 두부의 알지닌은 혈압을 낮춘다. 트랜스 지방은 혈청 지질을 높이며 심장병의 위험을 높인다.

### 4) 영양 관리 — 영양 상담

영양 상담을 위한 5A's에서 식생활과 관련된 질병 여부를 파악하여 건강한 식생활 습관이 필요한 환자를 파악한다(Ask). 현재 식생활 습관과 식생활 개선에 대한 의도를 평가하여(Assess) 환자에게 개별화된 맞춤식 조언을 제공하는데 현재 환자의 식생활 습관 상태(Advise), 건강한 식생활 습관이 가져다주는 건강상 이점, 방해 요인에 대해 이야기한다. 다음으로 영양 처방을 하는데 현실적인 목표를 정하여 환자의 건강 상태나 질병 상태에 맞추어 개별화한다(Assist). 임상 영양사나 영양 전문가에게 의뢰하거나 2주 뒤 다시 방문하도록 한다(Arrange).

## 5 비만의 문제점과 관리 방법

### 1) 비만 실태

「2005년 국민 건강·영양 조사」에서 비만율은 남성 35.2%, 여성 28.3%였으며 Health Plan 2010의 목표는 적정 체중 인구 비율은 67%이며 미국의 Healthy People 2010의 목표는 비만율이 23%에서 15%가 되는 것이다. 만 19세 이상 성인의 34.9%(남성 30.4%, 여성 39.4%)가 자신이 '비만'이거나 '약간 비만'이라고 생각하는 것으로 나타났으며 지난 1년간 체중이 증가했다고 응답한 비율이 29%로 비만 인식률은 모든 연령층에서 증가하였다. 체중 감소를 위해 노력한 체중 조절률은 남성 39.1%, 여성 47.8%였으며 체중 조절 이유로는 향후의 건강 문제 때문이 49.2%, 외모 때문이 32.0%, 현재의 건강 문제가 18.5%로 나타났다. 체중 조절 방법은 운동이 77.9%, 식사 조절이 55.0%, 건강 기능식품 4.1%, 체중 감량제 2.4%, 단식 2.2% 순으로 나타났다.

### 2) 비만과 건강

미국의 NIH는 과체중은 BMI가 25이상이고 비만은 30이상으로 정의하고 있다<표 10-2>.

<표 10-2> 비만에 따른 질병 위험

| 질병의 위험 | | | | |
|---|---|---|---|---|
| 분류 | BMI(kg/m2) | 비만 등급 | 낮은 허리 둘레 | 높은 허리 둘레 |
| 저체중 | <18.5 | | - | - |
| 정상 | 18.5~24.9 | | - | - |
| 과체중 | 25.0~29.9 | | 증가 | 높음 |
| 비만 | 30.0~34.9 | 1 | 높음 | 매우 높음 |
| | 35.0~39.9 | 2 | 매우 높음 | 매우 높음 |
| 극심한 비만 | ≥40.0 | 3 | 극심히 높음 | 극심히 높음 |

비만의 예방을 위해서 환경 역시 변화되어야 하는데 공중보건 사업을 통하여 인구 집단 자원의 체중 감소에 영향을 미칠 수 있다. 예를 들어 엘리베이터보다 지역사회 걷기, 자전거 타기를 수행한다. 비만의 식이와 예방과 치료로는 칼로리 섭취 감소, 에너지 밀도, 식사 내용은 200~400kcal, 초저칼로리 식이는 400~800kcal/d, 고단백, 액체 음료, 다

양한 식이요법을 들 수 있다.

행동적 변화를 위해서는 평가, 목표 달성, 자기 모니터링, 문제 해결 능력, 인지 재구성, 체중 재증가 예방을 들 수 있으며 성공하기 위한 기준으로는 건강 습관의 향상, 체중 감소, 장시간 체중 유지, 체중 증가의 예방, 비만과 관련한 질환 향상, 수치를 잊기, 체성분 변화, 삶의 질 향상 등이다.

### 3) 비만으로 인한 질병

비만과 관련한 합병증에는 당불내성과 당뇨병, 제2형 고혈압, 이상지혈증, 관상동맥 질환, 울혈성 심장 기능 상실, 암, 골관절염, 호흡기 문제, 간 문제, 월경불순, 심리학적인 고통이나 장애, 전반적인 사망률 증가이다.

비만의 결과는 성인에 국한되지 않는다. Type 2당뇨의 경우 성인 질환이었으나 청소년에서의 진단이 점차 늘고 있다. 비만으로 인한 사망은 연간 300,000명으로 추산되고 있다. 비만으로 인한 건강 비용은 50조에 이르고 향후 90조 이상이 될 것이다.

### 4) 비만 관리 — 비만 상담

비만 상담을 위한 5A's에서 비만과 관련된 질병 유무를 파악하여 체중 조절로 건강상 이득을 볼 수 있는 환자를 파악한다(Ask). 비만 평가 도구를 이용하여 현재 비만 상태와 체중 감량에 대한 동기 수준을 파악하고(Assess) 비만으로 인한 동반 질환 발생 위험도를 평가하며 운동, 영양, 흡연, 음주 평가 등의 위험 생활 습관을 모두 평가한다. 환자에게 개별화된 맞춤식 조언을 제공하는데 현재 비만 상태, 체중 감량을 통해 얻을 수 있는 건강상 이점, 현실적인 체중 감량 목표, 식생활 습관과 운동에 관한 실제적인 지침을 제공한다(Advise). 다음으로 개별화된 비만 처방을 하여(Assist) 전문가에게 의뢰하고 다음 방문 일을 정한다(Arrange).

## 6 스트레스의 문제점과 관리 방법

### 1) 스트레스 실태

「2005년 국민 건강·영양 조사」에서 스트레스 인지율은 35.2%였으며 Health Plan 2010의 목표에서 우울증 유병률은 2001년 2.2%에서 2010년에는 2.0%로의 감소시키는 것이 목표이다. 스트레스의 원인으로는 경제 문제, 직장 생활, 부모자 문제, 배우자 문제, 생활환경, 취업, 본인 건강, 가족 건강, 기타 순으로 나타났으며 해소 방법으로 술, 담배, 운동, 대화, 오락, 문화, 종교, 일, 참는다, 잠잔다, 먹는다 순으로 나타났다. 연간 자살 사고율은 19~29세 12.5%, 30~39세 14.3%, 40~49세 18.2%, 50~59세 23.3%, 60~69세 26.2%, 70세 이상 31.1%로 연령대가 높아짐에 따라 높게 나타났다.

### 2) 스트레스와 건강

스트레스의 종류는 달라도 스트레스에 대한 반응은 동일한 생리적 과정을 거치는데 스트레스 초기에는 각성 상태가 증가함에 따라 업무 능력도 향상되지만 일정한 수준이 넘어가면 업무 능력이 급격하게 감소하고 하락 주기에 접어들면서 다양한 증상이 발현된다. 각성 주기 초기에는 교감 신경계의 활성도가 증가하고 동화 작용 호르몬이 우세하지만 하락 주기에 이르면 뇌하수체/부신피질 반응이 우세하여 이화 작용 호르몬으로 전환이 나타난다. 스트레스를 줄이거나 없애거나 회복에 필요한 유식을 충분히 취한 경우 건강 상태로 되돌아갈 수 있지만 스트레스가 과도하게 지속될 경우 이화기로 이행되면서 탈진 상태에 빠지게 된다. 급성 스트레스에 노출되면 스트레스의 위급 정도를 판단, 지각하고 망상활성계를 통해 변역계와 시상으로 전달하고 시상하부로 전달되면서 내분비계와 자율 신경계를 활성화시켜 교감 신경계와 부신피질의 과도한 자극과 활성화로 인하여 심박 수 증가, 혈압 상승, 소화기능 장애, 근긴장도 증가, 입마름, 발한, 수족냉증, 빈뇨 등의 증상이 나타나며 스트레스가 지속되면 피로, 불면증, 통증, 우울, 불안 등이 동반되는 과스트레스 상태에 빠지게 된다.

### 3) 스트레스로 인한 질병

스트레스는 대부분 질환의 여러 가지 요인으로 발병하며 많은 만성질환을 일으키는 주요 요인의 하나로서 작용한다. 스트레스는 정신적·신체적 질환을 일으키는데 긴장성 두통, 편두통, 근육통, 전신통증, 고혈압, 뇌졸중, 부정맥, 협심증, 심근경색, 호흡 곤란, 흉부 불쾌감, 천식 악화, 식욕 부진, 기능성 위장 장애, 과민성 대장 증후군, 소화성 궤양, 빈뇨, 핍뇨, 성기능 장애, 월경불순, 심한 생리통, 불임, 당뇨 및 갑상선 질환의 악화, 비만, 신경 피부염, 원형 탈모증, 여드름, 전신 소양증, 다한증, 안검연축, 이명, 말더듬, 면역 기능 저하, 만성 피로 및 무력증 등의 원인이다. 정신적 질환도 관련되는데 긴장 상태, 불안, 공황 장애, 우울증, 불안정한 감정, 불면증, 알코올, 카페인, 약물 및 담배 중독, 빈번한 사고, 폭력 및 자살, 대인 관계 장애, 급성 스트레스 반응, 외상 후 스트레스 증후군 등의 원인이다. 또한 활동력 저하, 신경질적인 습관, 책임이나 상황 회피, 식습관 변화, 건강 염려증 등의 행동 상태의 변화와 집중력 감소, 기억력 감소, 판단력 감소, 우유부단 등의 인지력의 변화와도 관련된다.

#### 4) 스트레스 관리

스트레스 관리를 위한 상담은 공감, 안심, 긍정적 반응 등을 사용하며 열린 질문을 사용하여 자신 스스로 문제점을 파악할 수 있도록 도와준다. 운동은 스트레스 조절을 위한 가장 쉽고 효과적인 방법이며 유연성을 증가시키는 스트레칭과 규칙적인 유산소 운동이 좋으며 이완 요법으로 호흡법이나 명상법은 몸이 이완되고 안정을 찾는 데 도움이 된다.

스트레스 치료의 전문적인 치료법으로 인지 행동 치료가 있는데 행동을 적극적으로 교정하는 것으로 인지 왜곡을 바로잡고 대응하는 기술을 훈련하도록 하는 것이며 신체 증상의 단기적 완화를 위해 약물 요법도 사용할 수 있다.

## 3절. 한국인의 주요 비감염성 만성질환의 역학적 특성과 관리 원칙

**학습목표**

1. 한국인의 주요 비감염성 만성질환 5가지를 열거할 수 있어야 한다.
2. 한국인의 주요 비감염성 만성질환 발생 변화를 연대별로 비교 설명할 수 있어야 한다.
3. 한국인의 호발암(위암, 폐암, 대장암, 유방암, 자궁경부암, 간암)의 역학적 특성과 관리 원칙을 제시할 수 있어야 한다.
4. 한국인의 뇌, 심혈관 질환(심장 질환, 뇌졸중, 고혈압, 고지혈증)의 역학적 특성과 관리 원칙을 제시할 수 있어야 한다.
5. 한국인의 내분비 질환(당뇨병, 골다공증)의 역학적 특성과 관리 원칙을 제시할 수 있어야 한다.
6. 한국인의 우울증 및 자살의 역학적 특성과 관리 원칙을 제시할 수 있어야 한다.

### 1 한국인의 주요 비감염성 만성질환

<그림 10-3>은 2005년 통계청이 발표한 만성질환의 10만 명당 사망률을 나타내고 있다. 이 표에서 보는 바와 같이 우리나라 사람들의 사망 순위 1위 질환은 암으로, 인구 10만 명당 136명이고, 2위는 뇌혈관 질환으로 일구 10만 명당 64.3명이다. 다음으로 심장

질환, 당뇨병, 간 질환, 고혈압성 질환으로 사망하고 있다.

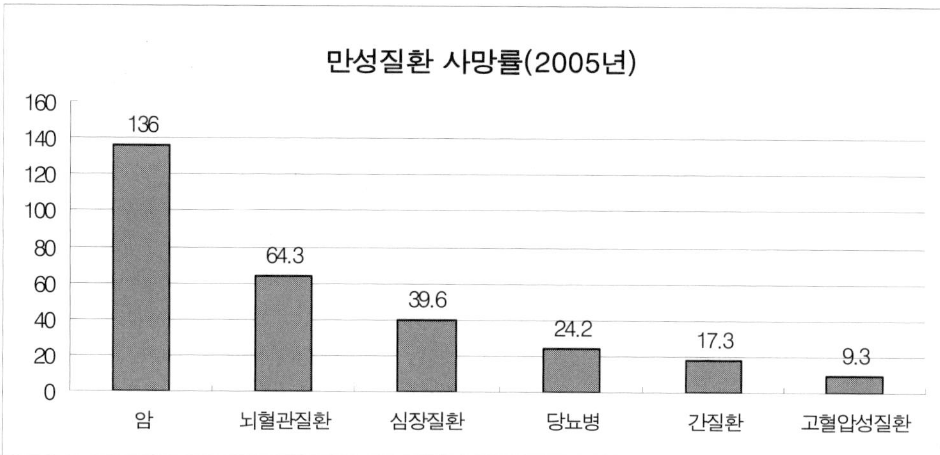


<그림 10-3> 만성질환 사망률(십만 명당)

### 1) 암

2005년에 암으로 사망한 사람은 총 65,479명으로 전체 사망자의 26.7%가 암으로 사망하였다. 사망이 가장 많은 암 종은 폐암으로 인구 10만 명당 28.4명(21.1%)이었으며, 다음으로는 위암 22.6명(16.8%), 간암 22.5명(16.7%), 대장암 12.5명(9.3%)의 순이었다. 지난 10년 동안 사망률이 가장 많이 증가한 암은 폐암이며, 그 다음이 대장암이며 반면에 사망률이 가장 많이 감소한 암은 위암이었다. 남성에서 가장 사망이 많은 암 종은 폐암으로 인구 10만 명당 41.6명(24.5%)이었으며, 다음으로 간암 33.8명(19.9%), 위암 29.4명(17.4%), 대장암 13.5명(8.0%)의 순이었으며 여성은 가장 사망이 많은 암 종은 위암으로 인구 10만 명당 15.7명(15.8%)이었으며, 다음으로 폐암 15.0명(15.1%), 대장암 11.2명(11.5%), 간암 11.1명(11.2%)의 순이었다. 남성의 1999~2002년 연평균 암 발생자 수는 60,837명이고, 가장 많이 발생한 암은 위암으로 전체의 23.5%를 차지하였으며, 뒤를 이어 폐암(16.9%), 간암(16.7%), 대장암(10.3%), 방광암(3.0%)의 순이었으며 여성의 1999~2002년에 연평균 암 발생자 수는 44,561명이고, 가장 많이 발생한 암은 남자와 마찬가지로 위암으로 전체의 16.1%를 차지하였으며, 뒤를 이어 유방암(14.2%), 대장암(10.6%), 자궁경부암(9.5%), 폐암(7.9%)의 순이었다.

암 질환은 평생 본인인지 유병률이 여자가 남자보다 다소 높고, 연간 의사 진단 및 본인인지 유병률에는 남녀 간 차이는 거의 없었다. 남녀 공통으로 발생하는 암 질환 중 위암의 유병률이 가장 높았고, 위암과 자궁경부암은 65~74세 연령에서 의사 진단 유병률이 가장 높았고, 간암은 45~74세, 대장암은 75세 이상, 유방암은 45~64세에 가장 높은 것으로 분석되었다.

암 질환 전체의 평생 의사 진단 유병률은 여자가 높지만 남녀 모두에서 이환되는 대표적인 암인 위암, 간암, 대장암, 폐암의 유병률은 남자가 높았으며 여자의 경우에는 유방암, 자궁경부암의 유병률이 높아서 성인 여자 암 질환의 유병률을 높이는 원인이 된다. 거주 지역별로는 위암, 대장암, 자궁경부암의 경우 읍면 지역 거주자의 평생 의사 진단 유병률이 동지역에 비하여 현격하게 높았고, 간암, 폐암, 유방암은 유사하였다.

2005년 암 검진 수진율은 자궁경부암은 37.31%, 위암은 32.05%, 유방암은 23.4%, 대장 · 직장암은 13.75%로 나타났다.

### 2) 뇌졸중

뇌혈관 질환으로 인한 사망률은 10만 명당 64.3이고, 뇌졸중의 유병률은 남자가 여자보다 높으며 50대부터 급격하게 증가하기 시작하여 70세 이상 연령까지 지속적으로 증가한다. 19세 이상 성인 뇌졸중 이환자 중 현재 후유증을 앓고 있다는 비율은 65.3%이고, 생애 주기별로 45~64세 이환자 중에서 뇌졸중 후유증을 많이 앓고 있다. 뇌졸중 재발 방지를 위해서 정기적으로 진료를 받고 있는 비율은 약 70%이었는데 항상 정기적으로 받는다는 응답자는 62.8%, 때때로 혹은 필요할 때만 받는다는 응답자는 8.2%였다.

### 3) 심장 질환

심장 질환의 사망률은 10만 명당 39.6이다. 심근경색 유병률은 여자보다 남자가 높고, 심근경색을 앓은 경험이 있다는 응답자가 60대에서 가장 많았으나, 의사에게 진단을 받은 응답자는 70세 이상이 가장 많았다. 심근경색과 반대로 협심증은 남자보다 여자가 높았고 50세부터 유병률이 급증하여 70세 이상 연령 집단에서 평생 유병률과 연간 유병률이 모두 가장 높고, 50세 이상부터 지속적으로 증가하고 있다. 심근경색이나 협심증 치료를 위해 정기적으로 약을 복용하고, 재발 방지를 위해 정기적인 진료를 받아야 한다.

### 4) 고혈압

고혈압으로 인한 사망률은 10만 명당 9.3이고, 40대를 전후하여 고혈압 유병률이 급격하게 증가하고 있는데 30~40대는 약 4배, 40~50대는 약 2.5배가량 증가하였다. 고혈압의 연간 의사 진단 유병률은 지속적으로 증가하였고, 30세 이상 전 연령층에서 연간 의사 진단 유병률이 검진 조사의 유병률보다 낮은 것으로 분석되어 의사에게 진단받지 않은 고혈압 환자가 많음을 알 수 있다.

### 5) 당뇨병

당뇨병으로 인한 사망률을 보면 남자는 10만 명당 24.4, 여성은 24.0로 나타났고, 병의원 또는 보건소에서 당뇨병 관리에 대한 교육을 받아 본 적이 있는 성인 당뇨병 이환자의 비율은 25.5%로 관절염보다는 높았다. 또한 생애 주기별로는 연령이 증가할수록 교육 경험률은 감소하는 것으로 나타났고, 교육 수준이 높고 월 가구 소득이 많을수록 당뇨병 관리에 대한 교육을 받아 본 비율이 대체로 높아지는 것으로 분석되었다.

## 2 한국인의 주요 비감염성 만성질환 발생 변화

<표 10-3>은 연도별 인구 10만 명당 만성질환의 사인 순위를 나타낸 것으로 2005년에는 암, 뇌혈관 질환, 허혈성 심장 질환, 자살, 당뇨, 고혈압성 질환 순으로 사망률을 나타냈다. 이와 같은 변화는 인구의 고령화와 생활 습관의 변화가 주요 원인이 된다.

<표 10-3> 우리나라 만성질환의 사인 순위(인구 십만 명 당)

| | 1995 | 2002 | 2003 | 2005 |
|---|---|---|---|---|
| 암 | 112.1 | 131.9 | 133.1 | 136 |
| 뇌혈관 질환 | 79.7 | 77.2 | 75.5 | 64.3 |
| 당뇨 | 17.2 | 25.1 | 25 | 24.2 |
| 고혈압성 질환 | 18.3 | 10.6 | 10.7 | 9.3 |
| 허혈성 심장 질환 | 13.1 | 25.2 | 24.6 | 27.5 |
| 자살 | 11.8 | 19.1 | 24 | 26.1 |

## 3 한국인의 호발암의 역학적 특성과 관리

### 1) 역학적 특성과 관리 방법

<표 10-4>는 한국인의 호발암(위암, 폐암, 대장암, 유방암, 자궁경부암, 간암)의 사망률, 유병률, 위험 요인, 예방법을 나타내고 있다.

<표 10-4> 호발암의 역학적 특징

| 분류 | 위암 | 폐암 | 대장암 | 유방암 | 자궁경부암 | 간암 |
|---|---|---|---|---|---|---|
| 사망률 (2005년 10만 명당) | 22.6 | 28.4 | 12.5 | 3.3 | 5.6 | 22.5 |
| 유병률 (2005년 10만 명당) | 2.10 | 0.46 | 0.86 | 1.60 | 0.97 | 0.67 |
| 위험 요인 | •식이 (짠 음식, 저단백, 저비타민 식이),<br>음주,<br>흡연,<br>식생활,<br>위점막 내에 있었던 병변,<br>유전적 원인 | •흡연<br>•공해 등 환경성 발암 물질<br>•노출, 석면, 비소 등 작업장에서 나오는 발암 물질에의 노출<br>•방사선 노출<br>•과거 폐 질환 | •식이 (동물성, 포화지방 식이, 저섬유소 식이, 알코올, 육류를 굽거나 튀길 경우),<br>•유전적 요인<br>•염증성 장질환 ; 대장성 궤양염, 크론씨병<br>•50세 이상의 연령<br>•선종성 용종 (선종)<br>•15～20% 유전적 소인과 연관 | •유전 요인<br>•호르몬 요인<br>•고위험군 대상<br>•50세 이상 여성<br>•가족력<br>•한쪽 유방에 유방암 있었던 사람,<br>출산 경험 없는 사람,<br>30세 이후 첫 출산,<br>비만,<br>동물성 지방 과잉섭취,<br>장기간 호르몬의 자극을 받은 사람 | •인유두종 바이러스(HPV)에 감염<br>•17세 이전에 성관계를 가진 여성<br>•여러 남성과 성관계 가진 여성<br>•그 밖에, 흡연, HIV감염, 장기 이식 | •B형 및 C형 간염 바이러스<br>•아스페루길루스라는 곰팡이(아플라톡신 B1); 주로 부패된 땅콩이나 옥수수에 있음<br>•발암 물질 섭취<br>•알코올성 간염, 간경변증 |
| 예방법 | •채소와 과일 등을 포함한 균형적인 식사,<br>흡연자일 경우 금연,<br>헬리코박터 파일로리균이 있다면 치료 | •금연<br>폐암 발생의 80～90% 예방 | •50세 이후부터 매 5～10년마다 대장 내시경 검사<br>•고위험군 환자는 전문의와 상담 | •금연,<br>적당한 운동,<br>적정 영양 상태의 유지,<br>가능한 30대 이전에 첫 출산,<br>수유 기간의 연장<br>•유전적 요인으로 유방암이 발생할 확률이 높을 경우 전문가와 상담 | •전암성 병변을 일찍 발견하여 치료<br>•나이, 위험 인자, 건강상태 고려하여 정기 검진<br>•건강한 성생활 유지 | •B형 간염 예방 백신 접종<br>•간염 바이러스의 감염 경로에 노출되지 않도록 주의;<br>면도기,<br>칫솔 나누어 쓰는 일,<br>부적절한 성생활,<br>주사 바늘,<br>약물중독 등 피해야 함<br>•적절한 음주 습관 |
| 식이 예방 | •비타민 C,<br>셀레니움,<br>리코펜,<br>아이소플라보논,<br>프라보노이드,<br>카테친,<br>알리신,<br>오메가-3지방산 | •잡곡류,<br>카로틴이 풍부한 녹황색 채소류,<br>저지방식,<br>과일류,<br>양파,<br>콩류 | •과한 총섭취 칼로리<br>•붉은 고기,<br>고단백질,<br>고지방 식이 피함<br>•섬유질 식품 섭취<br>•칼슘 섭취 | •신선한 야채,<br>과일 섭취 | •카로테노이드 (당근, 시금치, 차, 미역 등 신선한 채소, 과일, 해조류)<br>•비타민 C<br>•비타민 E<br>•그 밖에, 레티놀과 엽산 | •생선의 오메가 3-지방산<br>•브로콜리,<br>시금치,<br>치즈 등에 있는 비타민K |

세계보건기구 산하 국제암연구소의 보고에 따르면, 암 사망의 30%는 흡연, 30%는 식이 요인, 18%는 만성 간염, 그 밖에 직업, 유전, 음주, 생식 요인 및 호르몬, 방사선, 환경오염 등의 요인도 각각 1~5%정도 기여하고 있는 것으로 알려져 있다. 주요 호발암의 일반적 원인으로는 식습관이 크게 작용하고 폐암의 경우 흡연이 가장 큰 원인이며, 간암은 간염 바이러스, 아플라톡신, 간경변증이 원인이고, 대장암은 고지방식과 저식이 섬유 섭취를 들 수 있다. 여성에게 영향을 미치는 유방암은 고지방식과 비만, 호르몬, 유전적 요인 등이며 자궁경부암은 인유두종 바이러스와 성관계 등이 위험 요인이다.

암을 예방하기 위한 생활 습관 실천과 조기 검진만으로도 암 질환의 상당 부분은 예방이 가능하다. 암을 예방하기 위해 금연, 균형 잡힌 식사, 건강 음주, 규칙적인 운동, 체중 유지, 간염 예방접종, 암 조기 검진 등을 들 수 있다.

### 2) 주요 암 검진 권고 사항

#### (1) 위암

국립암센터에서 남녀 모두 40세 이상부터 매 2년마다 위장조영술이나 위내시경으로 위암 선별 검사를 받을 것을 권고

#### (2) 폐암

조기 검진의 효과는 검증되지 않았고 금연이 최대의 예방법이다.

#### (3) 대장암

① 국립암센터: 50세를 검진 시작 연령으로 5~10년을 주기로 대장 내시경을 하도록 권고하며 시행하지 못할 경우 S결장 검사+대장 조영술을 권고

② 대한가정의학회: 50세 이상의 무증상 성인에게 매년 대변 잠혈 반응 검사, 5~10년 간격으로 S결장 검사나 대장 조영술을 시행, 10년 간격으로 대장 내시경 시행 등의 방법에서 하나를 선택하여 선별 검사할 것을 권고

③ 미국 암학회: 검진 시작 연령을 50세로 대변 잠혈 반응 검사를 1년 주기로, S결장 검사를 5년 주기로, 대변 잠혈 반응 검사+S결장 검사는 1년, 5년, 대장 조영술은 5년 주기로, 대장 내시경은 10년 주기로 권고

④ 캐나다 질병 예방위원회: 50세를 검진 시작 연령으로 주기적으로 대변 잠혈 반응 검사, S결장 검사, 대변 잠혈 반응 검사+S결장 검사, 대장 내시경을 하도록 권고

⑤ 미국 질병 예방위원회: 50세를 검진 시작 연령으로 대변 잠혈 반응 검사, S결장 검사, 대변 잠혈 반응 검사+S결장 검사, 대장 조영술, 대장 내시경을 권고

### (4) 유방암

① 대한가정의학회에서 40~50세 여성은 매 2년마다, 50세 이상의 여성은 매 3년마다 유방 진찰과 유방 촬영을 권고

② 우리나라 건강 실험 검진의 검진 항목: 40세부터 모든 여성에게 2년마다 유방 촬영을 실시하고, 50대부터 간격을 3년으로 낮춘다.

③ 미국 질병 예방위원회: 40세 이상의 여성들에게 1~2년에 1회씩 유방 촬영술 단독이나 유방 촬영술과 임상 유방 검사 병용 검진을 권고

④ 캐나다 질병 예방위원회: 50~69세 여성을 대상으로 단순 유방 촬영과 임상 유방 검사를 실시할 것을 권고

### (5) 자궁경부암

① 국립암센터: 세포 검사를 하며 성경험이 있거나 만 20세 이상의 모든 여성이 되며 세포 검사 주기는 진단, 치료, 추적 검사의 필요성에 따라 조절됨

② 대한가정의학회: 성경험이 있는 30세 이상 여성에 매 3년마다 자궁세포진 검사를 권고

③ 미국 질병 예방위원회: 자궁경부 세포진 검사로 하되, 성관계를 가진 후 3년 이내, 또는 21세에 시작하고, 3년마다 시행

④ 미국 암학회: 성관계를 시작한 후 3년 이내, 또는 21세에 시작하며 세포진 검사는 30세까지는 매년, 그 이후는 3년마다 하며 Liquid-Based Cervical Cytology(LBC) 검사는 30세까지는 2년마다, 그 이후는 2~3년마다 하고 검사 종료는 70세로 하되, 3회 이상 연속 세포진 검사가 정상이고, 지난 10년간 세포진 검사에서 이상이 없는 경우에 중단

⑤ 미국 가정의학회: 성관계를 시작한 후 3년 이내, 또는 21세에 시작하며 30세 미만에서는 매년 시행하고, 30세 이상에서 HIV에 감염된 자는 2~3년마다, HPV 음성이고 세포진 검사상 음성인 자는 3년마다 시행. 검사 종료 연령은 없음

⑥ 캐나다 질병 예방위원회: 18세 또는 성관계를 하는 모든 여성에서 세포진 검사를 시행할 것을 권고하고 있으며, 검진 주기는 3년으로 69세까지 시행하고, 고위험군은 더 자주 검사를 시행해야 한다고 권고.

고위험군은 초교 연령이 18세 이하, 성관계자가 많은 경우, 흡연을 하거나 낮은 사

회 경제 수준인 자를 포함

⑦ 호주 가정의학회: 자궁경부 세포진 검사를 하되 성경험이 있는 18세부터 시작, 이전 5년 동안 2번의 정상이 나왔다면 70세에 검사를 종료하고 검사 주기는 2~3년으로 자궁 절제술을 받거나, 성경험이 없는 여성은 선별 검사를 하지 않음

(6) 간암

① 국립암센터: 남성 30세, 여성 40세 이상으로 B형 또는 C형 간염 바이러스에 의한 만성 간질환 환자나 B형 간염 바이러스 표면 항원과 C형 간염 바이러스 항체가 모두 음성인 간경변 및 간암 발생 고위험군을 대상으로 복부 초음파 검사와 혈청 알파태아단백 측정을 6개월마다 받을 것을 권고

② 대한가정의학회: 간암의 고위험군에 해당되는 간경병증과 B형 또는 C형 간염 바이러스 보유자를 대상으로 남성은 40세, 여성은 50세부터 6~12개월 간격으로 알파태아단백과 간초음파 검사를 권고

## 4 뇌·심혈관 질환의 역학적 특성과 관리 방법

### 1) 역학적 특성

심혈관 질환(CVD)은 강력한 사망 원인이며 널리 퍼져 있는 질환이며 40세 이후의 사망률은 역학적, 생리학적, 약리학적으로 감소 추세이지만, 이는 장애, 사망, 사회적 비용의 하나의 원인이 되고 있다.

심혈관 질환은 보통 3가지로 분류한다.

① 관상동맥 질환: 심근경색(CHD), 협심증, 울혈성 심질환, 허혈성 심질환

② 뇌혈관 질환: 뇌졸중, 일과성 허혈 발작

③ 말초성 혈관 질환: 간헐적 파행증 또는 사지결손

1948년 이후 지속되는 대규모 전향적 역학 연구에서의 축적된 자료인 *Framingham Heart Study*는 1960년대 흡연, 1970년대 고혈압, 1980년대 이상지질혈증에 대한 공중보건 사업에 박차를 가하게 되었다.

당뇨병, 신체 비활동성, 비만, 폐경, 사회 심리적 요인으로 인한 CVD 진행의 강한 영향을 보여 주었다. 또한 아직도 연구 중이지만 homocysteine, apolipoprotein E isoforms

과 같은 새로운 위험 요인을 밝혀 내기도 하였다. CVD의 수정 불가한 요인으로는 연령, 성별, 가족력이고 수정 가능한 요인으로는 흡연, 고혈압, 비만, 신체 비활동, 당뇨, 내당 불내증, 이상지질혈증이 제시되었다.

### (1) 연령과 성

연령은 심혈관 질환의 위험, 사망률, 이환율에 영향을 미치는 강력한 지표이다. 연령과 더불어 추가적인 위험 요인들의 누적은 필연적이며 고혈압은 세동맥 탄력성의 감소와 더불어 발생되며, 신체 비활동과 비만은 동반 질환으로 인하여 가중된다. 45세 이상의 남성에서 CHD의 위험은 급격히 증가하고 여성의 경우 55세 이상에서 증가한다. CVD의 위험 요인에서 성별의 큰 차이를 보인다.

### (2) 가족력

가족력과 유전적 요인은 이상지지혈증과 당뇨와 다양한 심혈관 질환에 대한 감수성을 결정하는 데 주요한 역할을 하지만 가족력은 심혈관 위험 요인에 독립적인 요인이다.

핀란드의 15,000명에 대한 12년간의 전향적 연구에서 어느 한쪽의 부모에게서 조기 관상동맥 질환 등의 가족력은 급성심근경색과의 관련성을 보였다. 남성에게서 1.61배, 여성에게서 1.85배로 나타났으며 흡연, 콜레스테롤, 고혈압, 당뇨, 비만을 보정한 후에 감소 경향을 보였다.

### (3) 흡연

흡연은 예방 가능한 조기 사망의 가장 큰 원인이다. 연간 400,000명이 이로 인해 사망한다고 하였다. 심혈관 질환의 가장 강력한 위험 요인이고 심근경색, 급사, 뇌졸중, 말초혈관 질환의 증가와 관련이 있다.

심근경색의 위험은 흡연자에서는 2배이고 흡연량, 기간, 흡연 여부에 따라 달라진다. 여성의 경우 더욱 민감하여 비흡연자와 비교하여 CHD 발병 위험이 3.3배이고 남성의 경우 1.9배로 나타나고 있다. CHD 환자가 계속적으로 흡연을 할 경우 사망률은 금연한 경우에 비하여 1.7배 높게 나타난다고 하였다. 이 경우 모든 원인으로 인한 사망률은 1.68배로 증가하고, 심장 사망 1.75배, CABG 후 재수술의 필요성도 또한 1.41배 증가한다. 경피적 관상동맥 삽입술을 경험한 흡연 환자에서 비흡연자와 비교한 사망률은 1.76배 금연한 환자와 비교하면 1.44배로 나타난다. 흡연은 뇌졸중의 독립적인 위험 인자이며 10개비 미만의 흡연자와 비교하여 40개비 이상의 과흡연을 하는 흡연자에서 비교 위험도가 높게 나타난다. 관상동맥 질환과 마찬가지로 뇌졸중도 금연 후 2년이 지나면 크게 감소하며 금연 후 5년이 지나면 비흡연자와 같아진다.

간접흡연도 심혈관 질환 위험이 있는데 비노출자에 비해 20% 이상의 위험이 보고되었다. 흡연의 발병기전은 잘 알려져 있지 않지만 free radical은 LDL-C의 산화를 유도하고 동맥경화를 초래하는 것으로 보고 있다.

### (4) 고혈압

고혈압은 관상동맥 질환 허혈성 출혈성 뇌졸중, 울혈성 심질환, 급성 심장 사망 등을 포함한 심혈관 질환의 잘 알려진 위험 요인이다. 많은 역학 연구에서 심혈관 질환의 사망률과 고혈압의 강한 연관을 보여 주고 있고, 약물과 생활 습관 관리에 의한 혈압 조절에 의한 위험의 감소가 증명되었다. <표 10-5>는 혈압의 범위를 나타내고 있다.

<표 10-5> 혈압의 분류

| | 혈압(mmHg) | |
|---|---|---|
| 분류 | 수축기 | 이완기 |
| 정상 | < 120 | < 80 |
| 고혈압 전기 | 120 ~ 139 | 80 ~ 89 |
| 1기 고혈압 | 140 ~ 159 | 90 ~ 99 |
| 2기 고혈압 | ≥ 160 | ≥ 100 |

*Framingham Heart Study*에서 고혈압의 유병률은 연령에 따라 증가되는데 남성 30~39세 3.3%, 70~79세 6.2%로 나타났으며 여성에서는 30~39세 1.5%, 70~79세 8.65로 나타났다. 평균 30세에서 65세 사이에 수축기 20mmHg, 이완기 10mmHg 정도의 증가를 보였다. 55세에서 65세의 정상 혈압에서 1기 고혈압으로의 발전하는 생애 위험도는 90%로 예측하였고 이는 심각한 공중보건 부담이라고 제시하였다.

수축기 혈압 10mmHg, 이완기 혈압 5mmHg 증가에 따른 사망의 비교 위험도는 1.28 정도로 나타났다. *Framingham Heart Study*에서 허혈성 뇌졸중의 위험이 고혈압자에서 4배로 증가되며, 보정 위험비는 1.26, 1.17 정도였고 기대 여명은 2.2, 4.1년 단축되었다.

고혈압 전기(120~139mmHg/80~89mmHg)인 경우에도 10년 추적 결과 심혈관 질환 보정 위험비는 남성에서 1.6, 여성에서 2.5 정도였다. 고혈압의 심혈관 위험의 병태 생리에 관하여 이전의 가설에서 중요하였던 수축기 혈압은 고령에서는 이완기 혈압보다 더 중요하다. 수축기 고혈압은(수축기 ≥ 160mmHg, 이완기 < 95mmHg) 고령에서 많은데 그 자체가 심혈관 질환과 유의하게 관련이 있다. 혈압은 사망의 예측 인자로 작용하며 이것은 연령에 의한 이완기 혈압 감소와 동맥의 탄력성 감소로 예측된다. 맥박압의 10mmHg 증가는

CHD의 발병률이 1.23배 이상이다.

### (5) 이상지질혈증

<표 10-6> 혈중지질의 분류

| 혈중지질 | 분 류 | |
|---|---|---|
| 저밀도지단백 콜레스테롤 | < 100 | 최적 상태 |
| | 100 ~ 129 | 최적 상태 이상 |
| | 130 ~ 159 | 경계성 높음 |
| | 160 ~ 189 | 높음 |
| | ≥ 190 | 매우 높음 |
| 총콜레스테롤 | < 200 | 바람직함 |
| | 200 ~ 239 | 경계성 높음 |
| | ≥ 240 | 높음 |
| 고밀도지단백 콜레스테롤 | < 40 | 낮음 |
| | ≥ 60 | 높음 |
| 중성지방 분류 | < 150 | 정상 |
| | 150 ~ 199 | 경계성 높음 |
| | 200 ~ 499 | 높음 |
| | ≥ 500 | 매우 높음 |

<표 10-6>은 National Cholesterol Education Program(NCEP)의 콜레스테롤 수치의 분류이다. 높은 총콜레스테롤과 저밀도지단백 콜레스테롤은 심혈관 질환과 결정적인 연관을 보이며 1, 2차 예방에 대한 전략은 그것을 감소시키는 강력한 근거가 된다. 식이, 생활 습관, 중성지방도 국가 간 절대 위험이 다르며, 콜레스테롤과 심혈관 질환은 사망률과 단계별 관련성이 있는데 180mg/dl 이상인 경우 심혈관 질환 사망의 절반 이상을 차지한다.

고밀도지단백 콜레스테롤은 심혈관 질환 위험과 역상관 관계를 가진다. 총콜레스테롤 수준이 4분위 안에 들더라도 HDL-C의 수준이 높은 경우 심혈관 질환의 위험이 감소한다. 정상 콜레스테롤(<200mg/dl)에서 HDL-C가 낮으면 CHD의 위험이 증가한다. 중성지방의 분류는 2,900명의 중년 성인 남성의 8년 추적 연구에서 중간 그리고 높은 삼분위에 속하는 중성지방의 경우 관상동맥 질환 비교 위험도는 1.5 그리고 2.2배로 나타났고, 이 연관성은 HDL-C와 LDL-C에서 서로 독립적이다.

<표 10-7> 심장 질환의 위험 분류와 저밀도지단백 콜레스테롤(LDL-C) 목표

| 위험 요인 분류 | LDL-C 목표 | 초기의 치료적 생활 습관 변화 | 약물 치료 |
|---|---|---|---|
| CHD 또는 CHD의 위험 | < 100 | 100 ≤ | 130 ≤ |
| *2가지 이상 위험 요인 | < 130 | 130 ≤ | 130 ≤ |
| | | | 160 ≤ |
| 0-1위험 요인 | < 160 | 160 ≤ | 190 ≤ |

* ①흡연 ②고혈압(≥ 140/90mmHg or 항고혈압제 복용) ③낮은 HDL-C [< 1.03 mmol/L( < 40mg/dl)] ④ 이른 관상동맥 질환에 대한 가족력(남성 < 55세 또는 여성 < 65세) ⑤ 연령 (남성 ≥ 45세, 여성 ≥ 55세)

<표 10-7>은 심장 질환의 위험 분류와 저밀도지단백 콜레스테롤 목표를 보여 주고 있으며 치료적 생활 습관 변화는 포화 지방, 콜레스테롤 섭취 감소, 신체 활동의 증가, 체중 조절 등이다.

### (6) 대사증후군 및 당뇨

당뇨병은 심혈관 질환의 위험이 2~3배 증가하며 미세혈관과 대혈관 합병증이 사망률을 높인다. 비흡연자에서 적정 수술의 혈압과 혈중 콜레스테롤을 유지하여도 당뇨를 가지고 있으면 심혈관 질환의 위험이 5.1배이고 흡연과 고혈압, 고지혈증이 추가되며 위험이 훨씬 높아진다. HbA1c 1% 감소는 심근경색의 위험을 14% 감소시킨다.

당뇨와 인슐린 저항은 대사증후군으로서 syndrome X라고 불린다. CHD의 위험 요인이 집락을 이루는 것을 말하며, <표 10-8>에서 3가지 이상의 증상이 복합적으로 나타날 때 대사증후군이라고 진단한다.

<표 10-8> 대사증후군의 기준

| 복부 비만 | 남 성<br>여 성 | 허리둘레 > 102cm<br>허리둘레 > 88.9cm |
|---|---|---|
| 중성지방 | | ≥ 150mg/dl |
| HDL-C | 남 성<br>여 성 | < 40mg/dl<br>< 50mg/dl |
| 혈 압 | | ≥ 130/ ≥85mmHg |
| 공복시 혈당 | | ≥ 110mg/dl |

미국에서는 인구의 22%가 대사증후군이고 47백만 명 정도로 추산되며, 관상동맥 질환과 심장 질환과의 사망률은 2.9배이다. 이에 대한 관리는 치료적 생활 습관을 통하여 체중 감소, 신체 활동 증가 등을 동반해야 한다.

과체중과 비만은 전 세계적인 유행병이며, 건강한 삶을 위협하는 요인의 하나이고 영양 불량과 감염성 질환에 이어 많은 나라에서의 보건학적인 중요한 문제이다. 비만과 고혈압, 당뇨, 내당불내증, 이상지질혈증은 심혈관 질환과 관련이 있고 독립적인 위험 요인이다.

18세 이상과 중년에 있어서 고혈압으로의 진행과 연관되고 있으며 체중 5~9.9kg 증가에서 비교 위험도는 1.74배, 25kg 이상 증가의 경우 비교 위험도는 5.21배로 나타났다. 장기간의 체중 감소는 고혈압으로의 위험이 유의하게 낮게 보고되고 있다.

### (7) 신체 비활동

집중적인 운동 수행은 심혈관 질환 위험의 연관성을 역행시킬 수 있다. 72,000명의 여성을 대상으로 한 연구에서 관상동맥 질환 이환에 대한 에너지 소비의 사분위수에 따른 연령 보정 비교 위험도는 0.77, 0.65, 0.54, 0.46이다. 신체 활동량의 증가는 체중 감소가 없더라도 혈중지질을 호전시켜 심혈관 질환의 위험을 낮춘다. Centers for Disease Control(CDC)의 권고에 의하면 중등도의 운동으로 최소 30분 또는 매일 15~20분 힘든(격렬한) 운동을 실시하도록 하고 있으며 American Heart Association(AHA)에서는 30~60분, 매주 3~6회 실시하라고 하였다.

### (8) 염증 또는 혈전 표지자

최근 연구에 의하면 CVD의 병태 생리에서 동맥경화증이 염증 반응이라는 견해가 있다. 급성기 반응물이 CRP와 혈중 amyloid A는 고위험이 될 수 있다고 제시하였고, CRP의 사분위인 사람은 심근경색의 위험이 2.9배, 허혈성 뇌졸중의 위험이 1.9배이며, 아스피린의 사용에 의하여 유의하게 감소될 수 있다고 나타났다. 호모시스테인은 메티오닌과 시스테인 아미노산 대사의 중간물로 독립적인 위험으로 심혈관 질환과 관련이 있다. 호모시스테인의 상위 5%와 하위 90% 사이의 심근경색에 대한 위험이 3.4배이다. 미세알부민요증 당뇨병에서 미세혈관이 지질로 알려져 있는데 당뇨병이 없는 사람에서 독립적인 심혈관 위험 요인으로 알려져 있다. 증가된 소변의 알부민은 당뇨가 없는 사람에서 1.97배, 당뇨 환자에서 1.61배의 심혈관 질환 위험을 보인다.

### (9) 식이 및 영양

포화지방의 섭취는 LDL-C 수준을 결정하는 1차 요소이다. 트랜스 지방산은 LDL-C를 증가시키고, HDL-C를 감소시킨다. 포화지방 섭취를 5% 증가시키면 탄수화물로부터의 에너지 소비와 비교하였을 때 관상동맥 질환이 17% 이상 증가한다. 트랜스 지방 섭취를 2% 증가시키면 비교 위험도는 1.93배가 된다. 최근에 포화지방은 전체 에너지의 10% 이하, 식이 콜레스테롤은 300mg/dl 이하로 섭취를 권고하고 있다. 반면에 생선으로부터 얻는 DHA(docosahexaenoic acid), EPA(eicosapentaenoic acid)와 같은 오메가-3지방산과 채소류의 a-linolenic acid는 심혈관 질환과 역상관 관계가 보고되고 있다. 최근의 항산화 식품(vitamin E, vitamin C, beta carotene) 등은 권고하는 데 증거가 불충분하지만, AHA에서는 항산화 식품을 강조하고 식이 균형을 지지하고 있다.

### (10) 위험 평가의 선별 검사에 대한 전략

AHA에서는 20세에 처음 위험 요인 선별 검사를 시작하도록 하였고, 가족별, 흡연, 식이, 음주, 운동, 혈압, 맥박, 비만도, 허리둘레를 매 2년마다 권고한다. 기본적으로 혈중지질과 혈당은 매 5년마다, 위험 요인이 있으면 매 2년마다 권고한다. 40세 이상, 2개 이상의 위험 요인을 갖고 있는 경우 세계적 평가의 10년 CHD를 사용하여 매 5년마다 한다. 고위험군인 경우 CRP, 지단백형, 호모시스테인 수준 등을 검사한다. <표 10-9> Framingham의 10년간 심장 질환 위험 요인을 점수로 나타낸 것이다.

<표 10-9> Framingham의 심장 연구에서 10년간 심장 질환 위험

## 남성의 10년 위험 평가

| 연령 | 점수 |
|---|---|
| 20~34 | -9 |
| 35~39 | -4 |
| 40~44 | 0 |
| 45~49 | 3 |
| 50~54 | 6 |
| 55~59 | 8 |
| 60~64 | 10 |
| 65~69 | 11 |
| 70~74 | 12 |
| 75~79 | 13 |

| 총 콜레스테롤 (mg/dℓ) | 점수 | | | | |
|---|---|---|---|---|---|
| | 연령 20~39 | 40~49 | 50~59 | 60~69 | 70~79 |
| <160 | 0 | 0 | 0 | 0 | 0 |
| 160~199 | 4 | 3 | 2 | 1 | 0 |
| 200~239 | 7 | 5 | 3 | 1 | 0 |
| 240~279 | 9 | 6 | 4 | 2 | 1 |
| ≥280 | 11 | 8 | 5 | 3 | 1 |

| | 점수 | | | | |
|---|---|---|---|---|---|
| | 연령 20~39 | 40~49 | 50~59 | 60~69 | 70~79 |
| 비흡연자 | 0 | 0 | 0 | 0 | 0 |
| 흡연자 | 8 | 5 | 3 | 1 | 1 |

| HDL(mg/dℓ) | 점수 |
|---|---|
| ≥60 | -1 |
| 50~59 | 0 |
| 40~49 | 1 |
| <40 | 2 |

| 수축기 혈압 (mmHg) | 점수 | |
|---|---|---|
| | 치료받지 않은 경우 | 치료받은 경우 |
| <120 | 0 | 0 |
| 120~129 | 0 | 1 |
| 130~139 | 1 | 2 |
| 140~159 | 1 | 2 |
| ≥160 | 2 | 3 |

| | 총 점수 | 10년 위험(%) |
|---|---|---|
| | <0 | <1 |
| | 0 | 1 |
| | 1 | 1 |
| | 2 | 1 |
| | 3 | 1 |
| | 4 | 1 |
| | 5 | 2 |
| | 6 | 2 |
| | 7 | 3 |
| | 8 | 4 |
| | 9 | 5 |
| | 10 | 6 |
| | 11 | 8 |
| | 12 | 10 |
| | 13 | 12 |
| | 14 | 16 |
| | 15 | 20 |
| | 16 | 25 |
| 10년 위험(%) | ≥17 | ≥30 |

## 여성의 10년 위험 평가

| 연령 | 점수 |
|---|---|
| 20~34 | -7 |
| 35~39 | -3 |
| 40~44 | 0 |
| 45~49 | 3 |
| 50~54 | 6 |
| 55~59 | 8 |
| 60~64 | 10 |
| 65~69 | 12 |
| 70~74 | 14 |
| 75~79 | 16 |

| 총 콜레스테롤 (mg/dℓ) | 점수 | | | | |
|---|---|---|---|---|---|
| | 연령 20~39 | 40~49 | 50~59 | 60~69 | 70~79 |
| <160 | 0 | 0 | 0 | 0 | 0 |
| 160~199 | 4 | 3 | 2 | 1 | 0 |
| 200~239 | 8 | 6 | 4 | 2 | 1 |
| 240~279 | 11 | 8 | 5 | 3 | 2 |
| ≥280 | 13 | 10 | 7 | 4 | 2 |

| | 점수 | | | | |
|---|---|---|---|---|---|
| | 연령 20~39 | 40~49 | 50~59 | 60~69 | 70~79 |
| 비흡연자 | 0 | 0 | 0 | 0 | 0 |
| 흡연자 | 9 | 7 | 4 | 2 | 1 |

| HDL(mg/dℓ) | 점수 |
|---|---|
| ≥60 | -1 |
| 50~59 | 0 |
| 40~49 | 1 |
| <40 | 2 |

| 수축기 혈압 (mmHg) | 점수 | |
|---|---|---|
| | 치료받지 않은 경우 | 치료받은 경우 |
| <120 | 0 | 0 |
| 120~129 | 1 | 3 |
| 130~139 | 2 | 4 |
| 140~159 | 3 | 5 |
| ≥160 | 4 | 6 |

| | 총 점수 | 10년 위험(%) |
|---|---|---|
| | <9 | <1 |
| | 9 | 1 |
| | 10 | 1 |
| | 11 | 1 |
| | 12 | 1 |
| | 13 | 2 |
| | 14 | 2 |
| | 15 | 3 |
| | 16 | 4 |
| | 17 | 5 |
| | 18 | 6 |
| | 19 | 8 |
| | 20 | 11 |
| | 21 | 14 |
| | 22 | 17 |
| | 23 | 22 |
| | 24 | 27 |
| 10년 위험(%) | ≥25 | ≥30 |

## 5 내분비 질환의 역학적 특성과 관리 방법

### 1) 당뇨병

당뇨병은 한번 발병하면 조절이 가능하긴 하지만 결코 완치할 수는 없는 질환이다. 비슷하게 당뇨병성 합병증이 발생하면 조절할 수는 있지만 원래대로 돌아올 수 없다. Type 2에서 당뇨병은 연령이 45세 이상인 비만자에게 일반적으로 나타나고 인슐린 저항과 분비의 이상을 보인다.

일반적으로 당뇨병에 걸리지 않은 사람보다 당뇨병에 걸린 사람이 사망의 위험이 2배이다. 그러나 모든 연령군과 성별에서 그 위험이 똑같지는 않다. 예를 들어 당뇨병에 걸리지 않은 사람보다 당뇨병에 걸린 사람이 25~44세 사이 연령군에서 사망의 위험이 3.6배 증가하였으며, 65~74세 그룹에서는 1.5배 정도 위험에 노출되어 있고, 45~64세의 당뇨병 여성은 남성보다 2배의 사망 위험이 있다. 당뇨병은 신체의 모든 조직과 기관에 손상을 끼치고 20~74세 성인에서 실명의 원인이 된다. 게다가 당뇨병은 말기 신장 질병의 주요한 원인이다. 당뇨병자의 60% 이상에서 신경 질병이 생기고 30%는 치주질환이 생긴다. 임신성 당뇨는 임신 3개월 동안에 5~10%에서 태어날 때 장애를 유발하고 임신의 15~20%에서 자연적으로 유산이 될 수 있다. 임신 2~3기에 혈액속의 당 조절이 안 되면 출산 문제에 위험을 가져올 수 있고, 4kg의 우량아를 낳는 결과를 가져올 수 있다. 당뇨병은 고혈압, 낮은 HDL-C, 고중성지방혈증, 복부 비만과 관계가 있고, 이러한 소견의 집락은 대사증후군 X로 알려져 있고, 일반적인 인구에서보다 심혈관 질환이 3배 정도 증가하고, 다른 만성적 질병처럼 합병증을 가진 당뇨병은 우울증과 관계가 있다.

당뇨병에 대한 몇 개의 연구에서 당뇨병의 혈당 조직이 소혈관 합병증의 발달을 예방한다고 보여 준다. 당뇨의 합병증이 질병의 기간과 고혈당증의 강도와 상관관계가 있기 때문에 당뇨로 인한 사회 경제적 부담을 줄이기 위해서는 당뇨를 병전 상태에서 발견하고 질병을 지연시키거나 예방하는 것이다. 많은 연구는 생활 습관 변화가 당뇨를 예방할 수 있다고 하였다. 당뇨의 진단 기준은 다음과 같다(<표 10-10>).

<표 10-10> 당뇨의 진단 기준(mg/dl)

| 정상 혈당 | 공복 혈당 장애 또는 내당능 장애 | 당뇨병 |
|---|---|---|
| 공복 혈당< 110<br>식후 2시간 혈당< 140 | 공복 혈당 장애: 공복 혈당 110~125<br>내당능 장애: 식후 2시간 혈당 140~199 | 공복 혈당≥126;<br>식후 2시간 혈당≥200 |

다음과 같은 위험 요인들이 존재하면 매년 검사를 시작해야 한다.

① 비만은 체중이 120%보다 더 나가며, BMI가 25kg/㎡ 이상, 허리, 엉덩이 둘레가 남성은 0.95, 여성은 0.85보다 더 나가고 허리둘레가 남성은 102cm, 여성이 88cm 이상으로 정의를 내리고 있다.

② 당뇨병의 가족력은 관련이 있다(제2형 당뇨병의 위험은 2명의 부모의 자손 또는 2형 당뇨병을 가진 일란성 쌍생아가 70~80%이고, 이란성 쌍둥이 30~40%가 일생에 위험을 가진다)

③ 신체적 비활동의 습관화

④ 고위험군의 민족 또는 인종 집단에 속한 것에 따르면, 미국 흑인, 라틴아메리카, 아메리카 원주민, 아시아계 미국인

⑤ 임신성 당뇨의 가족력 또는 몸무게가 4kg 이상의 아기를 낳았을 경우

⑥ 임신성 당뇨병을 가진 모성의 자녀

⑦ 저체중(3kg 이하)의 아기를 낳은 가족력, 특히 여성

⑧ 40일 이상 불규칙한 월경과 불임과 관계가 있고, 종종 다낭성 난소증후군을 가짐

⑨ 심장 또는 말초혈관 질환을 가진 사람

⑩ 염증(고감도 C 반응성 단백질과 interleukin-6)

⑪ 고혈압(혈압이 140/90mmHg 이상)

⑫ 트리글리세리드가 150mg/dl 이상, 또는 낮은 고밀도 지단백질(남성이 35mg/dl 이하, 여성이 mg/dl 이하)

## 2) 골다공증

우리나라의 골관절염은 「2005년 국민 건강·영양 조사」에 따르면 인구 100명당 유병률이 남성은 47.99이고 여성은 149.43이며 나이가 증가함에 따라 유병률이 높았다.

골다공증은 전신적인 골 조직 강도의 감소(골 밀도, 미세 구조, 무기질의 감소)로 근·골격계 질환이 유발되며, 성인의 40~50%의 골량이 청소년기에 생성된다. 골 밀도는 30대까지 최고치를 이루고 이후에 감소하기 시작한다. 연령과 관련한 골 밀도의 감소는 폐경 후 여성에게서 가속화되어 나타난다. 내분기계 및 유전적 장애나 약물 사용에 의한 2차적인 원인으로 골 밀도의 감소가 남성과 여성에서 모두에 과다하게 감소될 수 있다. 골다공증으로 인하여 연간 15백만 명 이상의 작은 외상으로 인한 골절이 나타나며 60세 이상의 척추, 골반, 팔목의 골절의 평생 유병률은 여성의 6~40%, 남성의 3~13%이다.

골절은 개인, 가족, 사회 전체에 영향을 미치는 주요 경제적, 신체적, 정신 사회적 부담과 관련되어 있다. 골절은 통증과 모양 손상의 원인이 되고 독립성을 상실하는 장애

를 유도한다. 골다공증을 가진 3명 중 한명은 골반 골절 재가 보호 서비스를 받아야 하며 사망률은 0~20%로 증가한다. 남성의 골절 후 사망률은 여성에서보다 높으며, 대부분 생존자는 걷는 데 보조기가 필요하다. 50~70대 여성에서 손목 골절이 많이 나타나고, 60대에는 척추 골절이 많이 나타난다. 골반 뼈 골절은 70대 후반에서 80대까지 많이 증가하며, 골반 골절 및 늑골 골절은 폐경 이후 많이 나타난다. 척추의 압박 골절은 척추 후만증을 초래하고 이는 모양이 변하여 정신적인 문제를 일으킬 뿐 아니라 호흡기 또는 소화기 등 신체 다른 부위에 영향을 주기도 한다. 연간 골다공증에 의한 골절로 17억 원이 소비되며, 고령 인구가 증가되면서 골다공증으로 인한 골절의 반상과 더불어 증가될 것이다.

### (1) 골다공증의 분류

① 1차 1형 골다공증: 여성 호르몬 의존적이고 해면체의 골 감소로 인한 골다공증—폐경 이후 급속히 증가하며 최소 50% 이상 감소.

② 1차 2형 골다공증: 퇴행성 골다공증으로 치밀 뼈의 감소로 남녀 모두 생길 수 있다.

③ 2차적 골다공증은 다른 장애 또는 특수한 약물을 사용하는 경우이다.

참고로, 세계보건기구가 정한 골밀도 상태에 따른 골다공증의 진단 기준은 <표 10-11>과 같다.

<표 10-11> 세계보건기구(WHO) 골 밀도 상태 진단 기준

| 정 의 | T-score |
|---|---|
| 정 상 | > -1.0SD |
| 골감소증 | -1.0SD to -2.4SD |
| 골다공증 | ≤ -2.5SD |
| 심한 골다공증 | ≥ -2.5SD + 골절 |

* 세계보건기구의 골 밀도 상태 진단 기준으로 -2.5SD 이상이면 골다공증이다

### (2) 주요 위험 요인

① 골절 및 골다공증에 관한 가족력

② 백인 또는 아시아 인종

③ 127lb 이하(57.6kg.)

④ 수술 또는 자연적인 폐경
⑤ 스테로이드 또는 호르몬 치료를 장기간 사용
⑥ 흡연
⑦ 신체 활동 부족
⑧ 과다한 음주 섭취
⑨ 낮은 칼슘 및 비타민 D 섭취

골다공증의 예방은 고위험 환자를 발견하고 영양이나 생활 습관을 포함한 수정 가능한 위험 요인을 변화시키는 것이다. 적절한 영양, 신체 활동, 칼슘 섭취 등 골다공증과 관절 예방이 기본이다.

#### (3) 골다공증에 대한 선별 검사 지침

골다공증에 대한 선별 검사는 새로운 치료가 가능하여서 예전보다 중요해졌다.

① 65세 이상의 모든 여성
② 70세 이상의 남성
③ 과거 골절 병력이 있었거나 골다공증에 대한 가족력
④ 스테로이드 당뇨 호르몬 등의 골감소증을 유도하는 약물 치료자
⑤ 원인을 모르는 골절 경험이 있는 남성 또는 여성

## 6 우울증 및 자살의 역학적 특성 및 관리 원칙

### 1) 우울증의 역학적 특성

우울증은 미국의 경우 1,000만 명 중 일생에 한 번 겪는 흔한 질환으로 모든 연령, 인종, 문화, 사회, 경제적 상태에 영향을 받는다. 다행히도 이 질환은 대부분 치료 가능한 정신 질환이고 80~90%가 치료에 반응한다. 그러나 우울증으로 고통 받는 사람의 극소수가 전문가의 도움을 구하고 전문가의 도움을 받지 못하는 경우가 65~76%로 추정된다. 신체적인 고통으로 많은 사람들이 의사를 찾기 때문에 잠재적인 우울증을 인식하지 못한다. 너무나 자주 우울증은 발견되지 못하고 치료받지 못하거나 부적절한 치료를 받는 경우가 많다.

모든 사람들은 슬픔을 겪고 상실과 실패, 불행, 정서적인 허탈이나 사회생활이나 인간

관계에서 어려움을 경험한다. 사랑하는 사람이나 애완견을 잃었을 때의 슬픔은 자연적인 반응이다. 이것은 시간이 지나면 치유된다. 이러한 자연적인 슬픈 반응에도 불구하고 사람들은 계속적으로 사회생활을 한다. 반면에 진정한 우울증이 있는 사람은 감정적인 증상으로 몇 주, 몇 달, 몇 년까지 지속적으로 어려움을 겪는다. 우울증은 감정, 생각, 행동에 무력감이 지배적이다. 일반 인구에서 우울증의 유병률은 6개월에 3%, 평생 5~8%이다. 삶의 어떤 시기에는 인구의 30%까지 삶의 우울을 경험한다. 우울증을 경험한 사람들 중에서 50%는 자연적으로 치유되고 50%는 만성적으로 된다. 우울증의 발생률은 젊고, 싱글, 사별이나 이혼한 여성에서 발생한다. 사별이나 이혼한 사람은 결혼한 사람보다 2.5배 많다. 여성은 남성보다 우울증이 2배 더 발생한다. 특히 노인은 우울증에 영향을 받기 쉽다. 현재 지역사회에서 노인의 우울증은 2~4%이고 병원에 있는 노인은 12%, 장기 치료해야 하는 노인에서는 16%이다. 대략 미국에서 1년에 추정되는 우울증 관련 비용은 1년에 30~44억 불이다.

### 2) 진 단

우울증은 일시적인 감정이거나 증상이며 보편적인 경험이다. 정신적인 질환 증후군으로서 일생에서 17%가 경험한다. 우울증은 정상적인 슬픔으로부터 주요 우울증이나 정신 질환까지 다양한 범위로 나타난다. 임상적 우울증은 주요 우울증 기준인 DSM-IV-TR로 요약된다. 이러한 기준은 SIG E CAPS의 기억용 부호로 쉽게 사용하도록 한다(<표 10-12>).

<표 10-12> 우울증 증상의 기억용 부호(SIG E CAPS)

| | |
|---|---|
| Sleep disturbance | 수면 방해-불면증, 수면 과다 |
| Loss of Interest | 호기심이나 기쁨 손실 |
| Excessive Guilt | 과도한 죄 의식, 가치 상실, 절망 |
| Loss of Energy | 에너지나 상실, 피로 |
| Diminished Concentration | 집중력 감소, 결단력 없음 |
| Decreased Appetite | 식욕 감소, 5% 체중 감소나 증가 |
| Psychomotor retardation | 정신 활동 지연이나 초조 |
| Suicidal ideation | 자살 생각, 계획 시도 |

### 3) 징후와 증상

기분은 우울, 슬픔, 불행, 낙담, 혼란, 짜증, 비자발적, 공허함 등으로 설명된다. 하루 종일

기분의 변화가 있으며 환자들은 아침에 기분이 나쁘다고 느끼며 오후에 좀 나아진다. 흔한 경고 증후는 식욕, 수면, 에너지의 변화이다. 식욕은 감소와 더불어 체중이 감소한다. 음식은 맛이 없고 먹는 즐거움이 줄어든다. 우울증 환자의 소수는 과식증이 나타나며 체중 증가가 동반된다. 수면은 불면증을 보이거나 수면 과다증을 보인다. 수면 과다증은 12시간 이상 자는 것이다. 우울증 환자는 동기 부족, 만성 피로, 무관심 등을 보인다. 흥분도 보이며 안절부절못한다. 정신 운동은 극단적으로 지연되고 질문에 대한 응답이 느리다. 불안은 정서 장애와 관련 있으며 우울증과 관련 있다. 다른 불안 증상은 공포증, 강박 장애, 공항 발작이 포함된다. 취미, 직업, 개인적 관계, 성행위 등의 관심이 감소한다. 인지적인 어려움은 집중력 감소, 생각이 느려짐, 사고 부족, 결단력, 생각 요약 어려움, 메모리 감소, 정신적 혼란 등을 포함한다. 이러한 증상은 치매와 혼동된다. 부정적인 생각, 심리, 전체적으로 부정적 결론은 우울증의 특징이다. 죄의식이 과도해지며 망상이 가득 찬다. 개인적인 자신감 상실은 자기 비난이나 수줍음, 절망, 기쁨 감소, 통찰력이나 판단력 부족 등을 들 수 있다.

### 4) 우울증의 형태

우울증은 여러 형태로 나타난다. 선별 검사/평가 USPST에서는 무증상인 사람에서 우울증에 대한 선별 검사를 권고하지 않는다. 다만 선별 검사는 우울증에 대한 위험 요인에 초점을 맞추어 최근의 상실, 우울증 과거력, 가족력, 식습관, 수면, 에너지 상태의 변화, 만성질환이나 통증, 신체 불편, 약물복용 등을 검사한다. 1차 예방에서는 역학적 지지는 별로 없지만 자존감을 높이고 스트레스를 관리하고 우울증에 대한 극박성은 감소시키고, 대처 능력은 높이도록 교육하는 것이다. 2차 예방은 조기에 발견하여 치료하는 것으로 치료의 형태는 질병의 중증도, 병전 성격, 연령, 대처 능력 등에 따라 달라질 수 있다.

### 5) 자살의 역학적 특성

자살은 의도적, 자해적 사망을 말하며, 내재하는 정신 병리의 극단적 표현이며 그 자체도 진단명은 아니다. 자살은 자살에 대한 생각, 계획, 시도, 성공의 일련의 스펙트럼을 갖고 있다. 자살은 우울증의 궁극적 합병증으로 약 15%에 해당된다. 지난 30년 동안 자살 예방을 위한 대단한 노력에도 불구하고 감소되지 않았다. 최근에 10대의 자살이 급격히 증가하고 있으며 23세가 가장 높은 우울을, 65세 이상의 연령층에서 얻은 자살의 25%가 해당된다. 여성은 50세가 가장 높고 남성은 75세에서 가장 높다. 여성은 남성보다 3배 더 시도하고 남성의 성공률은 여성의 3배이다.

### 6) 관리 원칙

대부분의 자살 시도, 또는 성공자에서 정서 장애 65~75%, 약물 중독, 알코올 중독의 약 25%, 정신 분열증을 갖고 있는 경우 우울증을 보인다. 자살 예방의 가장 큰 기여는 정서 장애를 조기에 발견하여 치료를 해야 할 것이다.

## 7 참고문헌


대한가정의학회, 『한국인의 평생 건강관리』, 계축문화사, 서울, 2003.

통계청, 『사망 원인 통계 연보』, 2005.

한국보건사회연구원, 「2005년도 국민 건강·영양 조사」, 2005.

Detels, R., Mcewen, J., Beagleho, R., Tanaka, H., *Oxford Textbook of Public Health*, Oxford University Press, 2002.

Brownson, R.C., Remington, P.L., Davis, J.R., *Chronic Disease Epidemiology and Control*, 2nd ed. American Health Association, 1998.

Lang, R.S., Hensrud, D.D., *Clinical Preventive Medicine*, American Medical Association, 2004.

U.S. Preventive Services Task Force, *Guide to Clinical Preventive Services*. International Medical Publishing, 2002.

Nuovo, J., *Chronic Disease Management*, Springer, 2006.

# 국 문 색 인

## ㄱ

## ㄴ

# ㄷ



# ㄹ



# ㅁ

# ㅂ

## ㅅ

## ㅇ

# ㅈ

## ㅊ



## ㅋ

## ㅌ



## ㅍ

# ㅎ

# 영 문 색 인

## A



## B



## C

# D

# E



# F



# G

# H



# I

## J



## K



## L



## M

# N



# O



# P

# Q



# R

# S



# T

# V



# W



# Z

의과대학 학습목표에 기초한

# 대학 역학

제1판 제1쇄 펴낸날 2008년 1월 31일

편저자 맹광호 · 이원철 · 이강숙 · 임현우 · 김석일 · 박용문
펴낸이 임병헌
펴낸곳 가톨릭대학교출판부

출판 등록 제300-1989-1호(1989년 1월 13일)

우편번호 110-758 | 서울시 종로구 동소문로 16-1 (혜화동 90-1) | 전화 02-740-9718 |
전송 02-745-9793 | 전자우편 cukpress@catholic.ac.kr | 홈페이지 http://press.catholic.ac.kr |
인쇄제작처 가톨릭출판사

ⓒ 맹광호 외, 2008

ISBN 978-89-7108-215-7 93510

값 12,000원